U0362864

荆楚中医药继承与创新出版工程·荆楚医学流派名家系列

（第一辑）

总 主 编　吕文亮

编　　委　（按姓氏笔画排序）

　　　　　巴元明　左新河　叶松　李家庚

编写秘书　孙易娜　杨云松　周琳

荆楚中医药继承与创新出版工程

荆楚医学流派名家系列（第一辑）

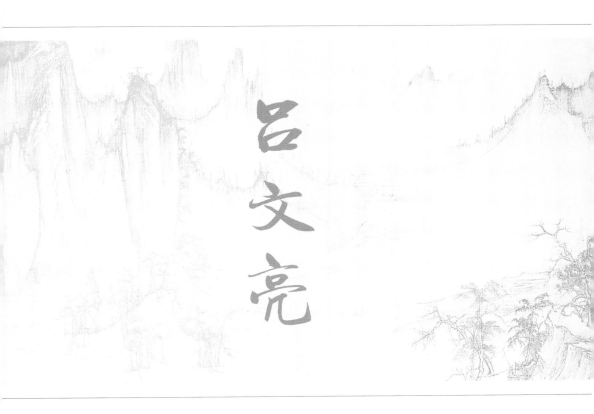

吕文亮

编　著　吕文亮

副主编　孙易娜　周姝含　徐　婧

编　者　（以姓氏笔画为序）

丁　辛　万　莹　王仁礼　吕文亮　吕高枫　向　阳

刘　莹　刘之义　闫海琳　孙玉洁　孙易娜　杨　琼

张　平　张思依　张涵灵　陈亚慧　周姝含　周燕萍

赵　政　段妍君　秦泠曦　徐　婧　徐晓惠　黄超群

梅青青　曾江琴

华中科技大学出版社

http://www.hustp.com

中国·武汉

图书在版编目(CIP)数据

吕文亮/吕文亮编著. —武汉:华中科技大学出版社,2022.4
(荆楚中医药继承与创新出版工程·荆楚医学流派名家系列. 第一辑)
ISBN 978-7-5680-7926-6

Ⅰ. ①吕… Ⅱ. ①吕… Ⅲ. ①中医临床-经验-中国-现代 Ⅳ. ①R249.7

中国版本图书馆 CIP 数据核字(2022)第 057824 号

吕文亮

Lü Wenliang

吕文亮 编著

策划编辑:周 琳
责任编辑:曾奇峰
封面设计:廖亚萍
责任校对:李 琴
责任监印:周治超
出版发行:华中科技大学出版社(中国·武汉)   电话:(027)81321913
　　　　　武汉市东湖新技术开发区华工科技园   邮编:430223
录　　排:华中科技大学惠友文印中心
印　　刷:湖北新华印务有限公司
开　　本:710mm×1000mm　1/16
印　　张:19　插页:8
字　　数:289 千字
版　　次:2022 年 4 月第 1 版第 1 次印刷
定　　价:108.00 元

吕文亮

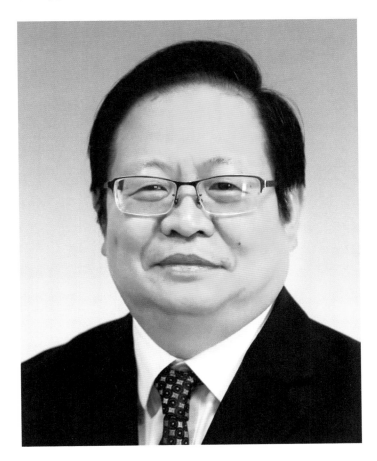

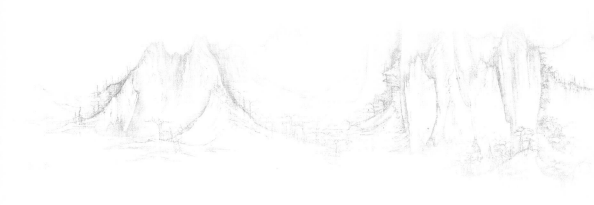

大学时代（后排右一为吕文亮）

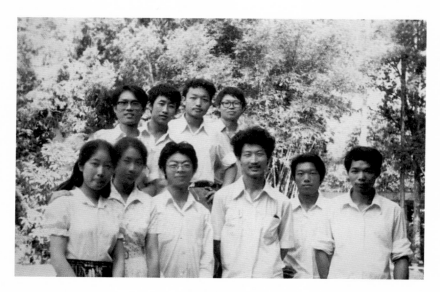

实习期间撰写的笔记

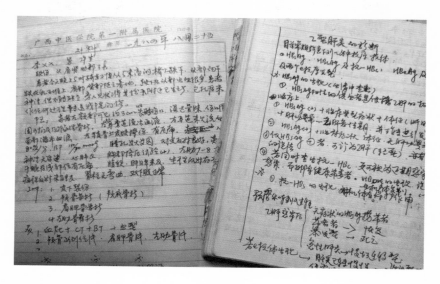

与恩师——国医大师梅国强教授合影

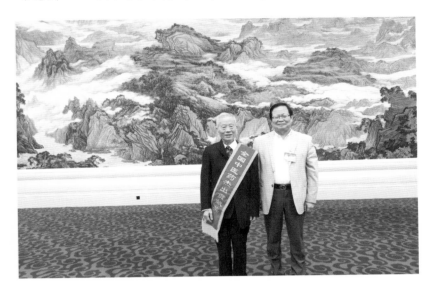

下乡义诊，服务基层

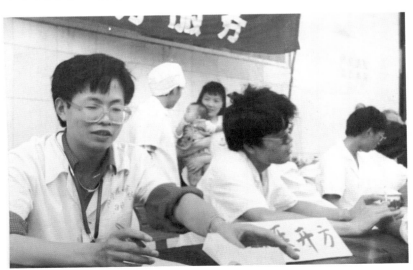

疑难杂症科专家门诊

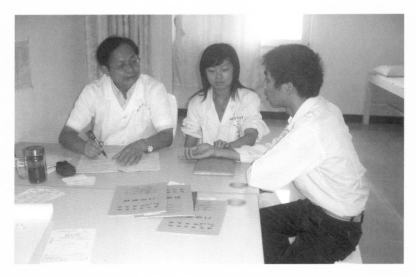

培养研究生，桃李满天下

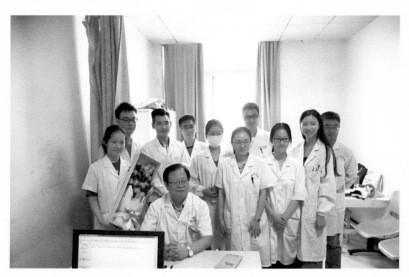

论文手稿

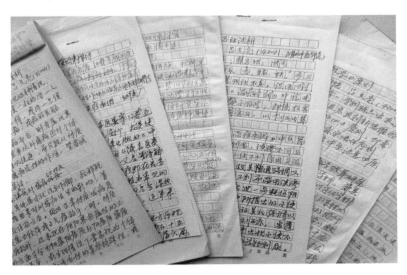

编写的部分教材、著作

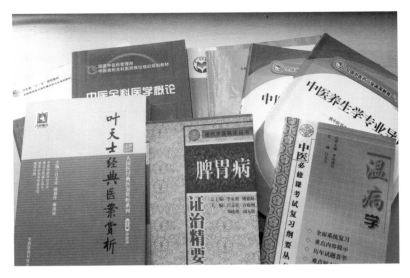

在第五届美国中医药大会上做主题演讲

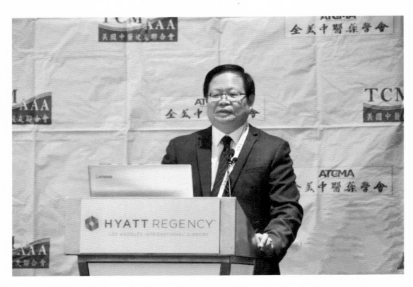

赴新西兰参加学术交流

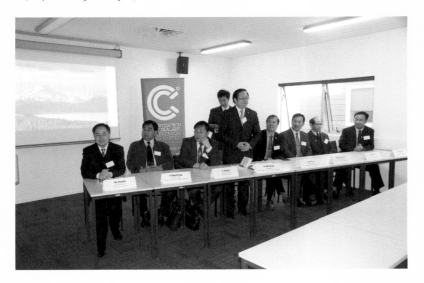

在澳大利亚"2016 湖北省高等教育展"上向外界推介学校

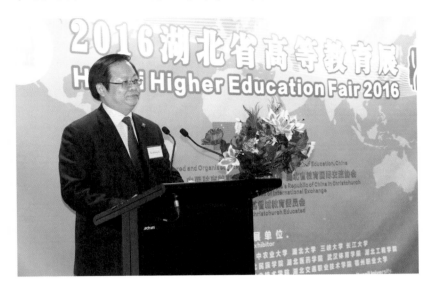

作为中国共产党湖北省第十一次代表大会党代表参会

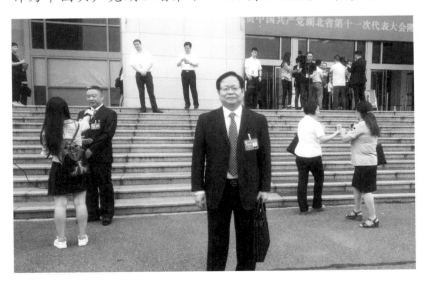

实地查看中药材种植基地

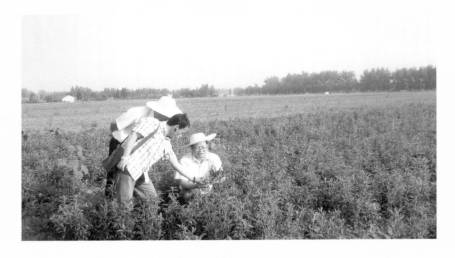

视察学校临床实习基地

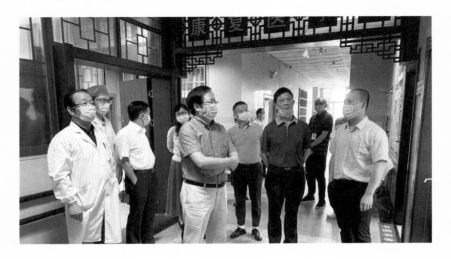

接受湖北卫视关于中医药治疗新冠肺炎的采访

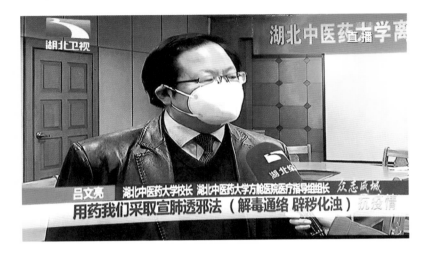

精心研制新冠肺炎预防保健饮，为毕业生返校保驾护航

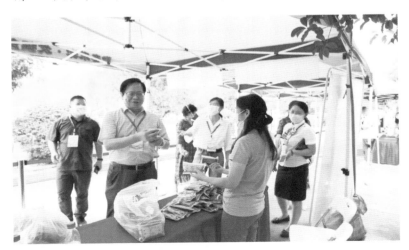

内容简介

　　本书为"荆楚中医药继承与创新出版工程·荆楚医学流派名家系列（第一辑）"丛书之一。

　　本书主要以医家传略、学术特色、著作简介、医论医话、医案精选及创新成果六个部分论述了吕文亮从医几十载的治学、临床及管理经验，展示了吕文亮在推动学术创新、人才培养、中医药教学改革等方面所做的贡献。

　　本书内容丰富，具有较高的学术水平和实用价值，可供中医及中西医结合临床医生、中医院校师生以及中医爱好者参考阅读。

总 序

中医药传承与创新非常重要,没有传承,创新就是无根之木、无源之水,而只有不断实践、创新,才能发展,并得以很好地传承。因此,要加强中医药文献整理和学术流派的研究,以及地方名医学术经验的整理与发掘工作。近些年来,很多业内人士已经清楚地看到,中医药文献与学术流派是现代中医药科学研究、教育以及临床发展的重要基础,系统梳理中医药历史源流,整理中医药学术思想精华,总结历代名医名家临证经验、学术思想和治学方法,尤其是对具有地域特色的医学体系、学术流派和临证经验进行整理,对于继承和发展中医药事业具有重要意义,也是践行习近平总书记提出的"传承精华,守正创新"指示的具体举措。在这方面尚有很多工作可做,值得大家重视。

中医学术流派是在长期的历史过程中通过不断积淀、传承、演变并凝练出独具特色的学术思想和诊疗技术而形成的,具有一定的历史影响和社会公认度,也是中医药文化传承发展的重要载体。中医学术流派特别是名医的学术思想和临证经验作为中医传统技艺的重要组成部分,已经成为中医理论和临床经验传承发展的关键。湖北省(荆楚)地域辽阔,历史悠久,九省通衢,交通便利,文化积淀深厚,药物资源丰富,历代名医辈出,具有鲜明的发展特色和规律。

荆楚医学源远流长。神农尝百草是荆楚医药学研究的开端。到了商周时期,荆楚医学开始发展,出现了具有个别性、自发性的零散的经验和认识,这一点从先秦的文献中可以看出。正是这些前期积累为战国到两汉时期医学体系的构建奠定了基础。湖北江陵张家山汉墓出土的医书竹简包括《脉书》《引书》。从内容可以看出,其出现的时间早于《黄帝内经》。毫无疑问,这些著作为《黄帝内经》的成书做出了贡献。晋唐到宋这一时期可以说是荆楚医学的兴起时期,这一时期出现了以王叔和、庞安时为代表的名医大家。王叔和精于脉学,整理编次了《伤寒论》,庞安时提出寒温分治,两人对《伤寒论》都深有研究。明清时期是荆楚医学发展的鼎盛时期,这一时期出现了临床大家万全、伟大的医药学家李时珍,此外,还有本草学家刘若金、"戒毒神医"杨际泰、内科名家梁学孟、制药名家叶文机以及他开设的知名药店"叶开泰"。近现代,荆楚地域更是名医辈出,有倡导扶阳的王和安,有内科名家蒋玉伯、张梦侬、熊魁梧,有与哈荔田有"南黄北哈"之称的妇科名家黄绳武,有伤寒名家李培生、洪子云,除此之外,还有很多当代的名医名家,他们所做的工作不仅推动了荆楚地域中医学的发展,而且对中国传统医学的发展做出了巨大的贡献。因此,对荆楚地域医家的学术思想以及临证经验进行研究既有必要,也有可为。

本丛书通过深入研究文献,勾勒出从汉水流域至长江中段荆楚医学从源到流的发展脉络,揭示了从东汉末年到明清的荆楚中医药学的发展历史,延续至今,一代代中医名家学术相承赓续,不断地传承与创新,特别是通过对当代代表性医家的医学思想、理论、技术的挖掘,系统而深刻地梳理出荆楚医学的传承与发展脉络,具有重要的社会意义和文化影响,亦是对中医药传承创新的贡献,也为全国各地中医流派整理、发掘研究做出了示范。

本丛书适合中医医史学、中医学术流派、中医药临床及中医药文化的研究和学习者阅读。

书将付梓,先睹为快,不揣粗简,乐而为序。

张伯礼

中国工程院　院　　士

天津中医药大学　名誉校长

中国中医科学院　名誉院长

2021 年 7 月于天津团泊湖畔

前　言

2019年,华中科技大学出版社组织编写"荆楚中医药继承与创新出版工程·荆楚医学流派名家系列(第一辑)"丛书,吕文亮教授作为荆楚医学流派重要代表人物之一入选。

吕文亮教授从事中医临床与教学研究30余年,为人师表,医术精湛,通晓《伤寒论》,深谙《温热论》《湿热病篇》《温病条辨》《温热经纬》《临证指南医案》,执教"温病学",潜心温热类、湿热类疾病的研究。他在讲台耕耘数十载,教育培养了无数中医人才;临床中带教一批又一批中医学子,桃李满园。

本书记载了吕文亮教授多年来的临证经验,涉及脾胃肝胆系病证、肺系病证、心系病证、肾系病证、气血津液病证、肢体经络病证、皮肤外科病证、妇科病证、儿科病证、耳鼻喉病证,有案有论,论述精辟,引证有据,疗效确切,尤其对消化系统疾病的预防和治疗有独到见解。吕文亮教授融汇寒温,深研温病,擅治脾胃病,精研湿热,成绩斐然。此外,他还创新了中医疫病理论,提升了中医药对传染病的防治能力。

本书主体分为六个部分,包括医家传略、学术特色、著作简介、医论医话、医案精选、创新成果。

本书可供中医及中西医结合临床医生、中医院校师生以及中医爱好者参考阅读。

本书中引文,因来源资料年代久远,已无从查对最原始的版本,在编写过程中,编者和编辑对引文中少量明显错误之处,按现在的出版规范做了修改。

本书中方剂组成尽量与原方保持一致，但需关注国家重点保护野生药材的应用，此类药物在临床应用中应灵活处理，不可照搬照抄原方。

本书在编写过程中得到了学校、社会各界的大力支持，在此致以衷心的感谢。因编者水平所限，书中难免存在疏漏之处，请广大读者不吝指正。

编　者

目 录 |

荆楚中医药继承与创新出版工程·

荆楚医学流派名家系列(第一辑)

吕文亮

医家传略

　　位处大别山东麓、长江北岸的黄冈地区武穴市（原广济县），自古是兵家必争之地。在武穴市出城向西8里地的原刊江区团山村吕高垴，有一个被黄泥湖环绕、依山傍水的村庄，吕文亮就出生在这里。垴子是鄂东地区人民对村落的称呼，多是傍水伴湖的聚居地，吕高垴是一个有近2000人口的大垴子，民风比较淳朴，早在明洪武年间，即被记载于《广济县志》中。吕文亮就是在这样一个乡村度过了愉快的童年时光。

　　春季黄泥湖边的杨柳，清明时节山坡上的映山红，夏季湖边、河汊的鱼虾、荷花、菱角，秋季的野菊花，给幼时的吕文亮带来了无穷的乐趣，也陶冶了吕文亮热爱自然、开朗乐观的性情。到了上学的年纪，吕文亮要到另一个垴子大洲上学，在通向学校的道路两旁，是一排排桑树，每当夏季来临，树上成熟的桑葚红中发紫，酸甜酸甜的，是幼时的吕文亮很喜欢的水果。后来吕文亮才知道它是一味中药，有滋阴养血、补益肝肾的作用。因为地处大别山，上学途中，吕文亮经常遇到采药人。吕文亮的一个本家爷爷就是采药高手，农忙时间，他经常扛起一把锄头、挎上一个药篓就上山采药，吕文亮在周末不上学的时候，最喜欢跟着他采药。慢慢地，吕文亮认识了长在坡地里顺着矮树攀爬的绿色长藤，和夏季绽放在藤上的黄白色花朵，入秋后，藤上的果实名叫瓜蒌，地下长的块根就是天花粉，还有茎叶细细的麦冬，秋季成熟的八月札，鸡爪样的黄连，满坡的野菊花、艾叶。每年春季，垴子里各生产队会用大锅煮野菊花、板蓝根，给男女老幼饮用以预防流行性感冒（简称流感）、流行性脑脊髓膜炎等传染病。垴子里的卫生室中，赤脚医生会用银针给腰腿不适的乡亲扎针，以缓解疼痛等不适症状。幼时的吕文亮在每日的农村生活中都能感受到中医药防病治病的神奇作用。但与此同时，突如其来的传染病往往会导致一些乡亲患病，甚至死亡，这给幼年的吕文亮留下了深刻的印象。记得有一年冬季的下午，像往常一样，吕文亮与几个同学从学校返家，路上有人拉着一辆板车，板车上躺着一个盖着被子的人，后面是他的两个未成年子女在啼哭。原来，这躺在板车上的人是他们的远房叔叔，因患血吸虫性肝硬化腹水，大出血后在卫生院救治无效死亡，他家里还有几个尚需抚养的小孩。传染病的肆虐，生命在重大传染病面前的无奈，都深深地印刻在了吕文亮的脑海里。

吕文亮从小聪慧，记忆力好，学习成绩在班上名列前茅，又热情为同学服务，因此在班上担任班长，在学校担任少先队大队长，一直是同学学习的榜样、老师表扬的对象，但在童年的吕文亮的心目中，他的伯父，一位叫吕才能的烈士是他最尊敬的人。1937年，日本发动全面侵华战争，日本军队自占领南京后，溯江而上进攻武汉，在江西庐山和湖北广济地区，就在吕文亮的家乡，日军遭到了中国军队的顽强阻击，2个月未能前进一步。穷凶极恶的日军不惜违背战争公约，在这一地区投下细菌武器，大量的霍乱弧菌污染了湖水、井水，造成了瘟疫。吕文亮的爷爷、奶奶均在几天内死于这场由日本人发动的细菌战中，吕文亮的父亲顷刻间就成了孤儿。刚成年的吕才能，把刚满10岁的弟弟，也就是吕文亮的父亲，送到了陈高垸的舅舅家里，然后参加了豫鄂挺进纵队，这是一支新四军的抗日队伍，吕文亮的伯父吕才能发誓"倭寇不灭，誓不还家"。在战斗中，吕才能由一个农村青年，逐渐成长为新四军的坚强战士，新四军鄂东支队手枪队的队长。解放战争时期，他英勇牺牲在攻打蕲州城的战役中。小时候，吕文亮经常听父亲讲起伯父的故事，长大后经常到位于武穴市原刊江区崔家山的烈士陵园拜祭伯父，幼时的吕文亮即萌发了为国为民、做伯父那样的人的志向。

1978年，吕文亮以优异的成绩考入了当时的广济县梅川中学，开始了为期2年的中学生活。梅川中学坐落在鄂东名山横岗山下，也就是有"匡庐奇秀"之称的"匡山"，那里有八百里碧波荡漾的荆竹水库，梅河从古朴的梅川城中流过，在梅川中学这所百年学府里，吕文亮有幸遇上了一位很有个性的老师——肖老师。他是一位很容易让人留下深刻印象的老师：一米八的大块头，教物理的同时带体育课，也是班主任，每天带着同学们晨跑、晨读。肖老师开朗的性格深深地感染了青少年时期的吕文亮。在吕文亮填报高考志愿时，肖老师语重心长地对吕文亮说："吕文亮，你天资聪明，为人厚道，可以学中医，学成以后可以治好老师的病。"原来，肖老师一直有肝硬化，当时应该是慢性迁延性肝炎，他希望他中意的学生能从事中医这个职业，吕文亮听从了肖老师的建议，毅然报考了当时的湖北中医学院中医专业，开始了5年的本科生涯。

大学本科的生活是充实的,踏进神圣的中医殿堂,从古朴的昙华林校园,到地处花园山的附属医院,吕文亮如饥似渴地学习着,学习成绩一直名列前茅。大学5年,他每一年都获得"三好学生"称号。学习之余,为了拥有强壮的体魄,吕文亮喜欢上了中长跑,身体素质得到进一步提高。第5年的实习阶段,由于成绩突出,吕文亮与另外一名同学被选派到当时的广西中医学院交换实习。当时的广西较为贫困落后,实习期间的吕文亮见识到大量的传染病,如流行性乙型脑炎、流行性出血热、钩端螺旋体病等。吕文亮虽然是实习生,但也参加了许多抢救、急救工作。"感往昔之沦丧,伤横夭之莫救",心里默诵着张仲景《伤寒论》的一段文字,看到眼前诸多急性发生的传染病,吕文亮激发起了立志从事传染病防治工作的决心。毕业后吕文亮留校工作,毅然选择了与传染病关系密切的温病学教研室,开始了在温病学领域的从医从教生涯。

1983年7月,吕文亮开始担任助教、住院医师。温病学教研室是一个集临床、教学于一体的大教研室,原教研室主任杨培明是一个传染病专家,为人和善,有老同济的底子,每天接触较多的是甲肝、乙肝等疾病,也有季节性散发的流行性乙型脑炎、钩端螺旋体病,他常常采用中医、中西医结合疗法,疗效显著。当时,学校附属医院传染病科的医疗水平在武汉地区首屈一指,工作2年的吕文亮曾代表医院传染病科去中南医院传染病科转诊患者回来,传染病科规范的医疗及感控程序、良好的诊治能力,以及自己经常背诵诊疗手册的习惯,给吕文亮打下了坚实的临床诊疗基础。这里也再谈谈吕文亮高中时期的班主任肖维先老师,他鼓励吕文亮学中医,对吕文亮能治好他的肝硬化充满期盼。的确,吕文亮也没有辜负他的期盼。在传染病科工作期间,吕文亮把科室的优化诊疗方法用到肖老师身上,经过1年多的治疗,肖老师的疾病得到了有效控制。现在,肖老师已有80岁高龄。每年返回家乡,只要有时间,吕文亮就会去看望这位可亲可敬的老师。在临床的同时,吕文亮亦接受教学训练,以助教身份全过程听课观摩,上讲台前反复进行试讲训练。此时的吕文亮遇到了引导他从事教学工作的第一位老师——张腊荣教授。张老师是江苏丹阳人,为人严谨,性格较急躁,人称"张辣子",但学风严实,讲起课来神采飞扬,感染力极强。吕文亮教学的每一个环节，从课前的讲稿撰写，到上课时板书，课前预习，课后复习、小结、学生辅导等，张老师都亲自指导，真正做到了言传身教，让吕文亮深刻感受到中医学院老一辈教师的学风、教风。

1990年，吕文亮到湖北南漳县三景乡卫生院基层锻炼，做医生，开办乡村医生培训班，培养基层医生，深入大山为村民出诊。当时，吕文亮深刻体会到，一方面中国乡村缺医少药，另一方面淳朴的人民对中医药极其依仗。作为一位青年教师、一位知识分子，需要了解中国国情、立足中国实际建功立业的想法在吕文亮的脑海里扎下根来。1年下派期满返校后，吕文亮写下了《论青年教师与农工群众的结合》一文，发表在《湖北日报》上，在文中，吕文亮写道："这种结合，譬如钢筋与混凝土的结合，才能成为支撑大厦的坚实柱子，抗打击，耐高温，终为可用之才，青年教师应该脚踏实地，立足当下，扎扎实实做些有益社会，有益人民的事情来。"

从南漳县基层锻炼回来，这是吕文亮人生历练的一个重要转折期。为何这么讲，还要从这之前的5年说起。1985年至1990年，在工作之余，吕文亮时常进行自我反思，探索人生的价值。那段时间，吕文亮以"叶天士访十七名医终成大家"为目标，到海南三亚师从热带病研究所李国桥教授数月，学习疟疾的防治经验及临床研究，又到广州学习彭胜桥教授温病方面的防治经验，但从南漳县基层锻炼返回后，吕文亮觉得拜师学艺固然重要，但潜下心来深研细究，结合教研医本职工作也同样重要，且只有打下坚实的医学理论临床基础根基，才能充分吸纳前辈们的智慧和所授经验，因此自1990年至1998年从助教到副教授时段，吕文亮深耕三尺讲堂，做讲师、做住院医师，在内外妇儿、急诊、肿瘤各科轮转，丰富临床经验，提升授课技巧，逐渐成为一名学生欢迎的老师、患者喜爱的医生。

一、业医心得，医学三境界

2004年，吕文亮已是教授职称，从事临床及温病学教学工作多年，已有一定的临床心得,但好学上进、求知若渴的吕文亮,仍然在寻找系统学习、提升自我的机会。此时国家发布第一批名老中医带徒计划,吕文亮听到这个消息后十分欣喜,经过个人申请、组织安排,他确定作为梅国强的首批传承弟子跟师 4 年,侍诊,写读书心得,又要从事繁忙的教学、诊疗及管理工作,自然是辛苦的,但吕文亮乐在其中。吕文亮还同时承担了国家科技支撑计划"名老中医临床经验、学术思想传承研究"项目之"梅国强临床经验、学术思想研究"课题。课题自2007 年至 2010 年,历时 3 年。课题内容包含了梅国强教授的学术思想、临床经验相关的代表性完整医案 200 份,同时对梅国强教授的典型医案进行了研究,总结了梅国强教授的成才之路,对梅国强教授的临床辨证思维特点及学术思想进行了整理研究。

在承担梅国强教授相关学术研究课题之前,吕文亮参加了"李培生学术思想及临证经验研究"课题,对名老中医李培生的成才之路进行了系统研究。李培生是当代著名中医学家和伤寒学家。他在师承治学方面,幼承家学,后以伤寒派为宗,临床诊病崇尚辨证论治,善用经方,化裁灵活。经验总结:用药倡导清灵平稳,注重辨证施治与专方专药的结合。在治学经验方面,明清之际著名学者顾炎武提出,研究始于观察,反对闭门冥想;理论必有证据,力戒主观臆断或欺诈作伪。此虽为治学方法,但取舍之间表现出在知识问题上的价值取向,即在学术问题上求知是首要目的,即"治学当求平正通达"。在分析李培生先生的成长经历时,有几点吕文亮印象深刻。其一是幼承家学,志存于医,专心致志,及长悬壶,学无止境,由博返约,终成大器。其二是通习典籍,博极医源。其三是深究原本,探求疾病之道。其四是惯用儒理,阐发医学之秘。在治学途径中,读书、临证、写作,相辅相成。

在跟师及进行学术思想继承研究时,对吕文亮影响最大的还是国医大师梅国强教授。跟师 4 年,除了撰写数十万字的跟师笔记外,吕文亮系统领悟了梅国强教授的学术思想和临床辨证思维特点。梅国强教授是湖北中医学院(现湖北中医药大学)58 级本科生,湖北中医学院在首届学生中即倡导实施了"师带徒"模式,即以跟师临床学习为基本方法,包括讲习古典医籍、讲述临床诊疗技术等。有鉴于此，梅国强教授认为在中医成才方面，大学教育模式固然比较重要，但师承方式亦十分重要，应该与院校教育有机结合。另外，梅国强教授在学医过程中十分重视经典，认为四大经典必须熟读，名医名著应该选读，还应不断涉猎其他知识，多看非医学名著，参加学术讨论，拜师访学，增广见识。吕文亮自2000年起在湖北中医学院担任中医系副主任、主任，后担任临床医学院院长，力主中医学人才培养模式改革，包括院校教育中结合师承，重视经典教学和研习，经典课程在学生职业领域、中医人文素养培育中的重要作用。这些与李培生、梅国强等大师的教育理念影响密不可分。

二、诲人不倦，教书育人

在长期的教学、临床工作中，吕文亮与其他老师合作培养了数以百计的学生，学生们对吕文亮的评价都是为人平和，和蔼可亲，诲人不倦。这些固然与吕文亮懂得自己的成长与党的培养、教诲密不可分有关，但也反映了吕文亮是受到梅国强、张腊荣等老师的影响。例如梅国强教授经常讲平生两大乐趣：一是弟子学业有成，青出于蓝；二是病家殷望有托，快然而归。因此，无论是在教学一线，还是作为大学的管理者，无论是担任中医系的副主任、主任，临床医学院的院长，还是担任湖北中医药高等专科学校的校长、湖北中医药大学的校长，吕文亮都认为当代学校应该把立德树人的任务作为第一使命和根本职责。学生的成人成才、全面发展，一直是吕文亮恪守的信念。大学之所以存在，首先应该是知识的殿堂，学生在大学里就是学知识、长本领，同时大学又是培育人才的地方，为国育人，为党育才。中医人的仁爱精神，致中和的处世态度，求真求实、精勤博极的科学精神，这些都是大学精神在人才培养方面的体现。此外，吕文亮认为影响中医成才的因素主要有以下几个方面：①传统文化因素：例如古文功底等对学习中医有影响，因此学中医者应该要有比较厚实的传统文化根底。②动机因素：学中医者应该热爱并相信中医，所谓要"真学、真信、真用"，例如秉承家传学习中医、亲身体验求学中医、谋求职业学习中医者往往有动力。③应该培养坚定执着、仁爱谦和、勤奋好学、敏锐感悟、灵活机变的素养。在治学方法方面,应熟读中医经典著作,理论联系实际,碰到疑难问题时多读著作文章,特别是经典著作,有了心得可以写成文章,可概括为读书—临床—写作。要培养终身读经典、临床、写作的治学习惯。基于这些理念,吕文亮带教、培养了一批又一批优秀的学生。

除了对学生的一般要求之外,吕文亮对自己带的学生既厚爱又严厉,吕文亮常常对自己带的研究生说:"做校长的学生,无论是道德品行,还是学习成绩都要过硬。"吕文亮要求学生有以下几种能力。一是经典学习和应用的能力。中医经典著作学习既是熏陶学生成为中医人的传统文化课,又是学生掌握中医诊疗技术的专业课,还是未来传承精华、守正创新的知识源泉。二是临床思维能力。做一名好中医,要用中医的理论和方法、中医的思维方式去处理疾病,预防疾病,讲中医的科普原理,也就是要有中医味道。三是现代科学技术应用的能力。医学发展到今天,是服务于现代社会的,大学培养的人才要面向经济社会,服务国家,中医药走向产业化、现代化是必然之路,所以传承精华、守正创新都需要现代科学技术,与时俱进。中医人应该是能够传承与创新的现代人,而不是单纯的继承人。四是开放包容,协同各方的能力。中医药事业是大事业,是大健康时代的重要力量,要发挥中医独特的作用,需要多方的力量来推动,学生们在学校要学习与同学合作、与团队协作,毕业后要善于合作、善于沟通。

三、学识渊博,医道初成

回顾之前的业医、从教、学术之路,如果可以划分为几个阶段的话,第一个阶段应该是少年时期的家庭熏陶,家乡缺医少药但民风朴实,大别山地区的深厚中医药文化影响了吕文亮,让吕文亮萌发了立志学医、救危难于当下的志向;在红旗下成长,对人民淳朴的感情也是吕文亮以学报效国家的动因。大学本科,吕文亮学中医,悟中医,发奋学习,成绩优异,是全年级成绩卓越而留校的两名学生之一,也是下派南漳县的优秀基层干部,还是 1998 年防汛抗洪先进个人。此外，吕文亮还遍访名医，潜心问学，师众所长，形成了自己诊疗传染病、湿热性消化病的临床特色。在长期的学术研究中，吕文亮善总结，多归纳，渐渐形成了自己的学术风格。这是吕文亮成长的第二个阶段。

2004 年至今，应该是吕文亮从教学、临床及管理各方面走向成熟的阶段。2004 年，吕文亮成为湖北中医药大学中医学领域较年轻的教授，这一年，吕文亮发表了《"湿热致瘀"理论及其临床意义浅探》，参与了"十五"国家科技攻关计划项目"李培生学术思想及临证经验研究"课题，承担了"清热化湿法对温病湿热证模型作用及其机理的实验研究"课题，开创了中医学专业培养模式教改实验班，启动了长达十几年的中医学继承型人才培养模式的综合改革。其后，吕文亮厚积薄发，各类成果不时涌现。吕文亮成为中医温病（传染病）领域知名专家，担任中华中医药学会感染病分会副主任委员，国家卫健委重大项目评审专家，世界中医药学会联合会艾滋病专业委员会副会长，中华中医药学会改革与发展研究分会副主任委员，中华中医药学会仲景学术传承与创新联盟副理事长，湖北省"国内一流学科"中医学一级学科带头人，国家级一流专业建设中医学负责人等。

在长期的教学科研创新实践中，吕文亮主持包括国家重点研发计划重点专项"应对新冠肺炎中药方剂的真实世界临床研究"在内的多项课题，其中他主持的课题"清热祛湿三法对温病湿热证模型作用及其机理的对比研究"获湖北省重大成果，"中医学专业院校教育与师承教育相结合培养模式的探索与实践"获得 2009 年湖北省高等学校教学成果奖一等奖，主编《脾胃病证治精要》《叶天士经典医案赏析》及《温病学》等著作，共计约 100 万字，在各类刊物发表论文 80 余篇。

四、为国育才，承续发展

自 2000 年从事管理工作以来，吕文亮潜心学习大学管理知识，努力成为一名学者型大学管理专家。在漫长的大学管理工作实践中，吕文亮从一个基层院系的教学主任,在院长、系主任指导下,开始了教学管理到创造性开展教学改革,形成自己的教学管理理念,到成为湖北中医药高等专科学校校长、湖北中医药大学校长,形成自己的办学思想。在中医系和临床医学院学习及工作期间,基于当时中医学专业院校教育的不足,吕文亮提出"院校教育与师承教育相结合"的中医继承型人才培养模式改革,为培养造就新一代荆楚名中医打下基础。吕文亮贯彻"三个先进"的教育教学思想:①三个结合:理论与临床教学相结合,实训与实践教学相结合,自学与跟师学习相结合。②三个强化:强化中医经典理论教学,强化临床实训教学,强化中医思辨能力训练。③三个并重:知行并重,以行为主;文理并重,以文为本;医德并重,以德为先。吕文亮强调中医文化素养、中医经典理论和中医临床能力在人才培养中的核心地位。在长期的教学改革中,湖北中医药大学成为国家中医学教学改革试验区,卓越医生(中医)教育培养计划单位,并于2019年成为国家级一流专业建设点。护理学专业由中医系创办并分化出来,也成为国家级一流专业建设点,是湖北中医药大学首批获批的两个国家级一流专业。

吕文亮善于学习,并积极推广教学改革、管理经验,在湖北中医药高等专科学校担任校长期间,他推进高职中医类专业(中医学、针灸推拿、中医骨伤学专业)能力本位的改革,构建以服务为宗旨、以就业为导向、以岗位需求为目标、以专业技能培养为核心、以能力为本位、以人文教育贯穿应用型教育为始终、以"校院一体,工学结合"为特色,融"教、学、做"为一体,突出中医思维及实践能力的教育体系,获得巨大成功。其相关研究成果获得第八届湖北省高等学校教学成果奖二等奖。

吕文亮亦善于总结,从湖北中医学院临床医学院院长任上,公推公选到湖北中医药高等专科学校校长职位后,他很快确立了引导坚持"科学定位,内涵发展,特色弘校,文化塑校"的内容理念,并实施以下措施:①制规划,明目标,定措施,稳人心;②稳规模,明优势,提内涵,创特色;③建平台,创条件,强管理,上水平。学校发展迅速,知名度进一步扩大,办学能力也进一步提升。吕文亮发表了《对高校院(系)一级管理体制改革的思考》《构建以"职业本位"为本质特征的人才培养模式》《建设有特色高水平教学研究型中医药大学的路径思考》，这些文章既是吕文亮多年教育管理实践的总结，也是其办学思想的体现。

回到湖北中医药大学工作后，吕文亮着力于思考在较好地完成大学"人才培养，科学研究，社会服务，文化传播，国际交流合作"五项办学职能的前提下，建设有特色、高水平的教学研究型大学。基于对湖北中医药大学的大学精神、大学价值观、大学根本任务的深刻把握，紧扣大学办学中的校政企合作、医教协同、办学双主体等问题，吕文亮发表了《国际交流与合作在中医药大学的职能定位分析》等文章；围绕落实"四个回归"、新医科发展理念、双一流建设理念，他所著的《"新医科"建设理念下中医药高等教育的思考》作为重要论文收录在第十六届中医药高等教育校长论坛会议论文集中。吕文亮还曾受邀出席中华中医药学会改革与发展研究分会 2019 年学术年会，并做题为"'双一流'建设背景下推进大学治理体系改革的思考"的主旨报告。

荆楚中医药继承与创新出版工程·
荆楚医学流派名家系列（第一辑）

吕文亮

学术特色

吕文亮教授是温病学派的代表,同时也主张汇通寒温,是李培生、陈伯庄、梅国强、张腊荣、邱明义等教授仲景学术的继承者与发展者。

吕文亮现为湖北中医药大学校长,二级教授,博士研究生导师;兼任世界中医药学会联合会中医治未病专业委员会副会长、世界中医药学会联合会急症专业委员会副会长、中国高等教育学会理事、湖北省中医药学会副会长。吕文亮教授为中医温病(传染病)领域知名专家,主要研究方向为病证结合模式下运用疫病理论防治重大传染病的研究及证候标准化研究,具体包括温病治则的临床运用研究、脾胃湿热证量化诊断标准研究、病证结合模式下运用疫病理论防治重大传染病的研究。多年来,吕文亮教授潜心研究湿热病证治规律,提出"脾胃湿热论""湿热致瘀论"等学术见解,特别是在消化系统疾病、重大传染病方面有深入研究。

吕文亮教授主持各级各类课题 10 余项,包括国家重点研发计划重点专项 1 项(应对新冠肺炎中药方剂的真实世界临床研究(项目编号:2020YFC0845300))、国家科技支撑计划项目 1 项、国家 973 项目子课题 2 项(中医药干预对艾滋病免疫重建的研究等)、湖北省教育厅科研计划项目(重大项目)1 项(基于数据挖掘方法的湿热证量化诊断标准研究(Z20081602))、湖北省科技攻关计划项目 1 项。完成各类课题 12 项,其中,他主持的课题"清热祛湿三法对温病湿热证模型作用及其机理的对比研究"获湖北省重大成果,"中医学专业院校教育与师承教育相结合培养模式的探索与实践"获得 2009 年湖北省高等学校教学成果奖一等奖。吕文亮教授主编、编写《脾胃病证治精要》《温病学》《温病条辨精评》《叶天士经典医案赏析》等著作 8 部,共计约 100 万字;在省级以上刊物发表论文 60 余篇。

一、汇通寒温,深研温病创新识

吕文亮教授大学毕业后,即留校在温病学教研室工作,至今从事温病学教学、临床、科研工作已 30 多年,受到陈伯庄教授、张腊荣教授的指导,成长为这个领域的知名专家，其间师从当代著名中医学家、伤寒学家李培生教授，著名伤寒学家梅国强教授、邱明义教授。吕文亮教授既是梅国强教授的学术继承人，又是邱明义教授的博士生。从学术传承与创新来看，温病学是仲景学术的继承与发展，伤寒学与温病学是源与流的关系，同属于仲景学术，所以吕文亮教授既是温病学派的代表，也是梅国强、邱明义等教授仲景学术的继承者与发展者。

温病学创立的诊治体系，不仅是外感热病的辨治纲领，而且对临床各科均有重要的指导意义。吕文亮教授从温病学体系的不同层面进行剖析，对于进一步开拓温病学研究思路、方法，正确评价其学术价值及临床指导意义不无裨益。

1. 温病与体质

体质因素是身体基本状况和防御能力的综合，每一个体均有其特殊性。与一般意义的体质相较而言，温病体质学更多地强调外界因素的影响，因为温病的发生、发展离不开温邪的侵犯。所以在研究易感温病人群的体质及其分型时不能脱离温邪的影响而孤立地讨论体质。

吕文亮教授认为，体质因素对温病发病的影响首先表现在体质强弱方面，正常体质发病是由于温邪侵袭力较强，或正气虚弱于一时，而人体自身的抗邪能力尚未消失。临床上常表现为邪胜正盛，多呈现典型的发病经过，即反映出温邪自身的致病特点。体质较弱者在发病过程中常呈邪胜正虚之势。体质的差异，除了有正气强弱之别外，还表现为阴阳寒热属性的不同。从大的方面讲，体质可分为阳热体质和阴寒体质两大类。具体来说，又可分为多种体质类型。这种差异在生理情况下常表现为个体对外界刺激的反应和适应性的某种特殊性，在发病过程中则表现为个体对某些温邪的易感性和病理演变一定的倾向性。这种易感性表现为不同体质易感受不同性质的温邪。如素体阴虚燥热者，易感受火热、燥热病邪；素体肾精不足者，春天较易患春温；素体肺气肺阴不足者，既易感风热病邪而发为风温，又易感燥热病邪而患秋燥；素体脾虚湿盛者则较易感受湿热病邪而病发湿温。如薛生白在《湿热病篇》中说："太阴内伤，湿饮停聚，客邪再至，内外相引，故病湿热。"这说明了体质的特殊性导致对某些温邪的易感,对发病方式有一定影响。体质的特殊性亦可体现在温病病理变化方面:①温邪的"从化",如湿热病邪侵犯人体后,若其人中阳旺,病邪就易从热而化;若其人中阳虚,病邪就易从湿而化。②对发病部位的影响,不同患者感受同一温邪,由于体质有别,其发病部位则异。伏暑有初发于气分、营分之别,发于气分者,多阳盛之体;发于营分者,乃因其为阴虚阳亢之体。③影响温邪的传变,如素体心虚有痰者,感风热病邪后易发生热闭心包,如叶天士所云"外热一陷,里络就闭"。

此外,吕文亮教授对《温病条辨》中的体质学说也进行了探讨,他认为《温病条辨》中的体质学说是继《伤寒论》体质学说重要理论之后在温病的发生、发展、治疗及预后调理方面的一大进步。吴鞠通在《黄帝内经》的基础上认识到温病发生的关键因素在于素体阴虚,阴液匮乏形成阴虚体质,易感受到自然界的阳热之邪。基于这一理论,在治疗过程中应时刻注意保护阴液,强调"留得一分津液,便有一分生机"。吴鞠通有关阴虚的学说深化了《黄帝内经》对于阴虚体质的认识,对后世产生了深远的影响。吕文亮教授将《温病条辨》中的临床体质分为7种,分别是壮质、气虚质、阳虚质、阴虚质、瘦燥质、痰湿质、湿热质。他指出湿热类温病患者多是"平素阳虚"体质,因"中阳本虚""内伤水谷酿湿,外受时令之风湿"而病;温热类温病患者多是"平素阴虚"体质,即《温病条辨》所谓的"冬不藏精,春必病温""藏于精者,春不病温"。吕文亮教授认为,《温病条辨》既重视体质与疾病发生、发展的关系,治疗上也处处贯穿体质辨治观,如寒热辨治、虚实论治、燥湿论治、阴阳体质辨治等。总之,《温病条辨》中的体质辨治,着眼于调补阴液,使偏颇的寒热、虚实、燥湿、阴阳状态得以平衡。然寒热、燥湿、阴阳的不同体质不是截然分开的,而是互有联系,所以临床中尚需权衡体质之变,随证立法。因此,研究《温病条辨》中的体质学说,对于阐释温病个体化诊疗原理有十分重要的意义。

2. 温病治未病学术思想

治未病思想有两层含义:一是未病先防,二是既病防变。吕文亮教授认为,未病先防属预防医学的内容，由于温病大多来势凶猛、变化多，故既病防变原则在温病治未病领域更加重要。

温病治未病思想源远流长，始于《黄帝内经》、医圣张仲景，并由明清时期的温病学家大大地丰富了其内涵，且后世不断地予以充实和发展，并予以具体化。在《黄帝内经》《伤寒论》治未病的能动治疗学思想指导下，随着明清时期温病学的迅速发展，诸多温病学家将治未病思想运用于温病的治疗中，使温病治未病思想得以不断成熟，并取得了很大的发展。

吕文亮教授认为，温病治未病思想主要体现在以下几个方面。

一是客邪早逐原则。《温疫论》一书中对疫病的治疗阐明了"逐邪"这一基本原则，诸如"客邪贵乎早逐""欲为万全之策者，不过知邪之所在，早拔去病根为要耳。"这种逐邪宜早的学术思想，是吴又可治未病思想的集中反映。除此之外，叶天士虽强调温病治疗的分阶段和层次性，但他对险恶之证亦强调客邪早逐。如《温热论》中随处可见"急"字即说明这一点，如邪入营分而见斑疹隐隐，必须"急急透斑为要"；温病如见舌干而黑，必须"急急泻南补北"；温病验齿，如见上半截润，下半截燥，必须"急急清心救水"。其他诸如"急急透""急急开泄""急加芳香逐之"等。由此可知，叶天士治温并非一味顺应调节，而是着重疾病的常与变，对常见温病，则遵循卫气营血的阶段性治则，对险恶之证，则着眼防变，而重视治未病。

二是先证用药原则。此原则首先在《温疫论》中得以体现，如吴又可说："数日之法，一日行之。因其毒甚，传变亦速，用药不得不紧。"叶天士在许多情况下亦采取先证用药的原则，如对"平素心虚有痰"者，无论邪在卫、气、营哪一部位，治法均兼以养心化痰，因"外热一陷，里络就闭"，主张用石菖蒲、郁金、牛黄丸、至宝丹，以防其"昏厥为痉"。对素有瘀伤宿血之人，当热传营血时，加入散血之品，如琥珀、丹参、桃仁、牡丹皮，以防其"瘀血与热相搏，阻遏正气，遂变如狂、发狂之症"。另吴鞠通在《温病条辨》中说："太阴温病，气血两燔者，玉女煎去牛膝加元参主之""加元参者，取其壮水制火，预防咽痛失血等证也"。此属上焦受病，防止病传下焦，先证用药的体现。

三是辨体质防传变原则。此原则首先反映在叶天士的"先安未受邪之地"的提法中,这种提法如未雨绸缪之举,是控制温病发展的有效措施。按叶天士本意,"先安"首先体现在对阴虚体质患者阴液的保护上,推而广之则强调防止温病过程中的阴液耗伤,叶天士以降,吴鞠通、雷少逸均宗叶天士之说。反究温病之传变,温为阳邪,劫阴伤正是其传变的基础,阴虚体质者更易传变,若液充正复,则无传变之基础。同样,叶天士亦强调,体质的阴阳寒热不同,也会使温病的传变错综复杂。故叶天士也强调辨体质,如其说"面色白者,须要顾其阳气""面色苍者,须要顾其津液""老年及平素有寒者,以人中黄代之";又如胎前"宜步步保护胎元,恐正损邪陷也";再如产后原则是"不过勿犯下焦,且属虚体,当如虚怯入病邪而治",这"勿犯下焦"亦属"先安"防变之明示。据此亦可看出,叶天士之防变原则亦从临床实际出发,有传变之兆,才有先安之举,绝无无端滥用之理。吴鞠通深得叶天士之微旨,如其认为产后病温之治,须在治疗温病的同时,不忘患者的产后状态,即把辨体质防变原则具体化。

对温病治未病思想的发展,吕文亮教授指出,除须掌握传统的温病辨治规律外,还应使用现代的微观检查手段来丰富其内涵,使其更具预见性。如治疗暑温病时根据血液流变学指标的变化指导,早用清热凉营之剂;再如对风温气分证亦可根据血液流变学的病理改变,及早投以活血化瘀之品,从而提高效果,防止病情迁延或向营血分传变。

3. 温病禁忌证

温病为急性外感热病,临证时若识证不准,误用治法可致诸多变证。吴鞠通在《温病条辨》中提出了温病禁忌证,这些观点至今仍具有指导意义。吕文亮教授将温病禁忌证归纳如下。

(1)淡渗之禁:温病小便不利的原因,以阴液耗伤者为多见,故养阴清热为大法,不能见小便不利就滥用淡渗利尿之剂。

(2)苦寒之禁:治燥不同于治火,一般温病化火之后,常用苦寒清热泻火法,但燥热之证需濡润滋养。因燥证之病理实质为津伤,而非火毒盛,故妄用苦寒必更伤其阴,而燥证不除。

（3）数下之禁:对于温病来说,阴伤是其基础病理,在多次使用攻下后,必然更耗伤阴液。此时出现的不能大便乃肠液不足之便秘,若误用攻下必然加重阴液耗伤。

（4）湿温初起三禁:吴鞠通指出了湿温初起时误用辛温发汗、苦寒攻下、滋补的不良后果。

（5）白虎汤应用四禁:使用白虎汤必须针对邪热炽盛于气分的病证,如病在表(脉浮)、病在少阳(脉弦)、气血不足(脉细)、病已内结肠腑(脉沉)、热不盛津不伤(不渴)、寒邪束表或营血虚而无作汗之源(汗不出)等,都不能投用白虎汤,否则会加重病情。

（6）温病忌汗:温病尤其易伤津液,故辛温发汗之法当禁。

（7）斑疹治禁:斑疹是热盛之证,应治以清解为主,而不宜用升提与壅补之法。治疗斑疹的另一禁忌是下法。

4. 温病之"毒"

"毒"的概念在温病学中运用极为广泛,在病因病机理论方面尤为重要,而历代不同医家对"毒"的含义阐释各有不同,且当今"毒"的概念运用颇为混乱。吕文亮教授认为澄清"毒"的概念和内涵,对于温病病因学说的完善是必要的,故对温病之"毒"进行了深入探讨。

吕文亮教授将温病病因学中"毒"的含义归纳为四类:一是病邪中有传染性,并能引起流行性疾病者。二是邪之甚者。古代文献中往往将某些致病力强、引起较为危重病证的致病因素称为"毒"。三是可引起局部红肿热痛、发斑等体征的一类特殊病邪,如《肘后备急方》提出的"温毒",它是前人根据某些温病具有肿毒表现的临床特殊性而提出的病因概念。这些"毒"从本质上讲与温邪无区别,称其为"毒"而不称为"邪",只是强调其致病后引起局部病变的特异性。四是泛指一类客观存在的致病物质,如吴又可明确指出"毒"为外界致病物质,并认为其为温疫的主因疠气的主要组成部分。

吕文亮教授认为温病病机学中的"毒"有三种致病特点：①"毒"性属"火热"，有阳热之性。②"毒"攻冲走窜，具流动性。③"毒"蕴结壅滞于局部，可致局部血脉阻滞，毒瘀互结，而形成肿毒特征。

吕文亮教授归纳"毒"的概念的内涵：具有传染性，并可引起流行性疾病，且侵袭力较强，是可引起危重病证或局部特殊体征的特殊温邪的统称，属病因概念。其概念外延为温病中出现的某些危重证的病候概括，如常以某邪化火成毒来概括，此时"毒"为病理概念。另外，"毒"在病机学中亦常涉及。温病病因学与病机学中"毒"的概念有内在联系。温邪是引起温病的一切致病因素的总称，是包括物理性因素（气候等）、致病微生物在内的综合性致病因素，其中物理性因素对致病微生物的繁衍、传播、毒力及人体抗病能力（反应能力）有直接影响，从温邪及"毒"的概念和内涵分析，温邪包含"毒"，"毒"是温邪的重要组成部分，"邪""毒"并称或以"毒"代"邪"的观点是不恰当的。

5. 对温病辨证的思考

辨证是在四诊所获取资料的基础上进行诊断的思维。温病的辨证体系中，卫气营血辨证的要旨是辨温邪在气在血。卫与气同属，营与血同源，故举气可以赅卫，举血可以赅营。三焦辨证实质上以脏腑辨证为中心。如上焦证包括肺卫证、肺热证、心包证；中焦证为脾胃证、肠腑证；下焦证为肝肾病证。两大辨证体系均揭示了温病由表到里、由浅入深、由实转虚的传变规律。吕文亮教授认为，温病的卫气营血辨证和三焦辨证为学术发展的主轴线，以病证分析、辨病与辨证相结合为临床思维的总框架，是在六经辨证的基础上进行补充和发挥，层次更加清楚，分析更加透彻，既体现了规律性的一面，又反映了温病特殊性的一面。

其中，对于卫气营血辨证中的营分证，吕文亮教授进行了较多的研究。他认为血瘀是营分证阶段的一个重要病理特点，瘀血是营分证出现各种病理表现并难以清除甚至恶化的一个重要因素。营分证处于卫气营血的病位较深层次，总体上讲是血分证的初期改变，治疗上以祛除热邪、养护营阴、活血化瘀为主。

热入心包证是有严重神志异常的营分证，治疗上还应加强清心开窍的力量。由于营分证的病理变化具有多样性和复杂性的特点，在临床上应注意谨守病机，分析热在营分的病变态势，掌握主证，辨别热瘀阴伤的轻重主次，重视配伍，兼顾热在营分的证候兼夹。

二、精研湿热，成绩斐然

湿热合邪形成的湿热病证是临床常见病之一。随着疾病谱的改变，湿热证及其相关疾病已成为研究热点。多年来，吕文亮教授潜心研究湿热证治规律，在国内具有一定的影响力。他提出了"脾胃湿热论""湿热致瘀论"等学术见解。吕文亮教授通过理论研究，采用文献收集、整理、分析的方法，对古代文献进行整理，归纳古代医家对湿热证的认识及辨证规律和清热化湿法的运用特点；对现代文献中清热化湿法的临床及实验研究文献进行统计分析，理清了目前清热化湿法作用机制研究的基本脉络，开展了脾胃湿热证量化诊断标准研究及基于代谢组学的湿热证物质基础研究等一系列研究。

1. 湿热相关概念界定

温病学科自清代形成，关于湿热病，诸多温病学家各抒其说，后世整理者亦意见纷陈，湿热相关概念多有混淆。因此，吕文亮教授提出对湿热相关概念进行界定实有必要，并系统梳理了湿热、湿热病、湿温、湿热证及湿热病证的相关概念和内涵。

湿热：作为病邪的概念，是指湿与热相混而形成的复合性邪气。温病学中以湿热病邪作为湿温病的致病主因。

湿热病：一是指外感湿热、暑湿病邪所引起的外感热病的一大类，即包括湿温病、暑湿病、伏暑、霍乱等多种湿热类温病，此为广义概念；二是指狭义概念，即专指湿温病一病，目前这种狭义概念已少用。

湿温：一是作为病名概念，指发于夏秋之交的一种温病，亦为湿热性质的代表性温病;二是指病见头痛、胸腹满、妄言、多汗,两胫逆冷证者(《难经》)。目前第二种概念已弃用。

湿热证:一是指湿热性质温病中某一阶段出现的病证,如湿温病气分阶段的上焦、中焦、下焦湿热证等;二是指临床各种疾病中与湿热相关的病证,这些疾病的某一阶段或因外感、内伤湿热,出现身热、腹胀、困重、苔腻等湿热证候等,但不具备湿热病的典型病理演变规律,故统称为湿热证,如胃炎、消化性溃疡的脾胃湿热证,妇科、肝胆病湿热证,泌尿系和皮肤病湿热证及湿热痿、湿热痢等。

湿热病证:对以湿热为患引起的湿热病和湿热证的总称,包括所有湿热性质的温病及临床各科的湿热证。

2. 湿热致瘀

吕文亮教授根据《伤寒论》"瘀热在里,身必发黄"、《血证论》"病水者,亦未尝不病血也"、《丹溪心法》"血受湿热,久必凝浊"等经典理论,结合当前临床上湿热为患的病证在病理发展过程中常见瘀血证候,提出"湿热致瘀"概念,对湿热病发展过程中出现的瘀阻、络损等病理变化进行了概括。吕文亮教授指出"湿热致瘀"的形成机制有三条,分别是因湿致瘀、湿热互阻致瘀以及湿热伤血致瘀。该理论的提出是湿热病治疗思想的创新,即在治疗湿热病时可灵活运用活血药,截断湿瘀之间的恶性循环,增强湿热病诊治的疗效。

3. 湿热伏邪

吕文亮教授拓宽了伏邪学说的应用范围,结合内伤杂病患者反复发作、遇诱因发作的特点,他认为内伤杂病病情反复的原因在于余邪未净,潜伏于内,遇诱因则动。因此,他将外感潜伏、过时而发的伏邪学说内涵进行了延伸,提出"内伤伏邪",临证挖掘出湿热伏邪理论。湿热潜伏,胶结于体内,难以速清,缠绵难愈,成为"湿热伏邪";湿甚则阳微,热甚则耗阴,正气暗亏,更加无力驱邪外出,则致湿热伏邪深藏久稽,每遇诱因则再发。他认为湿热伏邪具有郁热、耗阴、瘀阻、潜伏、缠绵的特点,因此,对该类病证应确立扶正、透邪、除邪的治疗原则，着重"非透不尽""一面泄热，一面透邪"。发病期治以清透湿热，佐以活血通络，扶正透邪；缓解期注重扶助正气，治以健脾养胃，酌情清热化湿，理气活血；结合四时阴阳变化加减化裁，使久羁深伏之湿热外出清解。此外，吕文亮教授认为湿热伏邪与一般脾胃湿热证的湿热病邪停留气分、流连三焦不同，湿热伏邪稽留日久，由气入血，与血搏结，湿热酿毒挟瘀，以致血络瘀阻。因此，湿热胶结，难分难解深伏于内，病程缠绵。平时，湿热内伏，机体可无明显症状，每遇诱因，则症状显现。

4. 湿热证本质研究

湿热证临床较为多见，除了较为广泛的临床研究外，对该证实质进行的多角度、多层次的研究亦颇多。吕文亮教授对湿热证本质的研究主要从两个方面进行：①病证结合模式：多从某一疾病的湿热证入手，探讨相关特异性指标与湿热证本质的关系，病种主要涉及消化系统。对临床湿热证患者进行相关指标的检测，力图从免疫功能、微量元素水平、自由基水平、代谢组学等层面揭示湿热证的本质。如指导研究生开展脾胃湿热型非萎缩性胃炎、萎缩性胃炎和胃癌的代谢组学研究，从代谢组学的层面探讨了湿热证的部分物质基础。②复制湿热证模型研究湿热证本质：主要是运用动物造模法探讨湿热证的本质，常常采用复合因素造模，即气候因素＋生物因子＋肥甘饮食造模法，该法复制的模型基本能出现湿热证的典型证候。通过对模型从病理、生化、免疫、微量元素等多角度、多侧面进行研究，探讨湿热证的本质。吕文亮教授带领的团队自1995年起即开展脾胃湿热证动物模型的研究，以温病湿热证模型为研究平台探讨湿热证的本质，由最初的生物致病模型（大肠杆菌＋高脂，伤寒杆菌＋高脂），到复合因素（高温高湿＋肥甘饮食＋伤寒杆菌）造模，揭示了脾胃湿热证与胃肠动力紊乱，免疫，TNF-α、IL-1等促炎因子，以及活化的补体等抗炎因子密切相关。

5. 脾胃湿热证量化诊断标准研究

中医证候诊断标准的标准化，是实现中医现代化的必由之路，证候诊断标准建立是中医临床疗效评价的基础，同时又是证候本质研究的基础和前提。吕文亮教授认识到,虽然证的本质研究为脾胃湿热证诊断方法学研究提供了思路,但单纯的动物模型研制只能阐释脾胃湿热证的部分问题,且因动物实验的局限性,其无法取代临床研究。此外,关于湿热证客观辨证标准的研究,虽然临床上有多种参考标准,以及来自不同专家的学术观点,但多为宏观诊断标准,在湿热证量化诊断标准方面的研究很少,不利于临床研究。吕文亮教授带领的团队自 2004 年开始在脾胃湿热证的量化诊断标准方面进行了大量的研究工作,注重病证结合和诊断标准的实用性。从临床入手,病证结合,多指标探索,探讨由症状、体征和客观指标构成的脾胃湿热证量化诊断标准。吕文亮教授认为只有病证结合,实现多学科、多层次、多途径的交叉协作,才能真正从源头搭建中医脾胃湿热证量化诊断的操作平台。吕文亮教授因此还曾应邀在福建脾胃病专业委员会的相关学术会议上开展"基于数据挖掘方法的脾胃湿热证量化诊断标准研究"讲学。

6. 清热化湿法研究

吕文亮教授在提出"脂类代谢异常为湿邪生化物质基础之一""温病湿热证与胃肠动力紊乱、脂质代谢异常相关,清热化湿法作用机制与调控胃肠动力、调控脂类代谢相关"等假说的基础上,设计实验路线,以探讨清热化湿法清解湿邪及恢复脾胃运化功能的作用机制为课题研究要点,以温病湿热证大鼠模型为研究平台,对清热化湿法(王氏连朴饮加减方为代表方)治疗该模型的胃肠动力紊乱的作用机制,调节脂类代谢异常的作用机制,以及对该模型抗利尿激素(ADH)水平的影响进行系统、深入的研究,同时探讨清热解毒法、宣气化湿法与清热化湿法在作用机制方面的差异。研究结论:清热化湿法的作用及作用机制除了与抗菌、抗病毒、抑制炎症反应和致炎细胞因子等密切相关外,亦通过纠正湿热证脂类代谢异常状态、调节胃肠激素及基因表达水平、调控胃肠动力、影响 ADH 含量变化等多方面调节而达到治疗温病湿热证、恢复正常脾胃气机升降及运化功能的目的,揭示了清热化湿法"湿热分治"治疗理论的部分科学内涵。

三、运用温病方，擅治脾胃病

纵观中医药治疗疾病的历史，除了治疗伤寒、温病等传染性疾病（所谓外感热病）外，亦在治疗非传染性疾病（所谓内伤杂病）方面有丰富的经验。吕文亮教授从事中医临床工作多年，以温病学研究思路开展了对消化系统疾病的临床研究，运用化湿法治疗消化系统疾病，重视使用清热化湿法、健脾化湿法。

清热化湿法治疗湿热内蕴型胃肠病，涉及病种广泛。其特征性临床主症为胸闷脘痞，纳呆腹胀，口干喜冷饮，口苦，口中黏腻，恶心便溏，小便黄赤；次症包括发热、头痛、眠差、喉中有痰等。舌脉指征为舌质红或绛或暗，苔黄、白腻或滑腻，脉濡数或滑数。此型常用方依次为王氏连朴饮、柴胡温胆汤、藿香正气散、柴胡陷胸汤、蒿芩清胆汤及甘露消毒丹等。

健脾化湿法治疗脾虚湿阻型胃肠病应用广泛，涉及多个病种。其特征性临床主症为脘腹痞胀，消瘦倦怠，四肢困重，不思饮食，大便稀溏带食物残渣，呕吐痰涎；次症包括泛酸、口干喜温饮、面色不华等。舌脉指征为舌质淡或胖，边有齿痕，苔薄白或白滑或腻，脉细缓或细弱。此型常用方为香砂六君子汤、半夏泻心汤、参苓白术散、苓桂术甘汤等。

1. 方证相关辨治脾胃病

方证对应，指一方与一证相对应，一方与一证相适应的状态。其特征是病下系证，证下系方，方随证出，辨证论治，理法方药一体。吕文亮教授认为，方证对应体现在对证用方上，有是证、用是方，所以每一种病证肯定有一个最佳方剂，如此则体现方与证相对应、证与治相对应，理法方药环环相扣且对应。方证对应是疗效显著的前提。吕文亮教授善用经方，尤在方证对应处方用药方面有独到心得，且在消化系统疾病方面经验丰富。他在临床上常以湿阻类、寒热中阻类、湿热类、阴虚类等不同方证特征识证遣方。

吕文亮教授对于脾胃病的辨治常用如下方证。①藿香正气散方证：该方系燥湿和胃之剂,在气滞胃痛中加减应用时疗效显著,优于传统的柴胡疏肝散。气滞胃痛者,多兼湿阻,本方既可芳香化湿,又能健脾,行气化湿,湿消则气畅,气畅则诸症消失。②干姜泻心汤方证:该方辛开苦降,适用于寒热错杂,症见胃痛喜暖喜按、得温痛减等寒象,亦见舌质红、苔黄、口干等热象。此上热下寒之证,宜寒热互用以和其阴阳,苦辛并进以调其升降。③香砂六君子汤方证:治疗以脾胃气虚、湿阻气滞为病机的胃脘痛,每因本证表现喜暖、喜按,饥时加重,得食稍安,且舌质多淡而苔薄,脉多细弱,而容易辨证为脾胃虚寒,实际上多属于脾胃气虚,运化功能减弱,故治疗只宜甘温补脾,不宜大辛大热之剂。④王氏连朴饮方证:湿热阻滞气机,郁蒸胸脘,故胸脘痞闷,心烦躁扰;小便短赤、舌质红、苔黄腻、脉滑数等,皆为湿热之象。治宜清热化湿,畅利气机。⑤沙参麦冬汤方证:对胃阴虚证型的治疗只能滋柔养胃,切忌使用辛香燥烈之品,否则津枯血涩,导致不良后果。

2. 应用脾胃学说防治复杂性疾病

慢性复杂性疾病是现代社会面临的主要医学难题,通过探讨慢性复杂性疾病的中医病因病机,吕文亮教授提出该病与中医内伤杂病之间具有相关性。正气不足是病邪侵入和发病的内在因素,并贯穿疾病的全过程,脾胃虚弱或脾胃失调是慢性复杂性疾病的共性病机。故防治慢性复杂性疾病的着眼点在脾胃,运用脾胃学说防治慢性复杂性疾病中的心脑血管疾病、糖尿病、慢性阻塞性肺疾病、恶性肿瘤等具有重要的临床意义和价值,从而将脾胃学说的相关理论推广到多种慢性病的诊治中,进一步拓宽了现代常见慢性复杂性疾病的诊疗思路。

四、创新疫病理论,提升干预能力

疫病防治是温病学的重要内容,中医药在防治急性流行性传染病(疫病)方面发挥了重要作用,有力保护了我国人民健康。从 20 世纪 50 年代至今,中医多以温病学说作为指导,防治流行性乙型脑炎、流行性脑脊髓膜炎、流行性出血热、SARS以及新冠肺炎等各种传染病、流行病。在新形势下,不断出现的病毒性传染病对医学界来说是个严峻的考验。各种高致病性病毒不断涌现,种类多、变异快。多种不同的突发病毒性传染病具有不同的发病特点和演变过程,其证候演变规律不是单纯的伤寒六经传变,或者温病卫气营血和三焦传变,很难用单一辨证方法来概括处理。因此,吕文亮教授主张通过分析疾病病机,审证求因,结合临床判定使用一种或几种辨证方法,将辨病与辨证相结合,发扬创新中医温疫理论,提高中医对新型传染病的临床干预能力。病证结合模式下运用疫病理论防治重大传染病的研究亦是吕文亮教授的一个重要研究方向。

吕文亮教授提出中医疫病防治理论的构建应基于基本理论的重构以及辨证体系的完善,将温疫理论与现代传染病理论衔接,形成一套病证结合模式下的疫病防治新体系。具体可以从以下几个方面入手:一是以温病病因学说为纲,加强对疫病分类的研究。二是加强对疫病病变特点的研究。三是加强对温疫学派学术思想的研究。四是加强对疫病防治传统有效方法和方药的整理研究。五是实用制剂的应用与临床评价研究。

1. 疫病治疗、湿毒立论

中医疫病治疗原则是审因论治、审机论治。如对于新冠肺炎,吕文亮教授认为其发展演变以"湿毒化热"为主线,应重视湿邪的祛除,透表散邪,芳香化浊避秽,调理肺脾气机,以给邪毒出路。

2. 对慢性乙型肝炎的研究

对于此类慢性传染病,吕文亮教授认为其非外感急症可比,应注重审证思辨过程。他在治疗肝病的基础上,提出五脏相关的理论,认为肝胃相关、肺肝相关,在治疗脾胃、肝病时注重化湿法、和胃法、苦降辛通法的运用。

（1）辨治肝病、重视脾胃。

当前有一种认识上的偏差,认为乙型肝炎（简称乙肝）是病毒所致,因而大量使用清热解毒药,以致乙肝标志物不能转阴。对于消化系统疾病,只有在肝胆舒畅,脾胃健运,消化吸收功能好,自然抵抗力、免疫力增强时,才能促使其转阴。若用大苦大寒的清热解毒药,不固护脾胃,乙肝标志物不能转阴,脾胃功能受到侵害,抵抗力无疑会下降。故用清热解毒药应当有度,以不伤脾胃为原则,一般在茵陈、蒲公英、田基黄、金银花、白花蛇舌草、金刚藤、黄芩等中,选取1～2味,不宜过多,以免伤胃影响食欲。疏肝药用郁金、川楝子、柴胡、香附等;健脾胃助消化,以山药、白扁豆、白术、炒鸡内金,选取1～2味配伍,对儿童尤其应重视脾胃的健运,切忌舍本求末。

初期从湿热、瘀血着手,以清化湿热、疏肝、调理脾胃为法。对于乙肝的治疗,切忌过早进补。因为本病多有肝胆脾胃湿热之象,过早服用补益药,易出现腹胀气滞、内湿壅满,同时也不宜过多使用渗湿利湿之品,如茵陈、泽泻、猪苓等,以免伤阴。久病可适度选用滋养肝阴之品,如仿一贯煎中的养阴法,用绿萼梅、玫瑰花合用生地黄、白芍等。关于用药安全性问题,如久服柴胡有无伤阴之弊,应视体质而定,如素体阴虚者,多服柴胡则易伤阴。肝硬化,症见腹胀大,进食后腹胀尤甚,面色暗、精神疲惫,大便或软或硬,脉弦缓,检查多出现肝功能不良,或A/G倒置,或有牙龈出血,或有脾脏肿大等症。治以疏肝健脾、软坚散结,方用四逆散加减:柴胡、白芍、赤芍、枳壳、郁金、鸡内金、海金沙、益母草、白花蛇舌草、制三棱、制莪术、制鳖甲。腹胀甚,加青皮、陈皮;下肢水肿,加生黄芪、党参。本病的治疗,用药切忌刚燥,虽使用软坚散结之品,但总体以保护胃气为先。在脾胃尚能健运的前提下,采用软坚散结之法。但应注意,往往有活血化瘀类药过猛,须防动血之虞,务必审慎。至于攻逐瘀血的虫类药,如水蛭、虻虫等,应重视体质状况,间断配用,不可反复用、大量用。

(2)善用虫药,病久须通。

虫类的药用已有数千年历史。《伤寒论》《金匮要略》已开其先河,《肘后备急方》《备急千金要方》《外台秘要》《普济本事方》继之,其后叶天士、张锡纯、恽铁樵,以及今人朱良春教授等亦善用虫类药。吕文亮教授学习梅国强教授用虫类药经验,并非单纯取其活血化瘀之功效,亦取其祛风除湿、凉肝息风之治。活血化瘀虫类药包括全蝎、蜈蚣、土鳖虫等。土鳖虫应用最为广泛,如《金匮要略》

有大黄䗪虫丸主治血劳，并谓其功效为"缓中补虚"。从药物组成看，其是谓破瘀逐血之方（虫类药较多），何以谓"缓中补虚"？此乃瘀血不去，新血不生之理，因此善攻其瘀者，即补虚之妙。当然亦需谨慎，如蜈蚣温燥，其用量不宜过多，一般两条左右，且在温热病出现痰热阻络的后遗症时，不宜久服，以免过燥伤及阴血。凉肝息风虫类药如僵蚕、地龙，对中风，出现筋脉拘急或手足不利，伴舌质红、苔偏黄者可用。虫类药对过敏性疾病患者固然有效，但用之须更加谨慎。因为此类药亦有引起过敏者，需询问周详，否则不用。用虫类药应有所选择，如慢性肝胃病，常用全蝎、土鳖虫，配以丹参；胃溃疡者慎用地龙。欲活其血，则用土鳖虫配丹参。部分虫类药亦可以药酒服用，但须严格注意禁忌证，因为虫类药作为生品应用时有毒副作用，对不宜饮酒者，不使用酒药，另应注意。

荆楚中医药继承与创新出版工程·
荆楚医学流派名家系列（第一辑）

吕文亮

著作简介

一、《脾胃病证治精要》

脾胃乃后天之本，气血生化之源，主运化与统血，为人身之重要脏腑。《灵枢·本输》曰"大肠小肠，皆属于胃"，是指脾胃还包括了肠的功能与结构，在现代医学中则包含了整个消化系统。临床上若各种原因导致脾胃失调，健运失职，则可变证丛生，引发诸多疾病。明清以后，温病学说相继崛起，中医诊治脾胃病积累了许多独特的经验，时至今日，已进入高科技、高信息化时代，中医现代化诊疗水平显著提高。近年来有关中医药治疗该病的新方法、新思路更是层出不穷，临床科研成果不断涌现，大大提高了脾胃病的诊疗水平。然因许多客观原因，这些新的疗法和宝贵的经验还散在于大量的文献刊物中，读者搜寻不易，临床难以推广使用。鉴于此，吕文亮教授组织湖北、北京等地的部分专家学者，编成《脾胃病证治精要》一书。

本书以脾胃（消化）系统疾病为重点，选编常见的、多发的及某些难治性的脾胃病 20 余种，每病以西医病名篇，病名之下，简述其定义、临床特点、传统方剂，概论之外按辨证治法、辨病治法、古方今用、今方治疗、成药治疗、中西合用、单方单药、评按等次第编写。治法之后，列有"评按"，既全面分析评价该病的中医药治疗研究成果，又据此做出前景展望，间附作者的临床经验，适合各级中医工作者临床、教学、科研参考使用。具体而言，本书的编写特色如下。

1. 提出了清热化湿法在脾胃病防治中的重要地位

早在金元时期，刘完素即明确提出"积湿生热""湿自热生"等论点，朱丹溪则进一步阐发"湿热为病十之八九"。至明清时期，叶天士提出湿热的病变中心是中焦脾胃，主张分解湿热，以清热化湿法治疗脾胃病。薛生白在《湿热病篇》中对脾胃湿热证进行了更为详细的论述，提出辨证应以湿与热偏重对比为重要依据。中华人民共和国成立以后，学者们对脾胃湿热证本质的探索取得了长足进步，本书收录了诸多研究成果，揭示了脾胃病在临床上的湿热证、实证、亢进状态及基于中气虚实的病理演化，体现了清热化湿法在脾胃病治疗中的重要地位。本书在评按中对湿热这一脾胃病核心病机有详细的论述，此外，所选文献中对清热化湿法各具特色的应用可谓贯穿全书，俯仰皆是。近三十年来，脾胃科常见疾病以虚实夹杂证和脾胃实证为主，本书对临床工作的指导意义自不待言。如肠道放射性损伤，属于中医典籍中未有记载的疾病，本书以传统理论指导这一现代疾病的诊疗，根据其损伤表现阐发此病的病机为热毒伤阴，湿热下注。近年来，溃疡性结肠炎的发病率不断升高，且现代医学治疗效果不佳，本书亦以清热化湿法指导论治，为临床提供了新的思路。

2. 体现了传统辨证与微观辨证、现代理化指标相结合

在中医发展的新时期，现代科学技术对中医的助益愈加明显，涌现了众多传统辨证与微观辨证、现代理化指标相结合的文献报道。微观辨证，是指在中医宏观辨证的基础上，运用现代各种先进科学技术检测、分析患者体内各种客观征象的变化，是传统辨证借助现代技术的一种延伸和发展。在脾胃病中，胃镜检查能直接观察到被检查部位的真实情况，弥补了传统辨证司外揣内不能直观看到病灶的不足。根据胃镜象这一微观辨证，不仅可以对整体辨证进行验证，而且在患者临床表现不明显、"无证可辨"时，亦可以指导精准诊疗。此外，分子生物学、基因组学等现代研究成果亦可对传统辨证起到"他山之石"之效，传统辨证与现代理化指标的结合为中医临床提供了新的角度。

3. 体现了辨证理论的创新

新时期中医的发展，离不开传承与创新。其中，辨证理论是中医学术创新的突破口。辨证理论水平的高低决定了疾病解释纲要的水平，直接决定了医疗实践的执行效果。脾胃理论溯源于《黄帝内经》，金元四大家之一的李东垣著有《脾胃论》，推动了脾胃理论的长足发展。明清时期，薛生白对脾胃理论进行了发扬与创新，提出了"脾统血""脾为至阴"的观点；叶天士主张脾胃分治，创立了胃阴学说。回溯脾胃学说的发展史，每一步创新都带来了临床实践的巨大进步。本书亦收录了多项辨证理论创新文献，如以痈论治慢性萎缩性胃炎、从肾

论治胃溃疡,此类独到见解有助于临床工作者开阔思路。

4.介绍了传统医药使用方法的创新思路

新时期传统医药应用的新方法层出不穷,大大提高了疾病的诊疗水平。如对服药方法的创新,对于上消化道出血患者,一改汤药温服法,采用冷服,收效颇佳。在用药方法的创新上,学者们发现不少止血药生用较炭用止血效果好。此外,学者们更利用现代仪器使中药直达病所,避免了消化系统对药物的损耗效应,如在胃出血治疗中以胃镜检查找到出血病灶后,由活检孔插入导管,在病灶处喷洒五倍子液。

5.体现了多法联用的中医特长

中医治疗手段多样,如汤药内服、食疗调养、针灸外治、药液灌肠、药剂静滴等。多法联用、内外并举、多管齐下、标本兼顾、防治结合是中医独有的特长。本书除介绍了大量内服治疗经验外,亦广泛收录确有实用价值的中医特色疗法,有利于丰富临床治疗手段,发挥中医固有的优势。

本书集中反映了20世纪90年代以来,全国著名中医专家、临床医生诊治脾胃病的成功经验,以及现代脾胃病的研究成果,具有时代的先进性、科学性、系统性和实用性。研习本书,有助于学者从深度和广度两个方面了解脾胃病当前的治疗水平及今后的临床研究方向。

二、《叶天士经典医案赏析》

叶天士,名桂,号香岩,别号南阳先生,清代杰出的医学家,为温病学派的主要代表人物之一。叶天士幼承庭训,其祖父叶时、其父叶朝采都精通医术,尤以儿科闻名。少年天士笃学敏行、广采众长,十年内从师十七位,融会贯通,名震大江南北,时谓"以是名著朝野,即下至贩夫竖子,远至邻省外服,无不知有叶天士先生,由其实至而名归也"。成名后叶天士在家乡吴县广收门徒,所存医案之丰富为我国个人临证验案之最,对后世医学的发展影响深远。然叶天士一生忙于诊务,医案非由亲撰,其四诊记载多为寥寥数语,其按语或缺如或简括,其诊治之法甚难掌握。有鉴于此,吕文亮教授携众编者在系统研究叶案基础上,以疾病归类方式收录选择叶天士部分精华医案进行评析,有助于习者深入传承叶天士的临证经验和学术思想。为保证医案原汁原味,先原案,后对叶天士诊治思路、处方用药进行赏析,重点阐发其精妙之处,同时附阐释于后,以期辨别机要,启迪后学。全书共四章,分述内科、外科、妇科及耳鼻喉科,其编写特点详论于下。

1. 以法统案,剖析规律

叶案按语简略,语言朴实,但论理不详,不利于研习者深入地继承其学术精华,恰如程门雪先生所评,叶案为未经修饰之浑金璞玉,因此编写者着力于剖析叶天士立法的规律。因叶天士终身手不释卷,博览群书,广泛汲取各家之所长,故叶天士之法为各家治疗经验的高度凝练,反映了辨证论治的核心环节。剖析叶天士之法有助于学者把握疾病诊疗的关键,灵活变通,师其法而不拘泥于其方。

2. 溯源经方,阐析演变

叶天士遥承张仲景,创立新说,将温病从伤寒中独立出来,填补了前人在理论上的空白。《临证指南医案》中直接应用《伤寒论》《金匮要略》之方近 70 首,明确提出循张仲景之法者上百处。叶天士于仲师圣法,用之尤熟,于仲师之学,极有根底。本书的编写不囿于温病领域,对叶天士立法寻根求源,力图将叶天士演绎经方的全过程呈现在读者面前。

3. 立足温病,迁移杂病

叶天士在温病学上的功勋卓著,掩盖了其在各科杂病领域的光芒。近年来,叶天士在杂病上的学术贡献重新为中医界所认识,虽然著作纷呈,但切中肯綮、深入浅出的读本不多。本书编者均为多年研究叶天士学术思想的人员,且具有所编写领域的临证经验,力图精准呈现叶天士将温病理论发挥迁移到临床杂病的全貌,使得本书普惠于理论研究者与临床工作者。

本书选取的多为较能反映叶天士日常诊务遣方特点的案例,因此能管窥叶天士的学术特点,详论于下。

（1）创立胃阴学说，燮理脾胃升降。

叶天士评价李东垣之法，"诚补前人之未备"，然详于治脾，而略于治胃；重脾阳的升发，而轻胃阴的滋养；喜升阳温燥，而恶甘寒益胃之剂。他结合时代特点提出了"脾胃当分析而论"，认为"阳土喜柔，偏恶刚燥，若四君、异功等，竟是治脾之药，腑宜通即是补"。他在《临证指南医案》中云："盖胃属戊土，脾属己土，戊阳己阴，阴阳之性有别也；脏宜藏，腑宜通……纳食主胃，运化主脾，脾宜升则健，胃宜降则和。"脾胃分治，重视胃阴，调理升降是叶天士对脾胃学说的突出贡献。

（2）发展络病理论，倡导辛润通络。

《临证指南医案》中提及"络"多达 600 余次，如"百日久恙，血络必伤""痛久入血络""初病湿热在经，久则瘀热入络"等。叶天士言"遍阅医药，未尝说及络病"，"医不知络脉治法，所谓愈究愈穷矣"，提出"久病入络""久痛入络"说。对于络病的诊疗，叶天士提出"络以辛为泄"的理论，倡导富有特色的辛润通络法。辛者，宣而散之，横贯穿透，如葱白之属；润者，濡养络脉，宣通疲滞，如新绛、旋覆花之类。辛润相合，以恣"宣通而不伤阴"之意，故取张仲景旋覆花汤为辛润通络法之基础方，配伍桃仁、当归、柏子仁等药加强濡润之力。《未刻本叶氏医案》与《临证指南医案》引用旋覆花汤共计 20 余处，其以辛润通络立法，意在散结养血、通络止痛，用于治疗久病入络之虚劳、吐血、胁痛、癥积、痰饮及月经不调等病。

（3）理虚声气相应，善用有情之品。

叶天士云："夫精血皆有形，以草木无情之物为补益，声气必不相应。桂、附刚愎，气质雄烈，精血主脏……余以柔剂阳药，通奇脉不滞，且血肉有情，栽培身内之精血。但王道无近功，多用自有益。"

血肉有情之品入行肝肾（脾胃）二经，对虚劳、血枯等虚损至极之证有着极佳的疗效。虚损之疾多因积虚成损，积损成劳，加之邪气盛则实，精气夺则虚，又因五脏之伤穷必及肾。故应使用益精填髓、温阳补气的血肉有情之品，以填充肾脏所亏之真阴真阳，以此对应《黄帝内经》所述"形不足者，温之以气，精不足者，补之以味"之论。叶天士善以来源于脊椎动物、有血动物的补益药物改善人体虚劳状态，常用的有鹿角、鹿茸、阿胶、鹿角胶、线鱼胶、海参胶、羊肾、羊骨髓、牛骨髓、淡菜等。

（4）缕析虫类药特点，拓展虫类药运用。

因"搜剔经隧之瘀，莫如虫类"，叶天士对虫类药的运用是对络病疗法的进一步发展，但虫类药在非络病的治疗中亦有显著疗效。叶天士言："其通络方法，每取虫蚁迅速飞走诸灵，俾飞者升、走者降，血无凝着，气可宣通，与攻积除坚，徒入脏腑者有间。"飞者升，如蜂房、僵蚕、蝉蜕等性升善飞而上行，多用以治病位在身半以上、肌表或阳分疾病为宜，如治疗气血瘀闭之头痛。走者降，如地龙、全蝎、蜈蚣等性降善爬而下走，能攻坚破积，用以治病位在身半以下或阴分疾病为宜，常用以治疗风湿痹痛。对于幼科痘疹，常加僵蚕、蝉蜕、桑虫浆以疏风清热，并称僵蚕乃疏表风药。

叶天士不仅是著名的温病学家，而且其在内伤杂病方面成绩卓著。叶天士医案是反映其思想的重要著作，对其医案进行整理赏析有助于医者继承叶天士诊疗思想。叶天士立法灵活多变、不拘一格，用药种类丰富、极富特色，在临床病机愈加复杂的今天，其学术观点有着更为重要的指导意义。研读叶天士医案，学者宜仿"近师承于叶氏"的吴鞠通之法，融会贯通，一隅三反，遵叶天士所言："不必见病治病，印定眼目。"

三、《王孟英经典医案赏析》

王孟英，名士雄，号梦隐，清代著名的温病学家。王孟英家学渊源，其曾祖父王学权精于医，曾撰《医学随笔》，其祖父及父亲皆以医为业。王孟英幼年失怙，历经贫困，14岁矢志习医，深得舅父俞归庭之助，悬壶江浙。其时战乱，疫疬横行，他遂潜心研究温热病。王孟英虽身处逆境，但决不因此而影响学业，反而发愤图强，学医之志愈坚。王孟英平时苦心攻读，手不释卷，上自《黄帝内经》《难经》，下迄明清诸先贤著作，无不深究极研，并能博采众长，融会贯通，打下了坚实的中医理论基础。《海宁州志》称他"究心《灵》《素》，昼夜考察，直造精微"。王孟英生活在西学东渐的时代，他对当时传入的西方医学持开明态度，不抱门户之见，有分析地吸取，并据理批评了中医界有些人尊经崇古、拒绝接受西说的守旧思想，反映了他善于吸取新知的治学精神。更值得指出的是，王孟英十分重视临床，注重从实践中求得真知。他平时诊务繁忙，广泛接触患者，从而积累了丰富的临床经验。王孟英毕生致力于中医临床和理论研究，对温病学说的发展做出了承前启后的贡献，尤其对霍乱的辨证和治疗有独到的见解。王孟英学验俱丰，著作等身，其医案不徒以某方治愈某病而已，或议病，或辨证，或论方药，或谈四诊，至理名言随处阐发，或繁或简，或浅或深，别有会心，俱宜细玩。杨照藜盛赞曰："满纸灵光，与岩陵山色，竞秀争奇。"然王孟英诸案不分门类，均不以病名、证名分立篇章，而按患者就诊顺序记述，每证自成一案，不利于分析归纳，影响了其学术经验的继承与推广。吕文亮、周燕萍教授携众编者精选《王氏医案》《王氏医案续编》《归砚录》《乘桴医影》中的经典医案，采取以主病、主证为纲逐案进行编排，对病证相同者采取"以类相聚"的编排方法，将其归于一篇。赏析部分按一问一答的形式进行医案解析和诊治与用药特色鉴赏，力争体现精髓，突出中医特色，凸显新意。全书共四章，分述内科、外科、妇科、儿科，以具体的医案生动地展现了王孟英学术特点，详论于下。

1. 对霍乱治疗的杰出贡献

霍乱有时疫与非时疫的不同，有寒热之别。病性、病因、病机各不相同。霍乱的治疗：①热证：胃苓汤、桂苓甘露消毒饮、白虎汤、葱豉汤、连朴汤、蚕矢汤、黄芩定乱汤等。②寒证：藿香正气散、平胃散等。

2. "百病皆由愆滞"的病因观

王孟英以《黄帝内经》为基础，集诸家之长，认为气机之正常升降出入，周流畅达，一息不停，是维持人体生命活动的基本条件。各种致病因子阻塞气道，壅滞经络，致使气机愆滞。"百病皆由愆滞"是其最基本的病因观，"调起愆使其不愆"是其最突出的治疗观。王孟英临证理法严谨，机轴灵活，常用祛除邪实、涤痰攻下、疏机通络、重调肺脾,开结调愆、轻清灵动,量体裁衣、活法从心等法,从运枢机入手,通过调整枢机升降和疏通气机,以清除导致气机愆滞的各种致病因子,使升降得复,气化正常、气机通畅、正气回复、诸病自瘥。

3. 注重养阴的治疗思路

王孟英一生经历温病、霍乱、疫疠诸病的流行,而此类病证最易伤津劫液。王孟英继承叶天士、吴鞠通、喻嘉言诸家治温的经验,临床善用凉润清解、甘寒养阴之剂。即使其他杂病,亦同此主张。

4. 药疗与食疗相结合的治疗模式

王孟英的《随息居饮食谱》是当时的一部营养和食疗的专著。而他的《王氏医案》中,应用食疗的方案亦比较多。他在食疗方面颇多创见。王孟英认为以食代药处处皆有,人人可服,物异功优,久服无弊。如对伤津液的患者,他主张大量频频进梨汁、甘蔗汁,以其凉甘之性味达到救阴养阴之目的。他称梨汁为"天生甘露饮",甘蔗汁为"天生复脉汤",西瓜汁为"天生白虎汤"等。王孟英常选择食物配合成适当方剂,用以提高疗效。如以橄榄、生萝卜组成"青龙白虎汤"治疗喉症;以生绿豆、生黄豆、生黑豆(或生白扁豆)组成"三豆饮"以治痘症、明目、消疳、治疮疡、治泄泻;以漂淡海蜇、鲜荸荠合为"雪羹汤";以猪肚、莲子为"玉苓丸"等等。王孟英食疗经验十分丰富,说理明白,将饮食平淡之品得当用之,而达奇效。

王孟英一生南北奔走,广利僻壤贫民,遇瘟疫危疾毫不畏惧,竭力图治,周光远曾深有感触地说:"孟英学识过人,热肠独具。凡遇危险之候,从不轻弃,最肯出心任怨以图之。"因王孟英医技卓著,求诊者多为失治、误治之人,往往病情复杂、迁延日久。研究王孟英医案对于当代临床工作者面对近年来发病率显著升高的热性传染病如甲型 H1N1 流感及临床常见复杂性疾病极具借鉴意义。王孟英才华内蕴,医理渊深,研究学问上既不守古,亦弗徇于今,能抉奥阐幽,存其真而纠其谬,言近旨远,深入浅出,临习王孟英医案对于理论研究亦颇有助益。

荆楚中医药继承与创新出版工程·荆楚医学流派名家系列（第一辑）

吕文亮

医论医话

一、医学心悟

（一）学好中医的几点体会

1. 真学、真信、真用

振兴中医的目的，首先是更好地维护公众健康，其次是继承并发扬传统医学，最后才是顾及业者的切身利益和感情需要。要信中医理论，信中华传统文化，信中医疗效，这样才能学好中医，做到用中医语言、中医思维、中医手段看病。

学中医首先学什么？答案是学习中医经典、中医基础理论以及技能技术，要进行中医思维训练与实践。中医的主要功能是维护人们健康，不是纯哲学、纯文化，也不是修炼秘籍，而是属于科学技术。当代中医也不可能无视当代科学、新土壤传统文化的作用。中医的哲学基础是阴阳学说、五行学说。这是《黄帝内经》的基本思想。

中医如何学？通过记诵、感悟，学中做、做中学（侍诊、试诊），特别是要提高学生的中医经典感悟能力。

2. 对于中西医结合临床实践的认识

目前中西医结合的思路，可以从临床病证结合模式入手，具体包括西医物理诊断与中医治疗、西医检验与中医治疗等，还可以用西医解剖生理学丰富发展中医基础理论。

中医临床的优势在功能性疾病、变态反应性疾病、妇科疾病、内分泌系统疾病、代谢性疾病和营养性疾病、神经系统疾病、结缔组织病、骨科疾病、病毒性疾病、皮肤病、淋巴循环障碍疾病等的治疗，对耐药菌感染、菌群失调及抗生素过敏患者的治疗，急腹症的治疗，肿瘤患者放化疗的辅助治疗等方面。

西医治疗学的长处：凡是能弄清病因的，主要针对病因治疗的，即有所谓特效疗法的，西医具有明显优势。对于典型的单因素或准单因素导致的疾病，这种治疗非常有效。西医治疗学的短处有二：一是凡病因不明，就只能对症治疗，一般加上支持疗法，因此疗效不好。西医的对症治疗有无中医辨证论治的意思呢？应该说基本没有。支持疗法有无扶正呢？应该是有的，但还不是辨证论治。二是对多因素所致疾病的疗效不好，有时出现很多副作用。西医有无"证"呢？如休克，心力衰竭，过敏，水、电解质和酸碱平衡紊乱，弥散性血管内凝血等，就是西医的"证"。其实西医处理这些"证"时，也重视病因治疗。

中医治疗学的长处和不足：中医怎样治病呢？就是治辨出来的"证"。它针对的是病性、病理（有人称为机体反应状态）或正邪斗争状态。中医有无对症治疗呢？也有。例如经方加减，就是对症治疗。辨证论治中，是否有西医的病因治疗呢？有的，但那是暗含的，不是中医理论的本意。很多情况下，中医疗效不能从其中有所谓病因治疗就能得到满意的解释。中医治疗时，必须按中医理论辨证。论治之道，知常达变。中医治病不能只看到病，更要看到生病之人。中医治疗必须合理，必须以中医理论为指导，注意理、法、方、药之间的逻辑联系。此外，方药宜精而不忘统筹兼顾，一切从患者实际出发，治疗靶标应包括疾病、证候与症状。所以，中西医的临床结合或中西医并重，或中西药并用，有益于病患。

（根据 2015 年 3 月 11 日演讲 PPT 整理而成）

（二）如何理解与学好温病学？——对温病学研究层面的思考

温病学创立的诊治体系，不仅是外感热病的辨治纲领，而且对临床各科均有重要的指导意义。故此，从温病学体系的不同层面进行剖析，对于进一步开拓温病学研究思路、方法，正确评价其学术价值及临床指导意义不无裨益。

1. 病因

温病的病因较为明确，即外感温邪。温邪的种类有四时温邪及疠气、温毒、疟邪等。虽然温病病因学说汲取了吴又可《温疫论》"一病必有一因"的观点，但基本还是遵循六淫说来认识温病的病因。这些病因的共同特点是从外感受,性质属热及有时令特征。与中医基础理论所述病因相比较而言,温病不以单个病因立论,往往是风、湿、暑、燥与热相合而致病,成为一种复合病因,这是与传统六淫病因理论有所区别的地方。其意义在于:①温病学强调温邪在温病发生中的主导作用,不同的温邪导致不同温病的发生;②在治疗学方面,强调审因论治;③温病致病有其时令特征,故与气象医学有联系。此外,温病病因学说对地域温病流派的形成有一定影响。

2. 病理

温病的病理变化主要表现为温邪侵犯人体后卫气营血和三焦所属脏腑的功能失常及实质性损害。由于发热为温病主症,所以阳热亢盛与阴津耗伤是贯穿温病全过程的病理变化。温邪进一层,阴液伤一层,病愈进则阴愈伤。所以温病中正邪关系具体表现为阴津与温邪的关系。温病发生、发展过程中,影响病理的因素有体质从化、脏腑虚实、邪正盛衰等因素,病理传变又有顺传、逆传、双传、直中等多种形式。但温病病理演变亦有一定的规律性,其规律性有如下特点:①多数温病遵循由卫到气、入营入血的由浅到深的病理传变形式。卫分病理以肺卫功能失调为主;气分则表现为热郁脏腑,热炽津伤;营分为营热炽盛,营阴耗伤,心神被扰;血分则强调热盛迫血、热瘀互结。卫气营血病理强调层次性,但各层次又有联系。所以在病理演变中,既有渐次深入的情况,又有外透、复陷的现象。②三焦病理实质上反映为温邪侵犯上焦、中焦、下焦各部位所关联的脏腑病理。③温病不同病种的同一层次的病理各有其特殊性,如风温气分证与湿温气分证的病理有较大区别。

3. 体质

体质因素是身体基本状况和防御能力的综合,每一个体均有其特殊性,不同个体间存在差异。与一般意义的体质相较而言,温病体质学更多地强调外界因素的影响,因为温病的发生、发展离不开温邪的侵犯。所以在研究易感温病人群的体质及其分型时不能脱离温邪的影响而孤立地讨论体质。体质因素对温病发病的影响首先表现在体质强弱方面：正常体质发病是由于温邪侵袭力较强，或正气虚弱于一时，而人体自身的抗邪能力尚未消失。临床上常表现为邪胜正盛，多呈现典型的发病经过，即反映出温邪自身的致病特点。体质较弱者在发病过程中常呈邪胜正虚之势。

体质的差异，除了有正气强弱之别外，还表现为阴阳寒热属性的不同。从大的方面讲，体质可分为阳热体质和阴寒体质两大类。具体来说，又可分为多种体质类型。这种差异在生理情况下常表现为个体对外界刺激的反应和适应性的某种特殊性，在发病过程中则表现为个体对某些温邪的易感性和病理演变一定的倾向性。这种易感性表现为不同体质易感受不同性质的温邪。如素体阴虚燥热者，易感受火热、燥热病邪；素体肾精不足者，春天较易患春温；平素肺气肺阴不足者，既易感风热病邪而发为风温，又易感燥热病邪而患秋燥；素体脾虚湿盛者则较易感受湿热病邪而病发湿温。如薛生白在《湿热病篇》中说："太阴内伤，湿饮停聚，客邪再至，内外相引，故病湿热。"这说明了体质的特殊性导致对某些温邪的易感，对发病方式有一定影响。

体质的特殊性亦可体现在温病病理变化方面：①温邪的"从化"，如湿热病邪侵犯人体后，若其人中阳旺，病邪就易从热而化；若其人中阳虚，病邪就易从湿而化。②对发病部位的影响，不同患者感受同一温邪，由于体质有别，其发病部位则异。伏暑有初发于气分、营分之别，发于营分者，乃因其为阴虚阳亢之体。③影响温邪的传变，如素体心虚有痰者，感风热病邪后易发生热闭心包，如叶天士所云"外热一陷，里络就闭"。

4. 辨证

辨证是在四诊所获取资料的基础上进行诊断的思维。温病的辨证体系中，卫气营血辨证的要旨是辨温邪在气在血。卫与气同属，营与血同源，故举气可以赅卫，举血可以赅营。卫分证辨证要点为寒热并见、口微渴、脉浮数；气分证为但发热、不恶寒、口渴、苔黄；营分证为身热夜甚、心烦谵语、斑疹、脉细数；血分证为斑疹显露及出血。三焦辨证实质上以脏腑辨证为中心。如上焦证包括肺卫证、肺热证、心包证；中焦证为脾胃证、肠腑证；下焦证为肝肾病证。两大辨证体系均揭示了温病由表到里、由浅入深、由实转虚的传变规律。

温病的卫气营血辨证和三焦辨证是在六经辨证的基础上进行补充和发挥的，层次更加清楚，分析更加透彻，既体现了规律性的一面，又反映了温热病特殊性的一面。

5. 诊法

温病的诊法相比以脉诊为主的传统诊法有重大发展，包括舌诊，辨斑疹、白痦，验齿，辨常见症状等。尤其舌诊在温病的诊法中占据重要地位，通过舌诊可以了解卫气营血、三焦所属脏腑的生理失常和实质性损害，以及病邪的性质、进退等情况。如吴坤安说："病之经络脏腑、营卫气血、表里阴阳、寒热虚实皆形于舌。"舌象的变化既快且敏感，故有"杂病重脉，温病重舌"之说。另有验齿，叶天士说："再温热之病，看舌之后，亦须验齿""齿为肾之余，龈为胃之络"。故验齿可作为辨舌的补充。辨斑疹、白痦则是皮疹的内容，对其色泽、形态、分布等情况进行分析，可以反映邪正的消长、病势的进退、病证的顺逆、预后的善恶。

6. 治则

温病的治疗，不外乎治分表里、祛邪为主、邪正兼顾几个原则。立法依据包括病因立法及病理立法两个方面，如针对风热、暑热、燥热的疏风泄热、透表清暑、疏表润燥等法，即审因论治。而卫气营血治法如"在卫汗之""到气清气""透热转气""凉血散血"则属病理立法。三焦治法如"治上焦如羽""治中焦如衡""治下焦如权"，除依据三焦病理立法外，还结合了中药升降浮沉等药性理论。另外，温病治法除强调祛邪外，还注重体质因素，如叶天士的"先安"原则，清法针对"阳虚""阴虚"体质的区别运用等。其他如温法、截断疗法的运用则属变法范畴。

综上所述，温病学以卫气营血及三焦辨证体系为学术发展的主轴线，以病证分析、辨病与辨证相结合为临床思维的总框架。诊法内容在外感热病诊断方面有特色，但基本遵循传统四诊方法。病因学虽未摆脱传统六淫说，但如杂气学说、六淫化火学说也占有一席之地。治则及方药除可用于外感热病外，亦可用于其他临床各科。

（根据载于《湖北中医学院学报》，2000，2(3)：9-10 的原文整理）

（三）论膏方

冬令进补是我国民间的习俗，有着悠久的历史。古人认为冬三月是"生机潜伏，阳气内藏"的季节，要讲究"养藏之道"，也就是说，冬季是一年四季中保养、积蓄的阶段。冬季人们食欲大增，脾胃运化转旺，此时进补能更好地发挥补药的作用，可以说是投资少、见效快。民间常讲"冬天进补，春天打虎""三九补一冬，来年无病痛"。因此，冬季是服用膏方的最佳时期。

冬令进补将疾病消灭在萌芽状态，是中医治未病的重要组成部分。依据《黄帝内经》提出的"不治已病治未病"，膏方已成为"治未病"工程的重要内容，以达到"未病先防，既病防变，瘥后防复"的目的。在治未病理论的指导下，中医将人的体质分为九种：平和质、气虚质、阳虚质、阴虚质、痰湿质、湿热质、血瘀质、气郁质、特禀质。可以根据这些不同的体质利用膏方辨体调养。对于各种反复发作的疾病，可以在未发之前进行辨证施治，比如痛经、反复感冒，在疾病未发之前提前防治。而对于慢性阻塞性肺疾病这样的疾病，一定要提早治疗，防止病情进一步加重，达到既病防变的目的。

膏方虽好，但也不是人人都适合服用。哪些人不能服用膏方呢？一是体质健壮者，阴阳本就平衡了，膏方怎么补都是破坏这种平衡状态，导致阴或阳偏盛；二是急性病患者，其为邪盛之体，同时多伴消化系统受影响，吃饭都难消化，如何吸收膏方；三是感冒咳嗽者，必须瘥愈后再进补，否则导致病情迁延，日久难愈；四是慢性病患者病情发作时，比如肝炎活动期、血糖升高期的患者，不宜进补。服用膏方不能盲目跟风，膏方若服用不当，例如补阳的膏方吃多了，就会口干、大便干结、流鼻血；补阴的膏方吃多了，就会食欲减退、大便稀薄、怕冷；要是吃了做得不好的膏方，没有补泻结合，来年春夏就会产生不良反应。

（根据 2017 年 11 月湖北中医药论坛讲座 PPT 整理而成）

（四）论四时温病与气象医学的关系

1. 中医学对气象与疾病关系的认识

中医学对气象与疾病关系的认识，主要包括气象的致病作用、在不同天气及气候条件下发病的特点、疾病的季节倾向、不同地区气候及天气变化对疾病的影响等。例如，气象因素中物理致病因素"温度"（炎热）可致中暑（属于暑温）；非特异性刺激因素"寒凉"可致感冒；间接诱因，即通过生物性病原体影响传染病的发生与分布。温病的发生因具有明显的季节性，即有些温病只发生于某一特定季节，故有四时温病之分，而温病也有"时病"之称。由于四时主气不同，所形成的温热病邪各有特性，致人发病也有各自的特点。现代气象医学是研究大气环境对人体影响规律的一门学科，它的任务是探索自然和人工环境下人类生活的合适气象条件，保护人类免受不良气象条件的影响，并且利用有利的气象条件来增强体质、防止疾病和促进人类的生产活动。因为气象变化往往有周期性，故气象因素引起的许多疾病也有周期性的特点，通过对气象规律的探索，人们可以对不良的气象条件进行改变或躲避，从而达到防病的目的。故若能对气象医学进行深入的研究，必将对与季节、气候密切相关的四时温病诊疗起积极的作用。

2. 温病学对气候异常与疾病关系的认识

古代医家很早就发现气候异变可以导致疾病的发生和流行。《周礼》中提到四时气候异常与传染病有密切关系。明清时期，李时珍的《本草纲目》中有"四时用药例"的专论，主张"顺时气而养天和"。王清任观察到某些发热证有交节气而易复发的特点。明清时期中医学的一个重大进展是温病学派的兴起。温病学家更注意气候节令，从"四时主气"的观点看，一年四季由于气候变化的不同，病因不同，温病也有明显的季节特征，如春季多以风热为病，夏季多以暑湿为病。叶天士的《三时伏气外感篇》中说的"风温者，春月受风，其气已温"就是一例，说明这些疾病带有明显的季节性模式。吴鞠通在《温病条辨》中亦根据运气规律预测温病的流行情况。雷少逸的《时病论》则专门论述一年四季的多发病，如春季的春温、风温和伤风，秋季的湿温和秋燥，这些时令病都有其各自的发病时间，正如雷氏所言："夫春时病温，夏时病热，秋时病凉，冬时病寒……必按四时五运六气而分治之，名为时医。是为时医必识时令，因时令而治时病，治时病而用时方，且防其何时而变，决其何时而解，随时斟酌。"总之，随着温病学说的发展，对时令病按时令发生、流行的研究，是此时期中医医疗时间气象学发展的一个特点。

3. 临床应用举例

气象因素影响着地球上生物的活动。不少学者揭示了人类疾病流行的周期性与太阳活动有关。疟疾、霍乱均好发于春夏之季，属四时温病范围。黄惠杰报道疟疾、流感、回归热、心血管疾病等疾病的发病率在太阳黑子活动的极大期频增，且多猝发。徐振韬等研究表明，霍乱、回归热、白喉、脑脊髓膜炎及伤寒等许多传染病的流行与太阳黑子活动的年周期有相当密切的关系，并且明确提出太阳黑子活动的极大年，气温偏高，属火、热、暑的病证居多。可见，传统理论与现代观察研究是一致的。冯玉明对邢台地区 1968—1979 年的流感、流行性脑脊髓膜炎、痢疾各月平均发病情况与同期月平均气象资料进行的相关性分析表明，气象因素与外感热病（流感、流行性脑脊髓膜炎、痢疾）有一定的关系，它们之间的联系是流感与气压、痢疾与相对湿度、流行性脑脊髓膜炎与风速呈正相关，流感与风速呈负相关，且有十分显著的意义。外感热病包括现代医学的流感、流行性脑脊髓膜炎、痢疾等多种传染病。一般认为流感分为风寒、风热之邪为患；痢疾多发生于长夏，与湿邪有关。人们生活在自然界，就要受到自然界各种因素的影响，尤其是人们明显感受到的气候因素，对人体的生理病理及病原微生物的繁殖、生长有很大的影响。自然界的各种自然因素偏盛或偏衰时，才能导致外感热病的发生、流行，故而可以根据气象因素与外感热病的相关性分析，确定某种病与哪些气象因素有关，然后根据气象因素预测疾病的发生和流行。但亦须明确，太阳活动、气象变化对生命的影响，并不是以机械决定论的形式表现出来的,它是通过大数定律以概率的形式反映出来的。在发病学上,气候仅仅是一个条件,要真正了解疾病的原因,尚须联系社会环境、个体差异性及其他各种因素。

以上是对《黄帝内经》治疗思想的注解和发挥。名中医蒲辅周先生治病也十分重视季节气候。他生前发表的外感热病治疗经验,就是根据六气特性分别用药。有的医家如王世贤在临床中遇到不少定时在热季发生寒证,在寒季发生热证,反时病减或愈的患者,非常有规律,几乎年年如此,于是他针对此类患者在夏季用附子、干姜回阳,在冬季用麦冬、生地黄、玄参滋阴而获效。现代研究证实气温、气候、紫外线及氧分压等气象因素,能影响药物的治疗作用。

随着现代医学的发展,不少医家开始从更深层次对四时温病与气象医学之间的关系进行探讨研究,力图揭示气象作用于人体的机制,寻求某些客观化的指标、依据,为临床实践提供更有效的指导。相关研究资料表明,气象因素是通过作用于人体感受器官或者某些中间环节,使人体产生生理或病理变化,因此可以说气象因素与人体生理和病理有着非常密切的关系。从《黄帝内经》中关于气象与人体变化关系的阐述,到如今气象医学理论体系的形成,经历了一个漫长的过程。气象医学作为一门新兴学科,以研究各种气象因素对人类疾病的影响为内容,为临床医学,尤其是四时温病的诊断、治疗和预防提供了理论依据,成为现代医学不可缺少的组成部分。但也须明确,气象因素是疾病发生的一个因素,但不是唯一因素,更不是必然因素,因而更需要将它同生理学、生物化学、分子免疫学、生物遗传学等医学科学中的其他学科进行广泛联系,开辟医学研究的其他领域,更好地指导临床实践工作。

(根据载于《江西中医学院学报》,2004,16(4):19-20 的原文整理)

(五) 外感热病学术流派述评

温病学建立了卫气营血和三焦辨证的理论体系,成为一个成熟的学科,但温病学并未涵括所有中医治疗外感热病的规律与经验。因此研读有关原著,按照其学术渊源及主要特点,以流派为纲把握各家治疗外感热病的学术特点,取长补短,综合研究,汲取其学术精华,实有必要。

1. 外感热病学术流派概述

（1）温疫学派。

温疫学派开创于吴又可,其所著《温疫论》代表了温病学发展初期的学术成就,影响深远。其后有刘松峰《松峰说疫》、余师愚《疫疹一得》、戴天章《广瘟疫论》、杨栗山《伤寒瘟疫条辨》、邵步青《四时病机》等。该学派以温疫为研究对象,强调温疫有特异的致病因素、相对稳定的基本病机。就六经言,病在阳明;依脏腑言,病在肺胃。温疫学派医家临证每每抓住这些基本病机,以祛邪为不易大法,一治到底,而少见按部就班,层层深入。其学术特点在三个方面尤其值得重视：①强调特殊致病因素。如吴又可的杂气论,刘松峰的邪毒论,余师愚的时气热毒说等。②重视尽早采用攻击性的祛邪治疗方法。如吴又可开创的疏利透达法,首用辛苦雄烈之品,直捣膜原巢穴,并擅用汗、吐、下三法;余师愚长于清热解毒,以清瘟败毒饮为温疫诸证之主方;杨栗山重视火热怫郁的病机,常将清、透、通、利诸法并施。③区别流行类型。吴又可根据温疫流行范围及程度不同,区分为"盛行之年""衰少之年""不行之年"等流行类型,在预防医学上有重要的意义。

（2）温热学派。

温热学派崛起于清代,为温病学之核心学术流派。代表人物有叶天士、薛生白、吴鞠通、王孟英、陈平伯等。代表作有《温热论》《温病条辨》《湿热病篇》等,如今的温病学多取材于此。温热学派在理论体系上摆脱了传统的六经辨证,主张温热与伤寒分论,强调伤寒与温病的区别。他们认为温病为感受温邪引起,与伤寒不同;《伤寒论》详于寒而略于温,不能替代温病学说。概念不可混淆,治疗更应严格区分。温热学派长于治疗新感温病,制立了卫气营血和三焦辨证体系,强调温病有卫气营血传变过程,逆传心包则神昏,病位非仅在阳明;亦重视伏气学说,如其中的伏寒化温说、邪伏募原说、伏火说等。他们在治疗上强调病位有浅深层次,故有缓急之法,重视养阴生津,擅用开窍,长于治湿,辨证精细。温热学派创立的辨证论治体系,对后世产生了深远的影响,现已成为中医治疗外感热病最重要的方法,以至形成了温病学。

（3）通俗伤寒派。

通俗伤寒派形成于北宋,在明清两代有所发展,代表人物有朱肱、张景岳、吴坤安、章虚谷等,俞根初为其集大成者。其特点是在《伤寒论》的基础上,总结历代名家经验,从而建立起包括热病、中暑在内的外感热病辨证论治体系。通俗伤寒派以广义伤寒为研究对象,主张伤寒是外感热病的总称,强调以六经作为辨治外感热病的框架。清代的通俗伤寒派能兼容并蓄,消化吸收其他流派治疗外感热病的成果。如俞根初的《通俗伤寒论》、吴坤安的《伤寒指掌》、章虚谷的《伤寒论本旨》,都能在六经的框架中吸收吴又可、叶天士、薛生白、吴鞠通的学说和经验,并广泛吸收民间经验,创制新方。其最典型的代表是绍派伤寒,吴坤安是通俗伤寒派中汲取并兼容温病学派成就之最突出者。

（4）经典伤寒派。

与通俗伤寒派不同,经典伤寒派恪守六经辨证,坚决否定温热学派理论。该学派主张用《伤寒论》六经辨证指导温病辨治,认为六经提纲不独为伤寒设,废六经则百病辨证失传。叶天士、吴鞠通的卫气营血和三焦辨证及《温热论》《温病条辨》部分内容脱离了六经理论,卫气营血仅是叶天士对温热病误治的几种变证坏证的归纳,温病学派不应脱离伤寒而自立门户。经典伤寒派注重实效,倡用经方,反对轻灵之法,不似通俗伤寒派对温热学派的成就能兼收并蓄。对经典伤寒派,不可简单以顽固守旧派视之,其理论方法亦值得深入研究,如陆九芝提出阳明为成温之薮,治疗重视苦寒泄热,有临床指导价值。其代表人物有陆九芝、恽铁樵、章巨膺,这三人均为清末民初的中医教育家,为中医事业的发展做出了贡献。

2. 外感热病学术流派评议

温病学术流派之存在,乃不争之事实。不同的流派虽多争论,但流派之间亦可见相互渗透。一些医家虽属某一流派,然亦多师法其他流派医家之经验,如吴坤安评价三家治疫之不同，融治寒温，邵步青对吴又可攻下法的批判性继承等。从温病学术流派而论，温热学派及温疫学派可以看作研究外感热病的主要学派，但通俗伤寒派亦从不同角度丰富和发展了温病学理论。只有全面地对这些学术流派的理论和经验进行发掘和整理，才能比较全面地反映温病学全貌。现行教材侧重反映叶天士、薛生白、吴鞠通、王孟英有关卫气营血和三焦辨证的理论和经验，对其他学派中的精华反映不够，显然是不够全面的。

温热学派的学术思想作为辨治温病的纲领，由叶天士提出卫气营血辨证，但较完整的三焦辨治体系是吴鞠通完成的。吴鞠通借鉴《伤寒论》写作体例，以三焦为纲，卫气营血为纬，以九类病名为目，将治疗温病的方药融会贯通，构建了与伤寒六经辨证相比翼的温病辨证体系。但温热学派之辨治体系亦存在一些薄弱环节，如叶天士、吴鞠通之方甘寒顾护有余、清火解毒不足，对温疫学说的忽略等。温疫学派与温热学派相区别的重要标志是"戾气观"，病位有"膜原""中道"之别，基于对病因、病位的认识，温疫学派在治疗上强调针对性措施，如未病先防、以物制气等，这与温热学派的用药形成鲜明的对照。

近年来，有学者对外感热病学术流派进行了归类，对温疫学派的观点尤为推崇；亦有提出应重视伏气学说者。但总体意见是应当重视对各流派的研究，有助于拓宽视野，兼收并蓄，取长补短，更好地指导临床实践。研究者探讨了吴鞠通、吴坤安、叶天士三位医家在学术渊源上的关系，认为吴鞠通的《温病条辨》与吴坤安的《伤寒指掌》虽学术风格各异，然两者有关温病的内容，均系以叶天士《临证指南医案》为蓝本，进行整理、阐释、发挥而成的，两书的成书年代仅两年之隔。因此，若将《临证指南医案》《温病条辨》《伤寒指掌》三者结合起来进行系统研究，则能更深刻地领悟叶天士温病论治的理论与经验，也可从中体会和发现吴鞠通、吴坤安两人独具匠心的继承和发展。

各学术流派治疗外感热病的理论与经验，互为借鉴，不断发展，有力地促进了临床疗效的提高。例如就通络法的应用而言，一般认为系叶天士所创，但实际上多位医家在此方面做出了贡献。对温病久而不愈，余邪深入厥阴，络脉凝瘀，机窍不灵之证，吴又可创三甲散，以土鳖虫、蝉蜕、僵蚕等异类灵动之品通络。叶天士治久病入络之证,不仅擅用虫类搜剔,且更增辛润通络一法,药如薤白、当归、桃仁、丹参之类。薛生白取吴又可、叶天士两家之长,仿三甲散,既用虫类破瘀搜剔之品,又增桃仁泥,兼以辛润通络。薛生白之加减三甲散在疗效上得以提高,故后世也广泛用于湿温、暑温后期,余邪固结,瘀滞脉络而出现的神呆、瘫痪等。

又如关于苦寒药的运用,各学术流派亦有不同见解。李东垣的普济消毒饮为治疗大头瘟的主方,对该方中黄芩、黄连等苦寒药物,吴鞠通强调其运用的时机与分寸,其所著《温病条辨·上焦篇》谓:"大头瘟……去黄芩、黄连者,芩连里药也,病初起未至中焦,不得先用里药,故犯中焦也。"这一见解的产生,与吴鞠通所属温热学派的学术主张及用药风格一脉相承。再分析杨栗山《伤寒瘟疫条辨》中增损普济消毒饮,重用黄芩、黄连等苦寒清热泻火之品,将其视为君药,且加酒制大黄而不拘结粪,这也体现了杨栗山作为温疫学派的代表医家,力主攻击性祛邪疗法的基本观点,强调苦寒药的运用,也展示了杨栗山温病证治中重视清、透、通、利并举的学术思想。可见,从各学术流派的角度去体味诸家之不同观点,有助于知其然并知其所以然,也有助于开阔眼界,丰富临床治法。

（根据载于《湖北中医学院学报》,2004,6(2):26-27 的原文整理）

（六）浅谈庞安时在温病学上的成就

庞安时(约 1042—1099 年),字安常,北宋蕲水(今湖北浠水县)人,幼承父业,精研《黄帝内经太素》《针灸甲乙经》诸籍,通晓各科,尤善伤寒。其所著《伤寒总病论》一书,重在阐发伤寒,多有发挥,尤其强调外感热病要区分温病与伤寒,对后世温病学的发展功不可没。试述庞安时温病学成就于下。

1. 阐发天行温病,明辨温病伤寒

《难经》云"伤寒有五,有中风,有伤寒,有湿温,有热病,有温病",可见温病属于广义伤寒范畴。有鉴于仲景详于伤寒而略于温病,庞安时着意阐述温病,以补《伤寒论》之未备。他指出,伤寒和温病"死生不同,形状各异,治别有法"

（《伤寒总病论·卷一·叙论》）。他认为温病在治疗方法上与伤寒迥异，不可妄行汗下，若"一例作伤寒行汗下……天下枉死者过半"（《伤寒总病论·卷六·上苏子瞻端明辨伤寒论书》），故伤寒与温病不可不辨。

从病因上，庞安时将温病分为两类。一类是伏气温病，即冬时感受寒毒之气，伏藏人体脏腑间，至春夏阳气发生而引发。他根据《黄帝内经》"冬伤于寒，春必温病"的理论，创造性地指出"春夏多温热者，皆由冬时触冒寒毒所致，自春及夏至前发为温病者"。另一类是感受四时乖戾之气而发，具有流行性、传染性的天行之病，即后世所谓"杂气""戾气"所发之"温疫"。如《伤寒总病论·卷五·天行温病论》中说："即时发病温者，乃天行之病耳。"

在辨证上，庞安时开创五行与六经、脏腑与经络相结合的方法，将天行温病分为青筋牵、赤脉拂、白气狸、黑骨温、黄肉随五种，并详细描述各证的发病季节、临床表现、病位及治疗方药等，实开温病辨证施治之先河。此外，庞安时还论述了天行温病转为败坏症的治疗及预后，指出天行温病瘥后禁忌，如禁酒、羊肉、肠、血、生果油肥之类。

2. 治疗独辟蹊径，用药偏重寒凉

庞安时治疗温病，遣方用药多有独到之处。他认为，治疗温病必须重用寒，提倡清热解毒之法。据统计，庞安时治疗温病方，用石膏者多达 31 首，用量大到四两，或配以黄芩、黄连以增其功，或佐桂枝、生姜以制其性。其他清热解毒药如黄芩、黄连、大青叶、苦参等均为庞安时所常用。其著名的方子有柴胡地黄汤、苦参石膏汤、知母解肌汤、石膏竹叶汤、玄参寒水石汤、石膏杏仁汤、石膏葱白汤等，启发了后世医家运用寒凉的思路。

温为阳邪，最易伤人阴气。因此，庞安时认为温病尤当注意顾护阴液，绝不能像治伤寒那样恣意汗下，应以"复阴气"为要。其所谓复阴气者，一方面是通过"清热"来实现的。他说："酸苦涌泄为阴，谓苦参、大青、葶苈、苦酒、艾之类，能复阴气也。"此即仲景所谓泄热存阴及急下存阴。另一方面是通过滋阴药来养阴，常用生地黄、麦冬、知母等。

3. 开创防疫之径，重视未病先防

庞安时发现"天行之病，大则流毒天下，次则一方，次则一乡，次则偏着一家"，故他特别重视对天行温病的预防。他认为温病是可以预防的，"天地有斯害气，还以天地所生之物，以防备之，命曰贤人知方矣"（《伤寒总病论·卷五·天行温病论》），故特撰《辟温疫论》一章以专论之。其法多种，有酒剂，如屠苏酒，以"疗疫气，令人不相染"；有粉剂，如用辟温粉扑身，或研雄黄并嚏法，以"入温家，令不相染"；还有口服用的千敷散等，指出"次第服预防之药，则毒气内消，不复作矣"。其未病先防思想可见一斑。

（根据载于《浙江中医杂志》，1987（6）：27 的原文整理）

（七）从温疫学说角度浅析"非典"

中华民族几千年的文明历史，也是中华民族与疾病抗争的历史，中医药在历史中屡建奇功。因此，此次"非典"流行，人们再次将目光投向中医药。以下正是通过重温温疫学说的相关论述，就"非典"的病名、防治等阐述己见，以就正于同道。

1. 病名

"非典"是由冠状病毒的变种所引起的呼吸系统传染病。因疾病刚出现时病因不明、传染性强，与细菌引起的所谓"典型肺炎"不同，故称"传染性非典型肺炎"，简称"非典"。病程中呼吸系统症状最为突出，故世界卫生组织称其为严重急性呼吸综合征（severe acute respiratory syndrome，SARS）。

关于该病的命名，大多数中医人士赞成将其归为温疫。根据其发病以冬春季风热邪盛之时为主，症状以呼吸系统症状为重，病程中热毒表现突出，可将"非典"定义为由"风热疫毒"引起，以肺为病变中心，以发热、咳喘甚则呼吸困难为主症的温疫——"肺毒疫"。

中医典籍中尚未发现完全相同的、系统完整的此类疾病资料记载，但有一些类似症状的描述。如吴鞠通在《温病条辨》中所指出的"肺之化源绝者死"，究

竟何为"肺之化源绝"？书中写道："若吐粉红血水者,死不治……至粉红水非血非液,实血与液交迫而出,有燎原之势,化源速绝""汗涌,鼻扇,脉散,皆化源欲绝之征兆也。"可见其病机为热毒内闭,肺气壅塞,具体症状可见发热、咳喘、鼻翼扇动、汗泄、脉散大而芤,或伴咳吐粉红色血水,均与"非典"的临床表现十分相近。

2. 治疗

"非典"既已归属于温疫,则可以温疫学说指导治疗。

具体言之,温疫可据其性质分为两类:湿热疫、暑燥疫。

所论主要为湿热疫者,以温疫学说"创始人"吴又可为代表。湿热疫多初起憎寒壮热,继则但热不寒,苔白厚腻如积粉,舌质红绛,发病不拘年份、季节、地域,以东南沿海和岭南一带气候湿热之地多见。吴又可认为该病由湿热秽浊之气客于膜原所致,主张治以疏利透达募原之法,创专方达原饮,以厚朴、槟榔、草果三药直达膜原,使邪气溃散,表里相通,汗出而解。但若见"舌心黄、腹痞满",说明疫邪欲出或已出膜原,则强调清下祛邪。同时,吴又可还提出后期当注意养阴生津。

所论主要为暑燥疫者,以余师愚为首。暑燥疫起病即是热毒充斥表里上下之证,症见高热头痛、骨节烦痛、斑疹出血,甚则狂躁谵语等。余师愚认为其病机以火毒为本,病位以胃为中心,分传十二经,故重用石膏,自制大清胃热、凉血解毒之清瘟败毒饮。

再看此次"非典"重灾区的情况:在我国的习惯性冬季(12月至次年2月),高风险疫情区基本位于广东附近,岭南气候向来温热潮湿,故此处流行的"非典"多由风热疫毒挟湿邪引起,属湿热疫之范畴,可以湿热疫论治。春季(3—5月)开始,高风险疫情区逐步北上,以北京为首的华北地区进入风险期,而津京之处本来寒冷干燥,但因入春以后,气温连续大幅度增高,月平均气温由2月的6 ℃升至3月的10.8 ℃、4月的15.1 ℃、5月的26.2 ℃,6月起气温增幅才开始减小(北京气象局统计资料),可将此地区病例按暑燥疫辨证。当然,具体治法视患者具体症状而定。火毒较重者,易见高热、大渴、烦躁、咽痛、口苦、舌质红、生疮;湿浊较重者,容易胸闷、恶心、舌苔厚腻、四肢酸楚。我们认为,"非典"之治则当以清热解毒为主,再根据病证性质、病程阶段、患者体质的不同特点加减。

3. 预防

《素问·刺法论》云:"黄帝曰:余闻五疫之至,皆相染易……如何可得不相移易者?岐伯曰:不相染者,正气存内,邪不可干,避其毒气……即不邪干。"可见,要使"邪不可干"必须满足两个条件:"正气存内"和"避其毒气"。

我国古代医书中还记载了许多行之有效的预防方法,如《增订叶评伤暑全书》中所言:"一逢疫疬之时,用贯众一、二枚,旁浸日用水缸中,烹茶煮饭,一切俱用此水……凡遇天行时气,恐其相染,须迟出早入,房中常烧苍术,以其避瘟驱邪。"我们可依照古人的经验,结合本次"非典"的特点,配制清热解毒、辟秽化湿、益气生津的预防方剂,如我们自制的防疫合剂,也可在房中燃苍术、艾条等,起到一定的固护正气、避其毒气的作用。以上仅为一家之言,供同行参考指正。

（根据载于《中华医学荟萃杂志》,2004,4(4):61-62 的原文整理）

（八）关于温病方证理论的体系

温病学说是中医临床经典的重要组成部分。明清时期诸多传染病、流行病的发生,促生了外感病学术创新,提升了中医防治外感病的诊治水平。温病学说作为中医外感热病急诊理论发展的典范,其形成和发展的规律值得我们归纳和思考。

温病经典理论的生命力在于经典中蕴涵的方证理论与辨证、用方的方法(医道、医理、变化)。真正掌握经典著作中方与证的对应规律及方证理论的精髓,努力研究现代疾病,包括疾病的中医学临床规律,创建自身的中医临证体系,才能在诊治患者时处变不惊。

1. 什么是温病方证理论体系?

温病方证理论体系与温病辨证体系有很大的不同,具体而言,有以下两点:

①每证必有与之紧密关联的症状或症状群；②每证必有其内在的病机及具体的解决方法。《温病条辨》中常以外在症状引出相应的病机描述，如：上焦篇第56条"燥伤肺胃阴分，或热或咳者，沙参麦冬汤主之"；上焦篇第57条"燥气化火，清窍不利者，翘荷汤主之"；下焦篇第12条"夜热早凉，热退无汗，热自阴来者，青蒿鳖甲汤主之"等。

2. 基于温病方证理论的思维逻辑

（1）六经、卫气营血、三焦辨证是基本的辨证方法，它能确定外感病表里层次、病机阶段或脏腑部位。但落实到温病治法的运用，则须以大量温病方为基础，如在卫汗之可也，须银翘散、桑菊饮、桑杏汤等。到气分可清气，则有白虎汤、黄连解毒汤等。

（2）方证是疾病在各阶段的较具体的病变形式的归纳，基于方证理论的辨证方法能使辨证进入比较深的层次，能开拓温病方治疗外感病及杂病的思维，使之深入方证与药证的层次。

（3）方证论治强调以经典著作的原始方证为依据，要求医者必须熟谙《温病条辨》等经典著作，掌握其中方与证相关的规律、方证效应的规律以及辨识方证的思路。因此，辨方证要以深厚的理论为依托，遵循前人已经建立的规范，也就是经方所具有的科学性、规范性、安全性、有效性。

温病方证理论的运用重点在辨方证，即温病方剂的适应证，从而迅速定出有效方剂。这个辨方证的过程，同时也是辨认患病机体疾病演变的过程，也有识别病机的过程。

3. 辨方证的常用方法

（1）先辨卫气营血、三焦病位，再辨方证。此方法在外感病中常用。经典著作中所论每证必有与之紧密关联的症状或症状群。叶天士、吴鞠通所构建的温病方证多是言证而出方，后世研究多以方测证，或归纳病证，但立足到证-方的关系，方证相关是其重要内容，是温病方使用的基础。

（2）辨特征症或主症后用方，突出辨证重点。"症-证-机"诊疗模式为抓主症,辨方证,审病机是其基本诊疗思路。

（3）辨病机用方,可扩大用方范围。因经典著作的原始方证多言简意赅,如《温病条辨·上焦篇》第56条"燥伤肺胃阴分,或热或咳者,沙参麦冬汤主之"等,所以必须紧扣病机。依照每证必有其内在的病机及具体的解决方法,扩展原始方证的应用范围。

（4）复合方证用合方。此为温病方扩展到杂病治疗常用的方法。病证结合模式下对方证相应的理解,包括方剂适应证辨证的方证对应,以及类证——方证相应的重要部分。"方证相应"在传统意义上即方剂适应证辨证,即张仲景《伤寒论杂病》所谓有是证,用是方,方药与病证紧密相关。此与常规理法辨证不同。关于类证,朱肱的《类证活人书》曰:"仲景伤寒方一百十三道,病与方相应,乃用正方,稍有差别,即随证加减。"即证多微变,方多微调,以确保疗效。

方证对应可以克服临床常规辨证常出现的一证多义、一证多方、一证多病问题。如冠心病肾阳虚证和慢性肾炎肾阳虚证,同属肾阳虚证,但用药有很大差别。慢性胃炎脾胃湿热证与溃疡性结肠炎脾胃湿热证亦有用药区别,所谓"证同治异"。但病证结合模式下慢性胃炎脾胃湿热证与肝胃郁热证、脾胃虚弱证的用药则有较大的共性成分,即同一疾病不同证型的共性病机、基本病机,审机论治,则用药有其共同点。

4. 病证结合模式下对主证、类证的理解

主证是概括了具有相同的功能、形态、代谢的一组人群的共性。因年龄、环境、个人体质及并发症的不同,即使患有同一疾病,临床表现也有所不同,相当于"方证"的类证。所以这里也使用类证理论。方证相应和类证证治是中医辨证论治的原则性与灵活性相结合的体现。

5. 病证结合模式下对方证相应的理解

方证相应理论应包括同病类证概念,能发扬中医辨证与辨病相结合的治疗优势。例如我们在幽门螺杆菌相关性胃炎脾胃湿热证的治疗中,确认胃脘痞满、便溏、苔腻为主证（症）,对应以王氏连朴饮加味方;其间患者兼有脾虚、气滞、血瘀等类证（症），则佐以方药加减，这是病证结合模式下对方证相应的理解。

吕文亮教授认为应重视发掘支撑温病辨证体系的方证理论体系，即以温病方为纲领，以温病学家的论述，即原治症（证）为依据，采取分析对比、综合归纳的方法，发掘温病学家"随证用方"的规律，揭示运用温病方的临床指征，推进温病方证理论对中医治疗外感病、在中医临床各科中的广泛指导作用，扩大温病治则方药的应用领域，为中医临床原创思维提供新的源泉。

（九）浅析温病方证理论的临床应用

1. 温病方证理论体系扩展应用的意义

叶天士是经方的实践家，《温病条辨》经方源于叶天士的经验而根基于《伤寒杂病论》，与伤寒方具有相同的属性，具有"经典方"的特征。

《伤寒杂病论》经方能够治疗杂病，以《温病条辨》为代表的温病方也必然能够治疗杂病。前人论伤寒方治杂病，以及广泛运用伤寒方的实践已经为我们树立了榜样。

将温病方扩展于杂病的应用关键在于打破温病方对应治疗温病这一惯性思维，只要突破了这一惯性思维的束缚，就能进入"同方异治"的广阔领域。

2. 温病方能治疗杂病的理由

温病方以方证的形式存在，虽然时代变迁，疾病有异，但外感病基本的病理反应如发热、口渴、头痛、舌质红、苔黄或厚腻等症状是不变的，因此，方证的存在不随疾病种类或时间、空间的变化而变化，吴鞠通所在时代有翘荷汤证，今天或将来的临床上仍然会有翘荷汤证。温病中会出现翘荷汤证，杂病中也会出现翘荷汤证。这是由外感病与杂病的复杂关系决定的：临床事实表明外感病与杂病很难截然分开，外感病可以转变为杂病，杂病过程中可以复感外邪，许多杂病早期多以外感病的形式出现，部分疾病究竟是外感病还是杂病难以断然区分。

吴鞠通深刻认识到外感病与杂病的复杂关系。因此，温病方本来就既能治外感病,又能治杂病,具有双向作用。现今临床常见疾病更加复杂,许多疾病如免疫性疾病就难以截然分清是外感病还是杂病,温病方在此类疾病的治疗中具有特殊的意义。

如今临床上出现了越来越多的内生火热病、内生湿热病,内生火热、湿热郁伏于体内,可以外发于卫表,蕴郁于气分,可以深入营分,郁结血分,可以损津伤阴,耗气伤阳,可以影响三焦脏腑气血阴阳的变化,具有与外感温病类同或相同的病机。辨治这类疾病最直接的方法就是用温病的理法,卫气营血理论、三焦理论,特别是温病方证理论能够很好地揭示这类疾病的病机,温病方是治疗这类疾病的有效方剂。

慢性非传染性疾病如干燥综合征、系统性红斑狼疮、结节性红斑等的病变过程多有内生火热或内生湿热的病机,用温病方治疗这些杂病具有很好的疗效。

3. 温病方治疗杂病研究的重要意义

(1)开拓杂病临床辨治的思路。

倡导温病方治疗杂病的研究,能够拓展内、外、妇、儿等学科临床用方的思路。如《温病条辨》中的清宫汤,主治"神昏谵语",此方以其清心凉营开窍的作用,可以治疗癫痫、精神分裂症、强迫症、抑郁症等神经或精神性疾病,从而为内科学辨治这类疾病开拓了新的思路。

(2)利于将温病的研究引向深入。

目前临床上已经很少见到东汉末期、明清时期出现的典型温病,因此,注重温病方治疗杂病的研究,不仅具有广阔的前景,而且可为中医的现代化研究提供新的思路。如《温病条辨》安宫牛黄丸的开发研究,基于此研制出新的制剂清开灵。

(3)继承老中医经验的需要。

经验丰富、疗效显著的大师级中医多是熟练掌握方证理论与辨方证方法的临床家,分析他们的临床思路,可以看出其基本的方法有三步:①把握清楚某一有效方的适应证特别是特征性表现；②将某方与其适应证紧密连接在一起形成一个个独立的"方证"，如银翘散方证、翘荷汤方证；③临床上不管是什么病，不管患者的表现多么复杂，只要能发现某一方证的特征性表现，就能紧紧抓住这一特征性表现，确定为某"方证"，径投该方予以治疗。

（十）运用温病方证对应原则治疗脾胃病的思路

方证论治强调以经典著作的原始方证为依据，要求医者必须熟谙《伤寒论》《温病条辨》等经典著作的原文，掌握其中方与证相关的规律、方证效应的规律以及辨识方证的思路。因此，辨方证要有深厚的理论为依托，遵循前人已经建立的规范。温病方证理论的运用重点在辨方证，即温病方的适应证，从而迅速定出有效方剂。这个辨方证的过程，同时也是辨认患病机体疾病演变的过程。常用方法有以下几种：一是先辨卫气营血、三焦病位，再辨方证；简便而准确地运用温病方，此方法在外感病中常用。二是辨特征症后用方，突出辨证重点。三是辨病机用方，可扩大用方范围。四是复合方证用合方，此为温病方扩展到杂病如脾胃病治疗常用的方法。

1. 先辨三焦病位，再辨方证治疗脾胃病

脾胃同居中焦，以膜相连，两者构成表里配合关系。脾胃同为气血生化之源，乃后天之本，为人身之重要脏腑。脾与胃的关系，体现为水谷纳运、气机升降相因、阴阳燥湿相济三个方面。脾胃湿热证的形成，与人体体质有密切的关系。《湿热病篇》中指出："太阴内伤，湿饮停聚，客邪再至，内外相引，故病湿热。"

脾胃湿热理论的发展在明清时期达到高峰。由于温病学派的兴起，湿热理论在以往的基础上，完善了病因、发病、病机和辨治、方药等各种内容，例如薛生白的《湿热病篇》，因此温病学派对于湿热病的认识是非常全面的。故对于脾胃湿热证的患者，从三焦辨证的角度出发，运用温病方来治疗比较合适。

实例：余某，男，26岁，2010年2月27日来诊。腹胀、饮食欠佳数年。患者

诉数年来食欲不佳,体重下降,晨起口干、口苦,进食后腹胀,伴嗳气、反酸,时有胸骨后疼痛及灼烧感,小便色黄,大便调。既往(2008年)胃镜检查示慢性胃炎,病史2年。舌质嫩红、苔黄黏腻,脉滑。根据舌脉及症状辨证为湿热蕴阻中焦,脾胃升降失常。湿热中阻,气机不畅,浊气不得下降,故腹胀、嗳气、反酸;热盛伤津,津不上升而口干、口苦;湿热熏扰心胸则时有胸骨后疼痛及灼烧感;脾不健运,湿浊下注,故小便色黄;舌质嫩红、苔黄黏腻,脉滑,皆为湿热并重、蕴阻中焦脾胃之象。病机明确,用王氏连朴饮化裁。药用:川黄连10 g,厚朴10 g,白扁豆10 g,薏苡仁30 g,石菖蒲10 g,半夏10 g,香豉10 g,栀子10 g,蒲公英20 g,焦白术10 g,焦三仙各10 g,鸡内金10 g,乌贼骨20 g,瓦楞子20 g,三七粉10 g。7剂后,患者诸症好转,继续调理2个多月,后在2011年3月行胃镜检查未见异常,随访1年未复发。

王氏连朴饮,又名连朴饮,为清代著名医家王孟英所创,载于《随息居重订霍乱论》,将连朴饮方扩展为七味药,即黄连、厚朴、石菖蒲、半夏、香豉、栀子、芦根。原文中言:"诸郁之发,必从热化。土郁者,中焦湿盛,而升降之机乃窒。其发也,每因吸受暑秽,或饮食停滞,遂至清浊相干,乱成顷刻,而为上吐下泻……连朴饮祛暑秽而行食滞。"其为治疗湿热之邪逆乱中焦所致霍乱的主方,亦可用于湿温病而见身热心烦、胸闷呕恶、溲赤苔黄者。

对于王氏连朴饮方证,我们认为脾胃湿热证特征性临床主症为脘痞纳呆、腹胀便溏、口中黏腻、不思饮食、小便短赤;兼症包括发热、汗出不解、头痛、眠差、口干喜冷饮、饮水量少、喉中梗塞不适等。舌脉指征为舌质红绛或暗,舌体胖大、边有齿痕,苔腻,脉濡数或滑数。临床凡遇到此证患者多选用王氏连朴饮加减治疗,往往可以收到不错的验效。

在脾胃湿热证的用药方面,亦要重视药证,例如以乌贼骨、瓦楞子制酸止痛。对于慢性脾胃病,本着"久病多瘀"的原则,常在方中加用三七粉,嘱患者与药一起冲服,以活血化瘀,可以提高疗效。同时,由于"胃不和则卧不安",脾胃病患者往往兼有睡眠欠佳的症状,针对这类患者,茯苓用量大可有茯神宁心安眠之功效,如果患者舌苔白腻,可以将茯苓用量加至50 g化湿,同时有安神功效。

2. 辨特征症后用方，突出辨证重点

在方证对应的运用上，尤其重视把握特征性的症状。临床上无论什么病，无论患者的表现多么复杂，只要能发现某一方证的特征性表现，就能紧紧抓住这一特征性表现，确定为某"方证"，径投该方予以治疗。如临床上运用清暑益气汤，李东垣原治症为四肢困倦、精神短少、懒于动作、胸满气促、肢节沉痛，或气高而喘、身热而烦、心下膨痞、小便黄而少、大便溏而频，或痢出黄糜，或如泔色，或渴、不思饮食、自汗体重，或汗少。在以上诸多症状中，如见四肢困倦、胸满身重、便溏溲赤、口渴自汗，苔腻脉虚，即为清暑益气汤证的特征性表现，可用其加减治疗。辨治脾胃病的方证对应经验，列举如下：①沙参麦冬汤证的识证要点为咽干口渴，舌质红，少苔或无苔，脉细数；②三仁汤证的识证要点为体重肢倦脘痞，舌质暗红，舌苔白腻；③甘露消毒丹证的识证要点为身热困倦，脘闷腹胀，咽喉肿痛，舌质红，苔白厚或黄；④蒿芩清胆汤证的识证要点为寒热似疟，胸胁胀满，舌质红，舌苔黄腻；⑤温胆汤证的识证要点为呕恶、心烦、不眠、苔腻；⑥藿香正气散证的识证要点为恶寒发热，恶心呕吐或肠鸣泄泻，舌苔白腻；⑦补中益气汤证的识证要点为体倦肢软，少气懒言，舌淡脉虚；⑧参苓白术散证的识证要点为饮食不化，脘痞乏力，肠鸣泄泻，舌质淡，苔白腻，脉虚缓。

3. 复合方证用合方

柴胡温胆汤为小柴胡汤和温胆汤的合方，小柴胡汤来自《伤寒论》，温胆汤来源于宋代陈无择的《三因极一病证方论》。

柴胡温胆汤的组成为柴胡 10 g、黄芩 10 g、法半夏 10 g、陈皮 10 g、茯苓 30～50 g、竹茹 10 g、枳实 10 g。功能为清胆和胃，理气化痰。本方用于治疗胆胃不和，痰热扰动之虚烦不寐、胸满、口苦、惊悸或呕吐、呃逆及癫痫等病证。如从方证对应的角度分析，柴胡温胆汤方的临床辨证标准如下：①枢机不利，痰热上扰清窍所致的头痛、眩晕、耳鸣、耳聋，舌质红，苔薄白或白厚，脉弦、缓；②枢机不利，痰热上犯心窍出现的心神不安、少言寡语，或哭笑无常、言语错乱、记忆力下降、失眠、纳差，苔白厚腻，脉缓或滑；③枢机不利，湿热下注导致的经带异

常;④枢机不利,湿热阻滞胆腑所致的剑突下方疼痛或压痛,恶心厌油,舌质红,苔白厚或薄黄、黄厚;⑤枢机不利,痰热阻于胸膈出现的胸满胁痛、心烦胸闷,眠差,脉弦,心情紧张、忧虑,甚至恐惧等。

简言之,柴胡温胆汤方所主证候,无论其来路如何,其病机属湿(痰)热内阻,或影响胆胃,或上扰心窍、清阳,或使三焦不利。若见胃脘痞闷、胸满胁痛、口干、口苦,舌质红,苔白或黄厚,脉弦或滑者,均可用该方清热化痰、理气和中。

实例:周某,女,68 岁,2009 年 11 月 28 日因"进食后胃胀数年"就诊。患者诉数年来进食后不易消化,胃脘胀满,时有右胁疼痛,口中黏腻,口干喜冷饮,偶有头昏,睡眠欠佳,舌质红绛、苔白黏,脉滑。血压 110/70 mmHg。B 超检查提示肝肋下 1.2 cm,右肾小囊肿。证属痰热蕴结胸脘、上扰清阳,方用柴胡温胆汤加减:柴胡 10 g、法半夏 10 g、陈皮 10 g、黄连 10 g、瓜蒌 10 g、藿香 10 g、佩兰 10 g、夏枯草 10 g、郁金 10 g、川芎 10 g、紫苏梗 10 g、茯苓 50 g,7 剂后胃脘胀满好转,仍有口干,小便黄,舌质红、苔白,守原方加淡竹叶 15 g、滑石 10 g,7 剂之后诸症好转,守原方改用丸剂继续服用 1 个月告愈。

《临证指南医案》中云:"脾宜升则健,胃宜降则和。"故在治疗脾胃病时,常根据患者的具体病情酌加党参、茯苓、白术之类的补气升清药,或佐柴胡、郁金、香附之类的调肝升清药,并配伍半夏、枳实、沉香、紫苏子等和胃降逆之品,如此升降相因,可提高临床疗效。

4. 小结

所谓方证,是中医用方的指征和证据,也称为方剂主治。方指方剂、复方;证指证候。方证对应指一方与一证相对应、一方与一证相适应的状态。用方证对应的方法对患者病情进行辨证,即有是证、用是方。要运用好温病方证对应原则,首先是理解经典温病方证理论,例如方证对应原则中的方证相应、汤证相应。其次是把握四结合:辨病与辨证相结合,辨舌(脉)与辨因相结合,通治方与专治方相结合,方证对应与辨证论治相结合。这样才有可能在此基础上有所心悟,寻找方与证的对应点以及方与证的契合点,明确对证的作用方式及病证的内在联系，是提高中医临床疗效的关键。

（根据 2012 年 7 月 18 日文稿整理）

（十一）温病方证举例之一：辛凉法——桑杏汤

桑杏汤出自《温病条辨·上焦篇》第 54 条。

组成：桑叶一钱，杏仁一钱半，沙参二钱，象贝母一钱，香豉一钱，栀皮一钱，梨皮一钱。水二杯，煮取一杯，顿服之，重者再作服。吴鞠通称此方为"辛凉法"。其原文谓："秋感燥气，右脉数大，伤手太阴气分者，桑杏汤主之。"

桑杏汤方证是吴鞠通根据叶天士《临证指南医案》燥门某案整理而成，叶案如下：某，脉右数大，议清气分中燥热。桑叶、杏仁、大沙参、象贝母、香豉、黑栀皮。本案处方由栀子豉汤加味而成，从所加桑叶、杏仁、沙参、象贝母四药分析，其证除"脉右数大"外，当有肺燥咳嗽、发热等。吴鞠通根据此案，在叶天士处方中加入梨皮，制定出桑杏汤方。

桑杏汤在《温病条辨》中原治证为秋感燥气，右脉数大，咳嗽。从方的组成分析，本方证应从三个方面把握：一是栀子豉汤证，如心烦急躁，或胃中嘈杂不舒等；二是桑叶、杏仁、象贝母、沙参所主的肺燥失宣证，如咳嗽、少痰、咽干等；三是沙参、梨皮对应的燥伤津液证，如口舌干燥、鼻咽燥热、舌质红、苔薄而干等。

辨方证要点：发于秋令温燥气候，咳嗽，干咳无痰或少痰而黏，舌质红少苔，口干咽燥，或心烦急躁。本方可用于杂病内伤燥热在肺，或郁火灼膈犯肺所致的心烦、干咳等。

应用举例：现代临床中，本方广泛用于急性发热性疾病的初起时段，如普通感冒、流感、急性扁桃体炎、肺炎等，辨属桑杏汤证者。

（十二）温病方证举例之二：辛凉甘润治燥法——清燥救肺汤

清燥救肺汤实受缪希雍所订清金保肺汤之启发，出自喻昌《医门法律·伤燥门》之秋燥门方。

组成:桑叶,石膏,甘草,人参,胡麻仁(炒研),阿胶,麦冬,杏仁,枇杷叶。痰多加贝母、瓜蒌;痰黏加生地黄。

《温病条辨》录喻昌清燥救肺汤方证及按语,将方中枇杷叶量改为六分,麦冬量改为二钱。以此方为"辛凉甘润法",治燥气伤肺证。

辨方证要点:舌质干红、少苔,口舌干燥,肺胃气逆而咳、喘、哕、呕者。

组方分析:桑叶、枇杷叶、杏仁对应肺气不宣证,如咳嗽、喘;麦冬、阿胶、胡麻仁对应肺胃阴津损伤证,如干咳、咯血、咳嗽少痰、皮肤干燥等;石膏对应肺经燥热证,如口干、烦热、出汗等;人参、甘草对应胃气不足证,如少气、乏力、食少等;桑叶、枇杷叶、杏仁配石膏,再配麦冬、阿胶清降肺气,清宣肺热,滋阴润燥,对应肺胃燥热证,如呕吐、咳喘、痿证、皮肤干燥等。

应用举例:临床常用于外感燥热咳嗽、喘,例如肺炎等。临床报道将清燥救肺汤扩展运用验案的有支气管哮喘、放射性肺炎、喉痛、失声、结节性胸膜炎、支气管扩张咯血、老年性皮肤瘙痒症、日光病等。

(十三)温病方证举例之三:清营透热转气法——清营汤

清营汤出自《温病条辨·上焦篇》第30条。

组成:犀角(今用石膏、栀子、牡丹皮代替),生地黄,玄参,竹叶心,麦冬,丹参,黄连,金银花,连翘。

吴鞠通称此方为"咸寒苦甘法"。其原文谓:"脉虚,夜寐不安,烦渴舌赤,时有谵语,目常开不闭,或喜闭不开,暑入手厥阴也。手厥阴暑温,清营汤主之;舌白滑者,不可与也。"

吴鞠通原治证:寸脉大,舌绛而干,法当渴,今反不渴;脉虚,夜寐不安,烦渴舌赤,时有谵语,目常开不闭,或喜闭不开;身热,卒然痉厥。吴鞠通在《温病条辨》中创立的清营汤是根据叶天士《临证指南医案》卷五暑门程案"暑久入营,夜寐不安,不饥微痞,阴虚体质,议理心营,鲜生地、玄参、川连、银花、连翘、丹参"的论述,并结合《温热论》"入营犹可透热转气,如犀角、玄参、羚羊角等物"的有关营分证治疗药物加减而成。

加减清热地黄汤（原犀角地黄汤）证，如舌绛、出血、斑疹等。

金银花、连翘、黄连、淡竹叶对应的心包热证与热毒证，如心神烦躁、神志异常，尿赤，燥热，疔疮疖疡等。

增液汤证，如舌质干绛、大便燥结等。

方中注意配伍丹参：丹参引诸药入心，营气通于心；丹参性凉，有清热凉血之功；其活血散瘀，可治斑疹。本方宗"热淫于内，治以咸寒，佐以甘苦"之旨，用清营解毒与透热养阴之品配伍组方。

本方治外感病针对热入营分证，而杂病如火热深入营血，暗耗营阴，扰心闭窍、动风而见有清营汤证者，也可用本方治疗。临床上多种疑难杂病、久治不愈的疾病，只要见舌绛，多可从营分郁热考虑，以清营汤加减。该法为癫痫、高血压眩晕、痉厥的辨治提供了思路。传统观念认为清营汤为营分证所设，近年来，对该方的研究颇多新见，有人认为，该方中金银花、连翘、淡竹叶为清气药，应为气营两清方，用于营前证（或称营分先兆证），这一看法有别于金银花、连翘、淡竹叶仅为"透营转气"而设的传统认识，符合临床实际，是清营汤研究成果之一。随着实验研究的深入，营分证血热血瘀的病理被进一步揭示，清营汤的作用机制被阐释为"清营养阴化瘀"，以使方证相符。

辨方证要点：舌质干绛、神烦少寐、斑疹隐隐，脉数。

应用举例：临床上常用于流行性乙型脑炎、流行性脑脊髓膜炎、败血症，其他热性病具有清营汤证者；杂病中以清营汤法治烧伤、消渴、痹证、中风、痉厥、心烦失眠诸证。

（十四）温病方证举例之四：甘寒滋阴生津法——沙参麦冬汤

沙参麦冬汤出自《温病条辨·上焦篇》第 56 条。叶天士《临证指南医案》中变通张仲景麦冬汤，以沙参易人参，以生白扁豆代替半夏、粳米、大枣，加玉竹、天花粉，组成了甘寒益胃生津的代表方，用于治疗温病肺胃阴伤证。沙参麦冬汤之立法配伍，系化裁于桑杏汤与麦冬汤。

组成：沙参、麦冬、玉竹、生甘草、桑叶、生白扁豆、天花粉。吴鞠通称此方为

"甘寒法"。其原条文谓:"燥伤肺胃阴分,或热或咳者,沙参麦冬汤主之。"

《温病条辨》中原治证:燥伤肺胃阴分,或热或咳。叶案主治证:胃痛、呃逆、食欲减退、咽喉痒痛、孔窍干燥。本方是清养肺胃之化裁方,原为秋燥损伤肺胃阴液而设,现广泛应用于温病乃至杂病肺胃阴伤的病证。以临床实际考察,本方证关键是舌诊,舌质红少苔或无苔是其特征性表现。

辨方证要点:舌质红少苔或无苔,咳嗽,或咽干口渴,脉细数。

应用举例:临床上用于燥咳、慢性萎缩性胃炎、慢性咽炎、小儿咳喘、腰腿痛、肺癌、肺结核、银屑病、小儿口疮、糖尿病之肺病肾阴虚证者等;亦用于治疗干燥综合征、呃逆等。

(十五)温病方证举例之五:分消走泄法——温胆汤

温胆汤之名首载于北周姚僧垣《集验方》,后《外台秘要》收载,原载于孙思邈《备急千金要方》。吴谦将温胆汤证归纳为"口苦呕涎烦惊悸"七个字,推此为治"胆经郁热"之首方。《医宗金鉴》温胆汤集注:命名温者,乃恢复"少阳温和之气""治热呕吐苦,虚烦,惊悸不眠,痰气上逆。"叶天士《临证指南医案》中用温胆汤治疗温病与杂病,为该方的变通应用提供了宝贵经验。《温热论》将温胆汤作为"走泄"湿热法的代表方。

组成:半夏、竹茹、枳实、陈皮、生姜、甘草。

原文谓:"治大病后,虚烦不得眠,此胆寒故也,宜服此方。"宋代陈无择《三因极一病证方论》以《备急千金要方》中方药加茯苓、大枣,名温胆汤,故亦有谓此为该方组方立法之源,现今临床上通用的即为此方。

临床上温胆汤证主要有两个方面:湿热稽留三焦少阳的表现,如舌苔厚腻、胸脘痞闷、恶心、不思食、口苦、口中黏腻等;胆胃失和、痰湿内扰而导致的病证,如呕吐、眩晕、失眠、惊悸、烦躁、精神及神志异常等。

辨方证要点:呕恶、心烦、不眠、惊悸,苔腻。

应用举例:杂病中如躁狂、头痛、眩晕、精神异常、神经官能症、急慢性胃炎、妊娠呕吐、梅尼埃病,可据证施方。另如肝胆气逆犯胃所致的呕吐、胃痛等胆胃失调的病证,遵照叶天士"分消走泄"之法,可治疗杂病湿热证。加减应用:失眠者,加半夏、薏苡仁,或合用酸枣仁汤;呕吐者,加黄连,或合用左金丸;郁热吞酸者,加牡丹皮、栀子、郁金。该方应用极广,临床各科均有以此方加减应用者。

(十六)温病方证举例之六:和解湿热法——蒿芩清胆汤

方证源流发展:蒿芩清胆汤是在《备急千金要方》温胆汤基础上加减而成的,出自俞根初《重订通俗伤寒论》。在俞根初之后,陆子贤在《六因条辨》中也用温胆汤加杏仁、通草、青蒿、黄芩治疗伏暑证。

组成:青蒿、淡竹茹、半夏、茯苓、黄芩、枳壳、陈皮、碧玉散。

俞根初原治证:"暑疟初起,寒轻热重,口渴引饮,心烦自汗,面垢齿燥,便闭溺热,或泻不爽,舌苔黄而燥涩,甚或深黄而腻,或起芒刺,或起裂纹。"何秀山总结本方证的特点是"此为和解胆经之良方也,凡胸痞作呕,寒热如疟者,投无不效"。

辨方证要点:寒热似疟,胸胁胀满,舌质红,舌苔黄腻。

应用举例:杂病湿热稽留少阳,出现类似小柴胡汤证,而舌苔滑腻、胸腔痞满者,可用本方治疗。临床上常用于治疗肠伤寒、急性胆囊炎、急性黄疸型肝炎、胆汁反流性胃炎、慢性胰腺炎、急性胃炎、盆腔炎、胆结石、慢性肾功能不全、盗汗、热淋等病证。

临床判断标准:寒热如疟,寒轻热重,口苦膈闷,吐酸苦水,或呕黄涎而黏,甚则干呕呃逆,胸胁胀痛,小便黄少,舌质红,苔白腻,间见杂色,脉数而右滑左弦。

(十七)温病方证举例之七:化痰祛瘀通络法——薛生白加减三甲散

薛生白加减三甲散出自薛生白《湿热病篇》第34条。

组成:土鳖虫、鳖甲、穿山甲、僵蚕、柴胡、桃仁。

薛生白将此方称为"仿吴又可三甲散"。薛生白以吴又可三甲散,去其中龟甲、当归、白芍、甘草、蝉蜕、牡蛎,加桃仁、柴胡而成。

三甲散出自吴又可《温疫论》下卷"主客交"条目下,方用鳖甲、龟甲、穿山甲、土鳖虫、牡蛎、僵蚕、白芍、当归、甘草、蝉蜕,主治客邪胶固于血脉所致肢体时痛、胸胁锥痛、脉数、身热不去、过期不愈等。

薛生白原治证:邪入厥阴,口不渴,声不出,与饮食也不却,默默不语,神志昏迷,进辛香凉泄、芳香逐秽俱不效。以临床实际考察,可用于脑病半身不遂、肢体强直,活动不灵,意识障碍;或风湿热阻痹经络关节,肢体强痛,属本方证者。

辨方证要点:肢体强硬疼痛,或者伴意识障碍,舌暗或有瘀点。暑湿深入厥阴,络脉凝瘀,气钝血瘀是本证病机的关键,而"破滞通瘀"是本方立法之要点。

应用举例:临床应用此方治疗脑炎后遗症、强直性脊柱炎、乙肝胁痛、中风后遗症、老年性痴呆、久痹疼痛及肿块硬痛者。

发挥:据其方义,拓展其用,不囿于一病一症。

（根据 2019 年 7 月武汉演讲 PPT 整理而成）

（十八）温病方证举例之八:清热化浊解毒法——甘露消毒丹

甘露消毒丹是温病临床中较为常见的方剂之一,主要用于湿热病邪所致的气分湿热蕴毒日久,若运用得当,疗效十分显著,近年来本方用于多种传染病及内科杂病治疗。

1. 方证源流发展

甘露消毒丹首见于《续名医类案》卷五"疫证篇",中有"雍正癸丑,疫气流行,托吴使者嘱叶天士制方救之"之句。近来出版的《中医历代名方集成》即注明本方源自《续名医类案》。后收于王孟英《温热经纬》,又名普济解毒丹,王孟英谓之为治疗湿温时疫邪在气分的主方。《温热经纬》曰:"……湿温疫疠之病,而为发热倦怠,胸闷腹胀,肢酸咽肿,斑疹身黄,颐肿口渴,溺赤便闭,吐泻疟痢,淋浊疮疡等证。"王孟英《随息居重订霍乱论》载甘露消毒丹,谓:"治暑湿霍乱,时感痧邪及触冒秽恶不正之气,身热倦怠,胀闷肢酸,颐肿咽疼,身黄口渴,疟痢淋浊,泄泻疮疡,水土不服诸病。"原方方剂出自王孟英《温热经纬》第 95 方,组成为飞滑石、茵陈、淡黄芩、石菖蒲、川贝母、木通、藿香、射干、连翘、薄荷、豆蔻。本方经王孟英推广以来,被后世广泛用于临床,至今已经成为治疗湿热病的经典方剂。

考《医效秘传》卷一载此方。因该书较《温热经纬》早 21 年,且明确提出此方"时人比之普济消毒饮",所以该方当出自《医效秘传》。

2. 甘露消毒丹的组成、配伍、方证特点及其临床应用

甘露消毒丹的组成:飞滑石十五两,淡黄芩十两,茵陈十一两,石菖蒲六两,川贝母、木通各五两,藿香、连翘、豆蔻、薄荷、射干各四两。上药生晒研末极细,再服三钱开水调下,或以神曲糊丸,如弹子大,开水化服亦可。现代用法:散剂,每服 6～9 g;汤剂,水煎服,每日 3 次。配伍原理:方中以黄芩、连翘、薄荷清热透邪;藿香、豆蔻、石菖蒲芳香化浊以畅中;茵陈、滑石、木通渗湿泄热以导下;射干、川贝母宣肺利气以开上,与黄芩、连翘相配,更有解毒利咽之功。本方配伍特点正是集清热利湿、芳香化浊、解毒利咽于一炉,分清畅化三焦气化之湿热邪毒。其功能为利湿化浊、清热解毒,以发热口渴、胸闷腹胀、咽喉肿痛、苔黄腻为辨证要点。后世医家对该方的论述颇多,无论是通过方论还是应用于临证,都显示出甘露消毒丹的应用价值颇大。

甘露消毒丹的制方特点有四:其一,化湿清热,而清热之力胜于化湿;其二,三焦分治,重在清化中、上焦湿热;其三,薄荷、连翘、射干、川贝母四药并用于化湿清热方中,尤能利咽解毒;其四,重用茵陈,是本方治疗湿热发黄的主药。

辨方证要点:舌质红,苔白厚或黄,口渴,尿赤,身热困倦,胸闷腹胀。

3. 应用举例

临床用于外感发热、小儿手足口病、肠伤寒、脑炎、胃炎、尿道炎、风湿热、肾盂肾炎、流感、鹅口疮、散发性脑炎等。该方可用于治疗难治性咽喉炎、湿热咳喘、黄疸、淋浊、疮疡、其他不明原因或长期发热,以及热重于湿的水土不服等

病证。

　　湿热是慢性支气管炎重要的病理因素,其形成因素有二,一为老年人脏腑功能衰退,脾气衰弱,易致水湿停聚,蕴而化热。二为饮食不节,过食肥甘厚味、生冷瓜果,酿生湿热。湿热郁于上焦,气机不利,肺失宣降,发为咳喘。慢性支气管炎急性发作期患者既有痰热在肺之象,又有湿浊化热蕴脾之候。这种肺脾同病的病理表现在临床上很常见,其证候特点为咳嗽痰多,咳则干哕或气粗喘促或痰鸣哮吼,或身热不扬,渴不多饮,胸痞食少,小便短黄,唇色红,舌苔白黄腻。临床上以舌苔作为辨证要点,治以清化湿热、肺脾同治的甘露消毒丹化裁。

(根据载于《中华医学荟萃杂志》,2004,4(5)的原文整理)

（十九）湿热性质疑难病治法述要

1. 湿热治肺,千古定论

　　湿热治肺出自清代医家石寿棠《医原》一书。关于湿热为病的治疗,石寿棠认为应以轻开肺气为主。肺主一身之气,气化则湿自化。湿多者宜用体轻而味辛淡之品治之,辛如杏仁、豆蔻、半夏、厚朴,淡如薏苡仁、通草、茯苓等。如对湿热神昏的治疗,他认为,有初起神烦而昏者,此湿热郁蒸过极,内蒙清窍,以前辛凉淡法,去豆蔻、厚朴,加细辛二三分,白芥子钱许,辛润行水开闭,合之芦根、滑石等,轻清甘淡,泄热导湿,蒙蔽即开。除石寿棠外,叶天士、吴鞠通亦十分重视从肺论治湿热,如徐灵胎称赞叶天士治暑湿"能用轻清凉润之品以和肺,是其所长"。湿热治肺具体治法有三:开肺达邪出表、宣肺化湿透邪、肃肺通调水道。周长虹等对古代医家使用开上宣肺治疗湿热的药物进行了统计,使用较多者为杏仁、藿香,其次为石菖蒲、桔梗、豆豉。他认为其着眼点有三:一是宣肺气,主一身气机运行,畅水上之源;二是开腠理,使邪从微汗出;三是芳化湿浊,开清窍之郁闭。

2. 两分湿热,湿去热孤

　　叶天士在《温热论》中,对湿与温合,有"渗湿于热下,不与热相搏,热必孤矣"之语,开湿热分治之先河。因湿热合邪,热舍湿中,故湿热病论治之精髓乃湿热分治,若用药得当,确能缩短病期。至于具体用药,自当根据湿热之偏重、部位之上下,以"开上""畅中""渗下"之法。湿重者,以苦温燥湿为主,方用藿朴夏苓汤类;热重者,当以清热为主,化湿佐之,方用王氏连朴饮、黄芩滑石汤类;湿热并重者,方用甘露消毒丹类。至于湿热蕴阻下焦,当以渗利之法,如茯苓皮汤。薛生白云:"湿热两分,其病轻而缓;湿热两合,其病重而速。"其观点与叶天士基本一致。

3. 调理脾胃,着眼气机

薛生白《湿热病篇》中说:"湿热病属阳明太阴者居多。"章虚谷注释曰:"湿土之气,同类相召,故湿热之邪,始虽外受,终归脾胃。"证之临床,在湿热病病变过程中,中焦气分证候往往持续时间较长,而脾胃湿热证较常见,充分说明湿热病的病变中心在脾胃,是有其生理、病理基础的。有关湿热病发生的流行病学调查发现,由于现代自然环境和人们生活条件的改变,不良的饮食习惯如嗜食肥甘、酒酪之物,极易内伤脾胃,湿热内蕴而形成湿热病。湿热病常病势缠绵,病程较长,究其原因,实与病邪阻遏气机、气血不畅、正气受闭、抗邪能力束缚有很大的关系。可见湿热病的病机以气机阻滞为基本特征,应重视条畅气机,观薛生白《湿热病篇》,治湿热无论湿在表分,或下、中焦,均以畅气机为要;江苏名中医汤承祖治湿温常以三仁汤合平胃散加减,重证则加少量肉桂振奋阳气,推动气运,即为此理。万兰清提出辨治流行性出血热,属湿热证者,因湿热疫毒之邪,郁闭三焦,病变中心仍在中焦脾胃,仍应注意宣畅气机,确为经验之谈。至于具体用药,王孟英提出"分消上下之势,厚朴畅中,茯苓导下",即为宣畅气机法之用药举例。

4. 湿热入络,从瘀论治

近年有医家提出湿热致瘀的观点。湿热病久,叶天士有"久病入络"之说,即解释了湿热瘀毒阻络之证,临床常见病毒性肝炎、糖尿病、慢性前列腺炎等辨证属于湿热证者,若迁延不愈,多存在不同程度的瘀血征象。吴智兵的实验研究发现,温病湿热证存在传统四诊所不能察觉的微观血瘀,他认为在传统清热祛湿法基础上加入凉血化瘀的丹参、赤芍,可提高疗效。至于在内科杂病如慢性胃病中,湿热夹瘀证亦颇为常见。陈志强以黄柏、滑石、王不留行等药组成前列清合剂,治疗湿热郁结型前列腺炎,强调化湿与祛瘀合用在慢性前列腺炎治疗中的意义。对于慢性乙肝的治疗,有人提出"湿瘀相关",因肝为藏血之脏,乙肝病毒久伏,入于血分则为瘀毒,因而湿热瘀毒、蕴结肝脾是慢性肝炎的基本病理变化。治疗应以清化湿热、凉血化瘀为主法。王辉武等根据临床观察,认为湿邪虽属留着缠绵之邪,但若在正确辨治基础上,配合活血化瘀之品,能"催化湿浊"而增强疗效,据此提出"因湿致瘀须活血,活血化瘀能增效"的观点。关于湿热致瘀,《湿热病篇》亦有明示,薛生白仿三甲散,即为湿热病久,气血亏损,湿热瘀阻络中,故以三甲散缓攻逐邪。

5. 明悉禁忌,遵而不泥

吴鞠通《温病条辨》湿温病治疗有三禁之论,谓"禁汗、禁下、禁润"。他认为,临床有易混淆之证,故须防误治造成不良后果,但应据病情知常达变。①关于禁汗:湿温病初起,湿为阴邪,其性黏腻,非若寒邪之用辛温一汗而解,若误用之,易致湿热蒸蒙而见神昏之证。但湿热在肌表,汗法又未可摒弃,薛生白治"湿在表分",用藿香、香薷、苍术皮等,治"腠理暑邪内闭",用六一散、薄荷叶泡汤以取汗解,均不失发汗透邪之意。其明确指出:"湿病发汗,昔贤有禁。此不微汗之,病必不除,盖既有不可汗之大戒,有得汗始解之治法,临证者当知所变通矣。"故"微汗"二字实为汗法之度。临床用药可选轻清透达、芳香宣化之品,如藿香、佩兰、大豆卷、淡竹叶、苍术等。②关于禁下:应注意下法分寸,方以枳实导滞汤。③关于禁润:湿热病本无须滋润之法,但湿热日久,化燥入营血,劫伤阴液,养阴柔润在所必用。但湿热胶结,津液已伤,湿热不化者往往"湿热伤阴,清燥两难"。可遵王孟英之苦甘合化法,以黄芩、黄连、知母、金银花,配以石斛、玄参、麦冬、生地黄等甘寒之品,可收到燥湿养阴之效。

(根据载于《疑难病杂志》,2004,3(5):313-314 的原文整理)

（二十）营分证内涵及清营汤运用规律辨识

1. 营分证内涵界定

第六版《温病学》规划教材云：营分证是以营热阴伤，扰神窜络为主要特点的一种证候类型。此为该证的概念内涵。临床上确定温邪入营的依据有三：一是发热类型为身热夜甚；二是程度不等的神志异常；三是舌质红绛。叶天士云："其热传营，舌色必绛。"可见舌质红绛是营分证所具有的特异性舌质变化，是判断温邪传入营分的重要标志。就营分证外延而言，应指温邪离开气分，进入血分之前的广泛营分实质性损害阶段，临床表现证候类型有四：一为营分证；二为营热阴伤证，即通常所指的营分代表证；三为气营两伤证；四为逆传心包证。营分证的病机一般以"热灼营阴，心神被扰"来概括，近年有关营分证的实验研究和临床研究逐步深入，营分证血热血瘀的病理被进一步提示，《温病学》规划教材将营分证病机修正为"营热阴伤，扰神窜络"，补充了此方面的研究成果。以往对营分证的病理研究，大多数医家着重于"营热""阴伤"等方面，对血瘀讨论较少。目前的研究认为血瘀是营分证阶段的一个重要病理特点。其实，古代医家对营分证的血瘀是有所认识的。吴鞠通创制的清营汤内配用丹参，即具有活血化瘀作用。另如王学权、何秀山均强调营分证心包证责之于血瘀。有关研究认为，身热夜甚、斑疹与营分证存在微循环障碍有关，该证的宏观血瘀征象与微观血瘀表现多数是一致的。宏观血瘀证如斑疹舌绛，检测微观指标多见血液高黏、高聚、高浓，或有其他支持瘀血存在的指征。对营分证病理实质的讨论，已证实此阶段为细菌、内毒素和病毒引起的毒血症，导致多种细胞器损伤、氧自由基损伤和以弥散性血管内凝血为主。宋乃光认为，营分证处于卫气营血的病位较深层次，总体上讲是血分证的初期病变，热入心包证是最严重的有神志异常的营分证。舌绛、神昏是营分证具有特征性的两大表现，这种观点代表了部分医家的看法。

2. 清营汤功用探析

对清营汤组方用药原则的探讨，体现在重视黄连、丹参的作用，认为两者并非无足轻重的佐使药。黄连是苦寒清热药,原方中剂量为一钱五分,是全方中除淡竹叶外用量最小的药味,用途是配金银花、连翘、淡竹叶清热解毒。目前,有人认为黄连应作为主药对待,因营热炽盛,黄连能清营中之热毒,且其既入气分,又入血分,用其能收清热解毒、两清气血之功。丹参性味苦微寒,入心、肝经,清瘀热,养心血,除烦躁,在清营汤中为佐药,现已证实营分证中存在血瘀证的病理变化,瘀血是营分证出现各种病理表现并难以清除甚至恶化的一个重要因素。叶天士云"营分受热,则血液受劫",提示营分证和血分证同样存在着热瘀交结的病理,因此,临床上丹参等活血药的应用也需重视。

3. 清营汤运用扩展

清营汤用于传统意义上温病营分证的治疗,包括多种急性传染性疾病,如流行性脑脊髓膜炎、流行性乙型脑炎、流行性出血热、变态性亚败血症等。近几年来其应用范围和所治病证在原有基础上有较大扩展,主要包括以下类型:①免疫性疾病,如急性紫癜性肾炎,常以清营汤加牡丹皮、大黄、芦根等;②皮肤病,除常见的各种紫癜外,还包括药物性皮炎、银屑病、疥疮、接触性皮炎等,多用清营汤加牡丹皮、防风等;③其他,如眼底病、血栓闭塞性脉管炎、恙虫病等。

4. 讨论

营分证处于卫气营血的病位较深层次,总体上讲是血分证的初期病变,治疗上以祛除热邪、养护营阴、活血化瘀为主。热入心包证是有严重神志异常的营分证,治疗上还应加强清心开窍的力量,以此为据,运用凉营养阴透气法治疗营分证,实际上病理重心不在营,而在气分郁热不解,临床需注意辨识。由于营分证的病理变化具有多样性和复杂性的特点,在临床运用时应注意谨守病机,分析热在营分的病变态势,掌握主症,辨别热瘀阴伤的轻重主次,重视配伍,兼顾热在营分的证候兼夹。对清营汤的作用机制研究近年来取得了较大进展,如杨进等探讨了清营汤对家兔脑脊液 CKP,血清 Na^+、K^+ 及氧自由基的影响,认为清营汤的药理作用是多方面的,具有保护脑组织,维持水、电解质平衡,抗脂质过氧化等作用,其作用的产生与配伍中的滋养营阴药物密切相关。清营汤及其拆方对实验性家兔营热阴伤证模型凝血与纤溶系统的影响，提示该方能明显抑制血小板数量的下降和聚集能力的上升，能明显抑制模型家兔 PT 及血浆内 PAI 的活性，并提高血浆 t-PA 的活性。宋氏的研究也证实，清营汤具有抗感染和提高免疫力的双重功效。

（根据载于《中医药学刊》，2004，22（3）：515-516 的原文整理）

二、中医之道

（一）温病湿热理论的学术传承与临床应用

湿热证是临床常见证型，多种慢性病、重大疾病都可从湿热论治，效果显著。温病湿热理论是温病学说的重要组成部分，源于温病体系，发挥于内科、外科、妇科、儿科及皮肤科各科各系统杂病。临床挖掘出湿热理论的新学说，如湿热伏邪新说、湿热致瘀论等，且广泛应用于辨治各系统疾病，如高血压、糖尿病、慢性肝病、慢性脾胃病、慢性肾病等，具有很高的临床价值。但是，湿热病证的辨证规范体系研究、"异病同治"研究仍然不足，随着现代生物科学新技术的开发，亟待借助新兴技术开展大范围、多中心的湿热病证的系统研究。

1. 问题的提出

（1）临床湿热致病的广泛性。

湿热病证种类繁多，临床上主要有两大分类，外感者，以湿温病为代表；内伤者，涉及临床内科、外科、妇科、儿科及皮肤科各科各系统的湿热证。随着现代环境和生活方式的改变，湿热致病已不分时节和地域，导致湿热病证发病率升高和覆盖面变广。

（2）湿热致病的复杂性。

湿热为患，阴阳两合，蒸蕴缠绵，临床变化多端。因湿与热的孰多孰少，起病可缓可急，病性可似寒似热。因湿热裹结，热蒸湿动，泛溢三焦，以中焦为核心，病位可涉及表、里、上、下。湿热稽伏，湿甚伤阳，热甚耗阴，日久则滞气入络,以致后期虚实错杂,病情迁延,反复发作。

(3)中医药防治此类疾病的优势和特色。

从现代医学来看,多发于夏秋季节的流感、流行性乙型脑炎、流行性出血热、肠伤寒、钩端螺旋体病、急性重症肝炎等多种急性传染病,中医从暑温、湿温、伏暑等湿热类温病辨治,取得了显著疗效。近年来,对一些重大、慢性、难治性疾病,如高血压、糖尿病、慢性肝病、慢性脾胃病、癌症、慢性肺病、风湿免疫性疾病、皮肤病等,从湿热论治,亦收良效。

2. 湿热理论及临床研究现状

(1)脾胃湿热证(例)。

脾胃湿热证是临床常见的脾胃实证,流行病学调查发现其患病率在许多地区呈持续增长趋势。在临床流行病学文献中所研究的湿热证型中最常见的类型是脾胃湿热证,涉及8个系统的21种疾病,其中脾胃病最为多见。

近几十年来,许多研究者以病证结合模式开展该证的证候基础研究。吕文亮教授项目组的研究结论表明,脾胃湿热证与炎症,尤其是活动性炎症关系密切;胃黏膜局部炎症因子活性增强,保护因子活性减弱,胃泌素水平可能升高;脾胃湿热证存在组织细胞物质能量代谢的亢进状态及胃肠道、舌苔微生态失衡;脾胃湿热证还存在免疫异常、胃肠动力障碍等。

总体而言,以现代生物学基础为主体目标的证候基础研究未能取得突破性进展,脾胃湿热证诊断标准基本采用病证结合的诊断模式。

2017年中华中医药学会脾胃病分会发布了《脾胃湿热证中医诊疗专家共识意见(2017)》。这些标准的制定,对于提高临床辨治慢性胃炎脾胃湿热证的水平起到了一定的作用,但由于中医诊疗往往局限于一法一方的应用及个人的经验,因此,制定这些标准时的循证医学证据级别相对较低。国内外至今尚未开展大样本、多中心、随机对照的脾胃湿热证的临床流行病学研究。

(2)方药研究现状。

目前,湿热证的临床治疗方剂研究主要集中在三仁汤、甘露消毒丹、藿朴夏苓汤、藿香正气散、王氏连朴饮、黄芩滑石汤、宣清导浊汤、菖蒲郁金汤、半夏泻心汤、薏苡竹叶汤等方在湿热证中的临床应用。实验研究集中在湿热证模型、清热化湿法作用机制等方面。

总之，研究多偏向于单病研究，涉及"异病同证""异病同治"少见；且有关湿热病的专著较少。

3. 温病湿热学说回顾

（1）湿热学说概念诠释。

湿热最早见于《素问·生气通天论》，其称"湿热不攘，大筋緛短，小筋弛长。"《素问玄机原病式》亦云："湿热相搏，则怫郁痞隔，小便不利而水肿也。"现代定义湿热证为湿热互结，热不得越，湿不得泄，以身热不扬、口渴不欲多饮、大便泄泻、小便黄、舌质红苔黄腻、脉滑数等为主要临床表现。

朱丹溪言："六气之中，湿热为患，十之八九。"随着现代饮食习惯和生活习惯的转变，湿热证已成为多种慢性病、重大疾病的常见证候，也逐渐成为临床研究的热点和重点。

（2）湿热致病——中焦脾胃中心论。

温病大家对湿热致病的因机证治均做出了具体论述，叶天士在《温热论》中提到"外邪入里，里湿为合""在阳旺之躯，胃湿恒多；在阴盛之体，脾湿亦不少，然其化热则一"，说明湿热病证病因多为内外合邪，病机涉及湿热交蒸脾胃、湿热病邪与脾胃正气的消长关系，而中焦脾胃阳气的盛衰直接影响湿热病邪的转化。由此形成湿热病证的证治特色为一辨湿热孰轻孰重，二辨湿热三焦脏腑定位，三辨卫气营血层次。薛生白在《湿热病篇》中认为湿热病证发病为"内外相引"，辨证中以卫气营血为总纲，依据湿热病邪三焦定位立法选药，建立以中焦脾胃为中心的"湿热三焦辨证"体系。

4. 湿热理论创新与临床应用

1）湿热伏邪新说

（1）伏邪源流。

伏气最早源于《黄帝内经》伏邪温病之说，《伤寒论》提出伏气作为单纯病因论。吴又可《温疫论》始泛化伏邪概念,扩大病因范围,论述邪气伏藏,逾时而发病。《温热逢源》为伏邪专著,指出伏暑化温,亦有伏温化热内陷于手足厥阴发痉厥、昏蒙等证,伏暑夹湿内陷太阴发黄疸、肿胀、泄利等证。《伏邪新书》中云:"感六淫而不即病,过后方发者,总谓之曰伏邪,已发者而治不得法,病情隐伏,亦谓之曰伏邪。"这进一步扩大了伏邪范畴,在现代被广泛用于临床实践,如以伏邪温病理论论治流行性脑脊髓膜炎、系统性红斑狼疮;以湿热疫毒久伏肝络理论指导慢性肝炎肝纤维化的治疗等。

(2)湿热伏邪理论的提出。

结合内伤杂病患者反复发作、遇诱因发作的特点,拓宽伏邪学说的应用范围,应强调"内伤伏邪"的存在。湿热潜伏,胶结于体内,难以速清,缠绵难愈,成为"湿热伏邪";湿甚则阳微,热甚则耗阴,正气暗亏,更加无力驱邪外出,则致湿热伏邪深藏久稽,每遇诱因则再发。

(3)湿热伏邪理论的临床应用。

应用湿热伏邪理论治疗反复发作的慢性胃炎,治以清透湿热,佐以活血通络、扶正透邪,从而改善患者的顽固症状,降低发病率。幽门螺杆菌作为脾胃湿热证型胃炎的重要致病因子,可以提出幽门螺杆菌为湿热致病因子的假说,此种湿热病邪从口腔、消化道而入,伏藏胃络,日久湿热蕴阻,或致气机中阻,或致热郁损络,形成诸证;或者慢性迁移。以伏邪学说阐释湿热疫毒久伏肝络,损伤经络,久而阴液耗损,血脉瘀滞,或血络受损形成离经之瘀血的病机转化,较好地解释了慢性肝炎肝纤维化的病理过程。耐药菌感染性肺炎的基本病机为风痰湿热伏邪阻肺,遇感触发,故确立治法为益气养阴、化痰疏风、祛湿清热。

2)湿热致瘀论

(1)湿热致瘀论的提出。

《伤寒论》指出:"瘀热在里,身必发黄。"唐容川在《血证论》中强调"病水者,亦未尝不病血也",叶天士的"久病入络"均说明湿热为患可致血分病变。湿热致病日久,则湿性蕴结,三焦壅滞,气机升降失常,以致血行不畅,或湿热日久伤络,营卫不通,血脉不荣,导致脉络瘀滞,基于此提出"湿热致瘀"的观点。

（2）湿热致瘀论的临床应用。

慢性肝炎肝纤维化病情迁延反复，初则湿热，久则化瘀入络，最终形成"湿热瘀毒蕴结肝脾"，临证以清化湿热配以化瘀解毒法作为基本治法，及时阻断肝纤维化进程。其他专家亦有应用，例如章津敏等将湿热致瘀理论用于高血压、慢性咽炎、胃癌的治疗，临证配伍活血化瘀药，促进胶着之湿热邪去症消。吴进仕等提出湿热和瘀血是慢性肾病的常见病理因素，湿热通过多种途径致瘀而导致病程缠绵。余江毅认为糖尿病肾病肾纤维化的发病机制与湿热致瘀相关，提倡治疗全程贯穿清热利湿祛瘀。

5. 展望

（1）湿热证辨证规范体系。

厘清湿热证发展源流、演变规律及其与相关因素的关联性，深入探讨当代重大疾病、慢性病与湿热证的关联性，结合大样本临床流行病学调查，形成可指导现代临床实践的统一的湿热证辨证规范体系。

（2）开展临床各科湿热病证"异病同治"研究。

湿热为临床各科疾病，尤其是肝胆脾胃相关系统疾病的常见病因。幽门螺杆菌相关性胃炎、溃疡性结肠炎、慢性乙型肝炎、非酒精性脂肪肝是典型的湿热相关疾病，采用清热化湿法治疗常能取得较好的疗效。

目前虽对单一疾病的临床研究有一定基础，但系统研究不足。此外，在真实的临床中这类疾病均可能出现转变，如幽门螺杆菌相关性胃炎的"炎癌转化"、慢性乙型肝炎的重症化。湿热相关疾病发生、发展的根本在于病机的转化。中医辨证论治诊疗模式是通过系统的理法方药来实现的，而"理"的阐明即揭示病机。因此，通过审证求因、求机等方法，阐明湿热发病的病因、病机，挖掘上述疾病的共性基本病机及转化的核心病机，在此基础上凝练病机新理论，构建诊疗新体系，体现湿热理论防治现代临床重大疾病的优势和特色是应解决的关键科学问题。

（3）应用现代生物信息学技术研究。

随着四诊客观化，数据挖掘等技术的提升为中医大样本临床流行病学调查的开展提供了技术支撑；系统生物学方法的引入有望使证候生物学机制研究取得突破，以及肠道微生态研究对脾胃湿热证研究的影响初现，脾胃湿热证引起了业界广泛关注和普遍重视。可以预计，病证结合模式下，运用系统生物学思维，多层次、多角度开展该证研究，必将取得突破性进展。

（二）对中医疫病理论创新与构建防疫体系的思考

中医疫病理论的特色在于辨病与辨证相结合，重视对疫病病因病机及传播途径、疫病传变规律的认识，重视抓证候群，重视正气在疫病预防中的作用。当今中医临床运用疫病理论指导流行性乙型脑炎、SARS、甲型 H1N1 流感、H7N9 禽流感的防治，正是对中医疫病理论的继承和发展。H7N9 禽流感疫情之后，中医疫病理论创新面临着挑战与机遇，因此，在温疫理论基础上建立和完善疫病防治体系，具有十分重要的意义。

人类历史的推进受诸多因素的影响和制约。长期以来，我们所关注的对象主要是政治、经济、军事、科学文化等因素，对于与人类生存息息相关的疫病事件关注甚少。疫病具有传染性或流行特征，是对人类生命健康具有严重威胁的一类疾病。人类历史上，传染病所造成的危害远远超过了战争，即使到科学技术如此发达的今天，疫病的威胁依然存在。从过去本已基本消灭的鼠疫、天花、伤寒，到当代流行的艾滋病、SARS、禽流感、甲型 H1N1 流感、H7N9 禽流感，新的传染病层出不穷，或旧的传染病死灰复燃，人类历史的演进一直伴随着与传染病的斗争。如今，传染病已不再是单纯的公共卫生问题，而是一个与政治、经济、日常生活密切关联的重大社会问题。

中医学有数千年的历史，在与传染病的斗争中形成了自己独特的体系。中西医结合治疗 H7N9 禽流感所取得的成就表明，中医学的理论和经验不仅能用于古代传染病的防治，同样也适用于现代传染病的防治。目前，我国及其他国家和地区的 H7N9 禽流感防治局势虽然缓和，就其人禽之间强烈的传染性、流行性特征、高病死率而言，其仍属于中医疫病范畴。中医学千百年来积累的与疫病斗争的经验教训是全人类的宝贵财富，故进一步挖掘、整理中医疫病理论、方药思想，使其在传染病的防治中发挥更大的作用，显得十分必要。

1. 中医疫病理论创新发展概述

古时医家主要通过临床实践摸索，予以思辨，将经验升华为理论。但各个历史时期社会环境和疫病发病特点不同，故中医疫病理论在其发展过程中，辨病、辨证的思路也有一定变化，但辨病与辨证相结合的原则却一直未变。回顾中医学的发展历程，可发现中医疫病理论有几次重要的创新，分别是东汉末年张仲景的《伤寒论》、明末温疫学派的建立、清初温病学派的建立。这几个时期正是我国古代疫病流行较严重的时期，说明中医疫病理论的产生、发展、创新与当时的疫病形势息息相关，正是时代的需求激励着它的发展。

（1）《伤寒论》对疫病理论的创新。

东汉末年疫病流行，当时中国的社会发展基本状态是政治、经济、文化中心在北方中原地区，地广人稀，气候寒冷，科学技术发展水平低下。外感病的发病特点是初起恶寒症状明显，疾病发展呈现一定的规律性。故张仲景以外邪六经传变的方式总结其规律性。

《伤寒论》辨病使用二级辨病模式。首辨一级病名：伤寒。其涵盖甚广，主要包括各种外感发热性疾病。次辨二级病名：太阳病、阳明病、少阳病、太阴病、少阴病、厥阴病。伤寒六经辨证的辨病系统与辨证系统结合紧密，未分化完全，三阴三阳病即代表了伤寒的六种类型，也反映了疾病的病位深浅层次；它们之间既有各自的特点，同时又相互联系。

（2）温疫学派对疫病理论的创新。

明末温疫学说的创立则是疫病理论创新的又一成果。温疫、温病学派医家大多为江浙人氏，这与当时的时代背景密切相关。江浙地区气候温暖潮湿，交通便利，商贸发达，人口集中，疫病发病特点不同于汉代。

温疫学派是以温疫立论来研究温病防治规律的一大学术流派，以明末吴又可《温疫论》为代表。其学术特点在两个方面尤为引人注目：一为强调特殊致病因素。如吴又可的杂气论、刘松峰的邪毒说、余师愚的时气热毒说等。二为重视尽早采用攻击性的祛邪治疗方法。如吴又可开创的疏利透达法，首用辛香雄烈之品，直捣膜原巢穴，并擅用汗、吐、下三法；余师愚长于清热解毒，以清瘟败毒饮为治温疫诸证之主方；杨栗山重视火热怫郁，常将清、透、下、利诸法并施。此派各位医家的理论与经验，对于温疫流行的防治，具有重要的学术价值，且对后世温病学家影响甚巨。其辨病与辨证方法如下。辨病则首辨一级病名：瘟疫（或温疫），是对传染病的统称（其涵盖范围较"伤寒"要明确得多）。次辨二级病名：例如虾蟆瘟、大头瘟、绞肠瘟、探头瘟、痘疮、痢疾、烂喉痧等，这些病名仅代表某种特异性单一疾病。此时辨证与辨病系统开始趋于分化，疾病的命名也趋于精细，但尚无独立于传统辨证方法的系统、完整的辨病论治体系。

（3）温病学派对疫病理论的创新。

温病学派诞生的背景与温疫学派类似，但在前人基础上，其理论进行了更进一步的创新。

清代中叶温病学家以叶天士为代表，温病学说的辨病与辨证方法如下。首辨一级病名：温病，是外感发热疾病的统称（其涵盖范围较广）。次辨二级病名：温热类温病、湿热类温病。再辨三级病名：温热类温病有风温、春温、暑温、秋燥、大头瘟、烂喉痧、暑热疫等；湿热类温病主要包括湿温、伏暑、湿热疫、霍乱等。每个病名只指某类特异性的疾病，并将疫病完全纳入温病的体系。辨证体系为卫气营血辨证和三焦辨证等，其辨证名词与病名不再关联，辨证与辨病系统已完全分化，疾病命名更趋于精细，形成了系统、完整的辨证论治体系。自20世纪50年代至今，中医多以温病学说作为指导，来防治包括流行性乙型脑炎、流行性脑脊髓膜炎、流行性出血热以及SARS在内的各种传染病、流行病。

2．H7N9禽流感疫情之后的反思：中医疫病理论创新面临的挑战与机遇

中医学与疫病斗争积累了丰富的经验，温疫学说、卫气营血辨证等更是中医辨治传染病的准绳。近年来我国多地运用中医理论，实行中西医结合治疗季

节性流感、禽流感等取得的成绩，证明了中医药在治疗急性传染病特别是病毒性传染病方面是大有可为的，但也应该清醒地认识到中医药在防治疫病方面的不足。

以 H7N9 禽流感为例，2013 年 4 月，"H7N9 禽流感"走进公众视野。在各种积极防治工作中，中成药板蓝根冲剂一度或者依然成为多地药店里的紧俏货，尤其是已出现 H7N9 禽流感确诊病例的省市，部分药店还出现了脱销。与"非典"时期相似，"板蓝根"再次成为公众视野内的高频词。

2013 年 4 月 7 日，国家中医药管理局人感染 H7N9 禽流感中医药防控专家组成员姜良铎表示，这次疫情对肺气损伤较重，易致疫毒犯肺、肺失宣降、疫毒壅肺、内闭外脱等，因此除了用一些清热解毒、疏风的药物外，还要扶人体正气，提高抵抗力。4 月 17 日，北京首例 H7N9 禽流感 7 岁小患者康复出院。此病例取得成功的一个亮点在于中西医结合治疗的运用。负责该患儿治疗的医生在接受采访时表示，中药银翘散合白虎汤加减，结合达菲等西医治疗措施，将患儿体温从 40.2 ℃下降到 36.8 ℃，中药在缓解患儿的高热症状上发挥了非常重要的作用。但要强调的是，治疗过程中的用药加减是经过准确辨证后的处方行为，只有严格地中医辨证论治才能药到病除，只有这样，才不会有"板蓝根打天下"的质疑。

中国 H7N9 禽流感防控工作已转入常态化管理。但是，没有人能够断定疫情已彻底终结。在又一次经历凶险疫情之后，回首几个月的防疫战，无论是中医医疗工作者还是卫生防疫等相关部门，其实都需要反思：中医疫病防治多以国家中医药管理局官方发布的方案为准，由于中医疫病防治体系尚不完善，学说众多，以及防治手段的局限性和方法单一，虽然国家层面出台的指南和诊疗方案对于中医药参与整个治疗方案有很大影响，中医药参与率随之升高并取得较好的效果，但发布的方案仍然显得单薄。因此，整理古今疫病防治经验，特别是近几十年中医药防治疫病的经验，结合当前传染病防控实际，构建中医疫病防治体系有着十分重要的作用。

3. 对中医疫病理论创新的思考

中医学中的疫病学说与温病学说是经历了近两千年艰难曲折的发展历程，经过历代无数医家与疫病、温病进行顽强而艰苦的抗争才逐渐形成的。从这一发展历程中可发现，由于疫病有发病急、传染性强、流行面积广、病种复杂和病证不同的特点，疫病学的专著多呈一书专论一病、一病一主方的特点。自《温疫论》之后，疫病学专著在不断总结临床实践经验的基础上相继问世，但由于这些著作所论述的病种较局限，难以形成完整的理论体系，但为温病学说的形成奠定了坚实的基础。叶天士的卫气营血辨证与吴鞠通的三焦辨证体系的形成，都是在总结前人经验的基础上完成的。正因为温病学的研究范围不仅限于具有传染性的温疫，而是广及所有温病，其视野更为开阔，能够综合各种温病的发生、发展规律及辨治方法，在疾病谱上取其共性，所以最终形成了温病学的理论体系，从而使中医学的理论体系更为完整、丰富。这种由个性单向研究走向共性综合研究的科学研究思路，无疑也为我们提供了宝贵的经验。

在新形势下，不断出现的病毒性传染病，对医学界来说是个严峻的考验。中医药在防治疫病方面一直起到重要作用，中医疫病理论在其发展过程中，除始终保持传统中医特色外，又吸取各时期中医学发展的一些新思想、新理论，如伤寒、温病等学说。可以看出，不同时期中医疫病理论的普适性在于坚持了辨病与辨证相结合的原则，而其特殊性则是在原有辨病与辨证理论基础上，提出了新的辨病与辨证的思路与方法，其创新发展的趋势使得辨病与辨证更加深入、更加准确、更加精细。

4. 中医疫病防治新理论构建的必要性

当代社会的特点是人口高度密集，交通高度发达，传染病传播模式与古时大异。另外，多学科迅猛发展，对疾病的检测手段与研究方法是以往所不能比拟的。随着抗生素的广泛使用，各种高致病性病毒不断涌现，种类多、变异快。现代突发病毒性流行性疾病的特点是发病迅猛、变化多端、死亡率高，多种不同的突发病毒性传染病具有不同的发病特点和演变过程，如埃博拉病毒、禽流感病毒等引发的传染病，均显示不同的疾病过程，其证候演变规律不是单纯的伤寒六经传变，或者温病卫气营血和三焦传变，很难用单一辨证方法来概括处理，此其一；温病卫气营血和三焦辨证，对当今疫病理论有普适性指导意义，但对具体病种针对性不强，此其二。因此，我们应分析疾病病机，审证求因，结合临床判定使用一种或几种辨证方法，将辨病与辨证相结合，发扬创新中医温疫理论，提高中医对新型传染病的临床干预能力。

所谓中医疫病防治理论的构建，其立论应基于以下几点：一是基本理论的重构，即温疫（温疫理论）与现代传染病理论相衔接，形成一套病证结合模式下的疫病防治新体系。二是辨证体系的完善。辨证施治是中医疫病防治取得疗效的基础。当前各种传染病屡屡发生，症状多变，传变复杂，以往因新发急性传染病临床资料不够，对许多疫病传变规律认识和归纳不清，因此，必须研究新发传染病的疫病治疗规律，同时汲取温疫学派以及中医理论研究中的新学说、新观点，例如从医学地理学角度研究新感温病，重视岭南温病学派的学术成果。岭南温病学派的研究重点是自然环境因素和生物环境因素与温病发生的关系等，以构建适用于新疫病防治的辨证体系。

具体可以从以下几个方面入手。

（1）以温病病因学说为纲，加强疫病分类的研究。

传统温疫病种分类不能完全概括归纳当前传染病，但如果单纯以西医病种的特点来描述疫病规律，在此基础上进行辨证，亦不利于中医思维模式下对疫病发生的探索。因此，在原中医温疫病种（四时新感温病）基础上，以温病病因学说为纲，结合现代医学病因学内容，创新温疫分类学，强化实用性，有深入研究的必要。

（2）加强对疫病病变特点的研究。

传统的疫病如暑热疫、杂疫概念较笼统，定义不清，加上疫病辨证体系的不完善，导致对疫病病证规律的认识不够深入，治疗指导意义不强。因此，细分疫病，界定每一疫病的内涵是认识其流变规律的前提。解决了以上问题，即可避免出现应对突发急性传染病时，因辨证模式选用、疫病归类的认识差异而出现防治方案多样的情况。

（3）加强对温疫学派学术思想的研究。

一是祛邪治疗原则，倡导清、透、通、利诸法并施。这一重要的治疗思想，如关于寒凉药物运用的时机、分寸、配伍禁忌等，应得到更充分的重视与更全面的阐述。二是戴天章的《广瘟疫论》表里辨证模式，虽然未脱离八纲辨证，但辨治内容更为翔实与清晰，适用于温疫。

（4）加强对疫病防治传统有效方法和方药的整理研究。

当前的疫病防治更多地集中于药物运用。应重视古代丰富的疫病防治经验并进行深入研究，界定其应用环境、季节、个体体质等，在此基础上推广应用。

（5）实用制剂的应用与临床评价研究。

必须开展传统中药的有效性评价，特别是预防药物的服用剂量、服用时间，以及传统有记载而现认为有一定毒性的中药，必须开展安全性评价，以利于推广。另外，中医对高热、惊厥、昏迷等危重症的救治，虽然目前有包括血必净、清开灵在内的中药急救制剂，但及时、有效的方药和手段尚欠缺。传统给药手段亦不能满足临床需要，所以，该类注射剂等新剂型的研制尤显迫切。

总之，当前中医疫病防治研究在临床上虽然取得了较好的成果，但由于体系不够完备，需结合现代传染病特点，在原温病理论基础上进行重构，以建立和完善疫病防治体系。

5. 结语

虽然疫病对古代社会产生了诸多不利影响，但也正是因为疫情频发，为当时医家提供了大量临床病例，为这些医家积累了丰富的临床经验，催生了一批医学经典，促成了中医疫病理论创新的一个又一个高峰，为后世祖国医学的发展提供了丰厚的土壤和取之不尽的源泉。近年来北京、广东等地医务人员运用中医理论，中西医结合治疗 SARS、甲型 H1N1 流感、H7N9 禽流感等传染病所取得的显著成绩，更证明了中医药在治疗急性传染病尤其是病毒性传染病方面是有其独到优势的。但当今不断出现的突发病毒性传染病，显现出古今瘟疫很大的不同的发病特点，因此，中医疫病理论研究正面临着第三个发展机遇。疫病理论在发展过程中，其辨病和辨证的理论与方法也一直在发展。我们应在继承辨病与辨证相结合的中医疫病理论特色基础上，创新辨病与辨证的理论与方法，采用辨特定疾病病种与辨证候要素相结合的方法，包括借鉴现代医学相关病原学和诊断学方法，以建立和完善疫病防治体系，充分发挥中西医结合防治疫病的优势，以取得中医疫病理论研究的新突破、新进展。

（三）挖掘温病理论，创新中医急症思维

温病学说在明清时期兴起，作为中医急症理论发展的典范，其形成和发展的规律值得我们归纳和思考。

一是温病病因学说。吴又可以疠气学说来解释当时的时行天疫，并认为其皆以口鼻而入，形成了温病学派对温邪传播途径的认识。这体现出进行急症研究，不能囿于原有的医学模式、固有的理论评论、具体的治疗措施，而必须站在原有所学之上，洞察现代医学发展的趋向，要看到本学科发展的脉络，从而找出中医急症的研究方向。

二是温病理论对急症的诊断。我们要认识到在诊断方法、诊断技术、抢救药物诸多方面，现代急诊医学的优势不言而喻，但着眼于急症所具有的发病急、来势猛、传变快、变化多等特征，以及证候的复杂性（疾病到了急症状态时，已经由单一的脏腑经络病变转变为多脏多腑及经络、气血津液的病理改变，即证候出现整合性），这就要求我们能从整体上对疾病进行诊断和治疗，对疾病可能的发展后果有明确的认识，在判断预后时才能不发生错误。此外，要了解病机的恒动性。很多急症发展变化非常快，证型方面的转化十分迅速，急症往往为大实大虚之证，而且初起为大实之状如肺热壅盛之证，可能很快逆传心包而出现大虚之证，因此应时刻关注疾病的变化，及时采取应对措施。自中医内科急症诊疗规范发布以来，风温肺热病、温热等的多个诊疗规范在临床试行，如何从病名、诊断内涵等方面进一步纵深性提高，这是一个方向。

三是温病理论诊治急症的理法方药。对急症临床诊断和治法用药的学术归纳，也是对急症病因、病理、病性、病位和病势的综合分析。例如叶天士著名的治则：在卫汗之可也，到气才宜清气，入营犹可透热转气，入血直须凉血散血，如玄参、羚羊角等物，若不循缓急之法，虑其动手便错，反致慌张矣。他强调在判断病位、病势的基础上，分层次、按步骤治疗，这是一种思路。《温热论》中"必验之于舌，如甘寒之中加入咸寒，务在先安未受邪之地，恐其陷入耳"，就是在急症中突出"治未病"的学术思想，在判断预后时才能不发生错误。保持温病辨证施治的理法特色，以方法学的角度来看，除了一系列温病方剂，涵盖卫、气、营、血各个层次，如银翘散、清营汤、清瘟败毒饮、"温病三宝"外，温病的"急症急攻"理论、温病的对因治疗、温病理论的挖掘，均有助于中医急救理论的创新，如：在过去对外感高热和多脏衰的救治基础上提出了"热毒学说"；通腑法运用"肺与大肠相表里"的理论，对流行性出血热主张凉血行瘀、解毒开闭固脱法。近年来在探索提高中医急症治疗效果的进程中，多采用多种治法联用，如对急性感染所致急症的治疗采用了如下几种治法联用：凉血与清解联用，清解与救阴联用，固脱与清解联用等。

四是急救温病创新化，特别是重视创新的辨证论治体系（包括基本理论、辨证方法）。现代中医急诊医学是中医学核心理论的升华，应该具有全新的特点和特色，既要具有现代急诊医学的特点，又要具有中医学的特色，在创立现代中医急诊医学时，应该强化特色意识，使它不要失去自身的生命力。在突出特色优势时，首先强调临床疗效的提高，这是任何一门医学存在的前提，没有疗效优势就没有存在的价值，现代中医急诊医学赖以生存的重要原因就是有较好的临床疗效。辨证论治是中医学的精髓，辨证救治是现代中医急诊医学急救的关键，脱离这一理法将无法取得临床疗效，也将可能逐步脱离中医学的特点和特色。

温病学术的发展，鼎盛于明清时期。一是在中医理论上的继承，例如伤寒与温病的源与流，金元时期刘完素的学术思想对温病学派的影响。二是明清时期诸多传染病、流行病的发生，促生外感病学术创新。观温病学派之代表人物，叶天士、吴鞠通、王孟英，无一不是温病临床大家，也是中医急症名家。所以，温病学说的形成,本来就是为中医危重急症而创立的,其临床阵地亦在中医急症,而不仅仅在内科杂症的扩展应用。温病理法方药对临床各科均有广泛指导作用。毋庸置疑,温病学说建立的疾病模型基础是外感热病的防治是不争的事实,要构建该学说指导防治中医急症的理念,真信,真用,敢于临床,敢于实践,从而实现对温病学说的挖掘与继承。

(根据 2016 年 7 月 7 日文稿整理而成)

(四)挖掘温病理论,创新风温肺热病临床诊疗思维

温病理论有普遍指导意义,可以指导风温肺热病构建"因、机、方、效"诊疗新体系。目前对风温肺热病存在病因病机认识不足、证候诊断分型分歧大、治法相对单一、疗效观察标准比较单一等问题。

1. 温病理论的临床普遍指导意义

(1)病因分类。

《温疫论》指出:"夫温疫之为病,非风、非寒、非暑、非湿,乃天地间别有一种异气所感。""温邪上受,首先犯肺","挟风加薄荷、牛蒡之属,挟湿加芦根、滑石之流"。《温病条辨·中焦篇》中按语指出,温热、湿温为本书大纲,明确病因分类总有温热和湿热两大类。

(2)体质决定着对致病因素的易感性。

"病温者,精气先虚","天地与人之阴阳……偏于火者病温、病热,偏于水者病清、病寒","又有酒客里湿素盛,外邪入里,里湿为合"。病邪侵袭过程中,存在个体差异,其中体质决定了个体对致病因素的易感性。

(3)疾病大体传变规律及体质影响。

一般传变:"卫之后方言气,营之后方言血。"特殊传变:"或平素心虚有痰,外热一陷,里络即闭。"此即以温病卫气营血辨证确定疾病的大体演变规律,结合体质,随证辨之。一般传变:"凡病温者,始于上焦,在手太阴。""肺病逆传则为心包,上焦病不治,则传中焦,胃与脾也;中焦病不治,即传下焦,肝与肾也;始

上焦,终下焦。"特殊传变:"小儿之阴,更虚于大人……不移时有过卫入营者,盖小儿之脏腑薄也。"此即以温病三焦辨证确定疾病的大体演变规律,结合体质,随证辨之。

（4）标准化与个体结合的诊疗。

①治法。一般治则:"在卫汗之可也,到气才宜清气,乍入营分,犹可透热,仍转气……入于血……直须凉血散血。"个体化治疗:"在表初用辛凉轻剂……或透风于热外,或渗湿于热下。""若其邪始终在气分流连者,可冀其战汗透邪,法宜益胃。""再论气病有不传血分,而邪留三焦……此则分消上下之势。""若斑出热不解者,胃津亡也。主以甘寒,重则如玉女煎,轻则梨皮、蔗浆之类。"

②病证结合。依证施治一般治则:"治上焦如羽,非轻不举;治中焦如衡,非平不安;治下焦如权,非重不沉。"个体化治疗:"以藿香正气散统治四时感冒,试问四时止一气行令乎? ……况受病之身躯脏腑,又各有不等乎?""阳明温病,无上焦证,数日不大便,当下之。若其人阴素虚,不可行承气者,增液汤主之。"一般指导思想:"大凡客邪贵乎早逐,乘人气血未乱,肌肉未消,津液未耗,病人不至危殆,投剂不至掣肘……早拔去病根为要耳。"个体指导思想:"于其未痉之先,知系感受何邪,以法治之,而痉病之源绝矣""先安未受邪之地,恐其陷入耳"。以祛邪为第一要义,急证急攻,"先证而治",及时阻断病机。

（5）体质对个体诊疗的影响。

指导思想:"凡论病,先论体质、形色、脉象,以病乃外加于身也。"个体化治疗:"若加烦躁、大便不通,金汁亦可加入。老年及平素有寒者,以人中黄代之。""或平素心虚有痰,外热一陷,里络即闭,非菖蒲、郁金等所能开,须用牛黄丸、至宝丹之类以开其闭。"

（6）体质对痉后调理的影响。

痉后调理一般原则:"至调理大要,温病后一以养阴为主。"个体化调理:"间有阳气素虚之体质,热病一退,即露旧亏,又不可固执养阴之说,而灭其阳火。""愈后以温中补脾,使饮不聚为要。其下焦虚寒者,温下焦。肥人用温燥法,瘦人用温平法。"

2. 目前对风温肺热病认识的不足之处

（1）病因分类认识不足。

本病发生责之两个方面：一是正气不足；二是温邪袭肺。病因是风热（毒）病邪，或寒从热而化，或者兼挟，感受途径从口鼻而入；病位以肺经或本脏为主，基础病机为正气亏虚，痰热毒瘀互结于肺。完善病因分类，充分考虑个体体质因素对疾病的影响，实现辨病与辨证相结合。

（2）中医证候诊断分歧大。

风温肺热病多类似于临床中的各类肺炎，医家认识各不相同。如对于中青年，认为其以痰热壅肺证、风热犯肺证为主，而老年人则多为里证，证型多至 23 种；还有按照潜伏期、前驱期、症状明显期、恢复期等进行分期诊断；亦有三证八候：实证类（风热犯肺证、痰湿壅肺证、痰热壅肺证、外寒内热证），正虚邪恋类（气阴两虚证、肺脾气虚证），危重变证类（邪陷正脱证、热陷心包证）等。整体来看，临床常见证候为风热犯肺证、肺气阴虚证、湿热内蕴证、邪入少阳证、气虚湿困证、气虚痰热证等。风温肺热病的临床标准分型不甚一致，且尚需进一步的临床研究验证，促进其辨证理论的规范化；进行证候的客观化、标准化研究。

（3）治法相对单一，个性化诊疗不足。

对于风温肺热病的治疗，多数医家以姜春华教授提出的截断扭转法为指导思想，提倡急性病贵在早期截断，强调截病于初，"迎而击之"，及早清热解毒、活血化瘀，以麻杏石甘汤加减为主。也有医家将风温肺热病的治疗分为"三期"（初期、迁延期及恢复期），分别采取不同的治法。临床上应依证审机组方，结合证候、病机演变的研究，将个体诊疗与规范化诊治相结合。

（4）临床疗效评价具有片面性。

对于风温肺热病尚欠缺具有严格科学设计及说服力的多中心、大样本、双盲的临床研究，结合辨证论治规律开展的临床研究更匮乏，影响临床疗效评价的科学性、实用性。临床上应确定统一标准的研究对象和疗效判别指标。

（根据 2019 年 10 月演讲 PPT 整理而成）

（五）基于脾胃学说防治肿瘤的几点思考

1. 基于脾胃学说的肿瘤发病观

（1）脾胃学说的起源、发展及成熟。

"脾胃者,仓廪之官,五味出焉""胃者,五脏六腑之海也""五脏六腑皆禀气于胃""（脾）主裹血,温五脏"。在《黄帝内经》《难经》对脾脏论述的基础上,《金匮要略》提出了"四季脾旺不受邪",奠定了脾胃学术思想的基本框架。李东垣是脾胃理论的集大成者,其代表作《脾胃论》奠定了脾胃学说的理论基础,"元气之充足,皆由脾胃之气无所伤,而后乃能滋养元气;若胃气之本弱,饮食自倍,则脾胃之气既伤,而元气亦不能充,而诸病之所由生也。"这便是"内伤脾胃,百病由生"的著名论点,也是"脾胃为后天之本"的体现。李东垣只强调五脏有病当治脾胃,明代张景岳则具体化了补火生土的内容,他认为安五脏即所以治脾胃,扩大了脾胃病治疗方法的应用范围。清代叶天士补充了滋养胃阴的用法,认为李东垣的脾胃论只是重视了脾而忽略了胃,重视了温补而忽视了滋补。脾为脏而属阴,胃为腑而属阳;脾喜燥而忌湿,胃喜润而恶燥。李东垣的补中益气法、升阳益气法等,只可用于脾脏阳气虚弱、寒湿犯中等证,而不可用于胃,否则不仅无益而且有害。叶天士的滋养胃阴法为脾胃学说补充了新内容。

根据《黄帝内经》《伤寒杂病论》《脾胃论》《临证指南医案》等著作总结:通过张仲景、李东垣、叶天士等医家的努力,脾胃学说经历了从奠基、发展到完善的过程,并在临床实践中日臻成熟。此后历代医家对其进行了深入的研究与探讨,使脾胃理论渐臻完善。

（2）脾胃学说的主要观点——脾胃是五脏生理活动的中心。

脾为藏象学说中的重要脏器,是肝、心、肺、肾四脏生理活动的中心。鉴于脾在五脏及人体中的重要作用,后世医家在脾胃藏象学说的基础上形成了继《黄帝内经》"阴阳五行学说""脏腑学说""气血津液学说""精气学说""伤寒学说""温病学说"等之后的有关脏器的学说——"脾胃学说"。

藏象理论中所指的脾与解剖所见之脾是截然不同的两个概念，中医的脾是包括脾胃在内的相当于西医除肝胆外的整个消化系统器官。如《素问·太阴阳明论》"脾与胃以膜相连耳，而能为之行其津液"，《灵枢·本输》"大肠、小肠，皆属于胃，是足阳明也"。《素问·六节藏象论》"脾、胃、大肠、小肠、三焦、膀胱者……通于土气"，故此建立起脾胃藏象体系，也为后世脾胃论的兴起、发展奠定了基石。

基于脾胃学说来探讨肿瘤的病因、病机，我们认为脾胃为五脏之本，气血生化之源，气机之枢，生痰之源，因此脾胃与肿瘤的生成、传变，肿瘤患者的生活质量莫不相关。

2. 肿瘤的转移与脾胃

张元素曰："壮人无积，虚人则有之，脾胃怯弱，气血两衰，四时有感，皆能成积。"脾胃虚弱、脏腑功能失调、滋生痰瘀等病理产物，是肿瘤发病的病理基础。

（1）癌毒转移的通道学说与脾胃升降。

脾胃为气机升降之枢纽，通过脾胃运转输布的作用调节人体气机的运行。肿瘤的转移和人体精微物质的运输等都可以通过多种通道进行。以经络为主的纵横通道和以三焦为主的内外通道，左右相通，内外交互，共同构成了人体的通道系统。依据中医的通道概念研究癌毒的转移，对恶性肿瘤转移的防治具有重要意义。

（2）肿瘤转移与脾虚。

脾虚是导致肿瘤发生和发展的核心病机，痰、瘀、癌毒等病理产物都是在脾虚基础上发展而来的，它们既是癌症过程中的病理产物，又是导致肿瘤转移、疾病加重的重要因素。

3. 基于脾胃学说防治肿瘤的理念

（1）对肿瘤的预防：上工治未病——主导作用。

未病先防：预防恶性肿瘤发病要重视健脾益气。在肿瘤发生之前，充分调动人体的主观能动性，增强体质，养护正气，提高机体的抗病能力，同时能动地适应客观环境,避免病邪侵袭,做好各种预防工作,以防止肿瘤的发生。既病防变:早期诊断、早期治疗,防止疾病的发展和传变。"上工治未病,中工治已病……见肝之病,则知肝当传之于脾,故先实其脾气,无令得受肝之邪。"

(2)对肿瘤的治疗:放化疗减毒增效——协同作用。

减毒:运用健脾和胃的治法减轻胃肠道不良反应;运用健脾补肾的方法减轻骨髓抑制。增效:健脾中药能在一定程度上改变肿瘤微环境,提升免疫清除、肿瘤抗原提呈能力,从而具有抑制肿瘤免疫逃逸的作用,增强放化疗等治疗的效果。

现代医学研究表明,进行以培补脾胃为主的治疗后,机体状态整体得到改善,抗病能力增强,免疫功能提高。脾胃学说在现代临床上已作为独特的体系应用于临床实践。

4. 基于健脾和胃理论的肿瘤临床防治策略

(1)改善证候是中医治疗肿瘤的重要策略。

随着对肿瘤干预策略由"完全消灭"到"荷瘤生存"的转变,在恶性肿瘤治疗中把握突出症状,通过健脾改善食欲,增加体重,从而提高患者的生活质量,延长患者的生存期,已成为中医治疗肿瘤的重要干预策略。

(2)扶正祛邪(固本清源)法度。

早期以祛邪为主,扶正为辅;中期扶正祛邪并重;晚期以扶正为主,祛邪为辅。自始至终,顾护脾胃的中医治疗在肿瘤的不同阶段应用的方法和思路是不一样的,只有了解肿瘤发病进展的全过程,才有可能确定方案。

(3)健脾和胃法治疗脾胃气机升降失常。

晚期肿瘤患者气机升降失常往往导致乏力、腹胀、泄泻、便秘、食少、恶心、呕吐等。运用健脾和胃法可使脾胃运化功能恢复正常,脾气得升,胃气得降,气血精液及其精微物质得以输送全身。但要注意的是,健脾不要一味温补,而要以条畅脾胃气机为本,即脾健不在补而在运。肿瘤的治疗中可以根据气机的紊乱程度随证加减。腹泻:湿热下注加葛根芩连汤;脾胃虚弱加山药、莲子、茯苓、白术；滑泻不止加赤石脂、儿茶、诃子等。便秘：津液不足加五仁丸；燥屎内结加承气汤。恶心、呕吐：浊阴上逆加竹茹、半夏、代赭石等；胃热加黄连、吴茱萸等；食积加山楂、槟榔、砂仁、豆蔻等。

（根据 2019 年 7 月演讲 PPT 整理而成）

（六）基于精准医疗背景下的中医防治恶性肿瘤的思考

中医治疗肿瘤的学术精华分散记载于古代医经、内外妇儿杂病各科医著和民间验方中。如：殷墟甲骨文上已有"瘤"字的记载。张仲景《伤寒杂病论》创立了一套以脏腑经络学说为核心的辨证方法，奠定了中医肿瘤学临床辨证论治规范。《伤寒杂病论》对"胃反""积聚"及妇科肿瘤等的发生、症状和治疗有较为明确的描述，记载的鳖甲煎丸、大黄䗪虫丸等仍常被用于临床肿瘤的治疗。孙思邈《备急千金要方》中有类似宫颈癌瘤、乳腺癌瘤的记载，擅用虫类药如僵蚕、全蝎等治疗。宋代《卫济宝书》首提"癌"字，并论述其证治，以及用廖香膏外贴治疗癌发，其中"五善七恶"的观察方法对肿瘤的诊治和预后判断均有一定指导意义。明清外科学家对肿瘤的病因、病机、内治、外治等进行了详尽的论述，为当今肿瘤中医外治提供了宝贵素材。王清任《医林改错》提出了肿瘤治疗的活血化瘀法，为后世活血化瘀法治疗肿瘤提供了有力的依据。唐容川《血证论》《中西汇通医书五种》提出了"痞满、积聚、癥瘕"等肿瘤类疾病与气血瘀滞脏腑经络有关，提倡活血化瘀法。温病学说中的诊法察舌验齿，邪正关系"热邪"和"伤阴"有效指导了中医肿瘤临床。

目前中医防治恶性肿瘤的研究，主要有放化疗的减毒增效研究，中医药对肿瘤患者生活质量的影响，中医肿瘤临床规范化和疗效标准化研究，中医肿瘤靶向研究，肿瘤患者免疫功能、肿瘤细胞凋亡、肿瘤新生血管、肿瘤多药耐药研究等。

伴随着现代实验肿瘤技术的发展，中医在肿瘤研究方面取得了长足的进步，已采用现代分子生物学、基因组学等方法深入探讨中医抗肿瘤的作用机制。学者们不断研究，针对肿瘤不同阶段临床特点，提出了毒邪为主说、痰邪为主说、瘀血为主说、气郁学说、阳虚学说、正虚学说、耗散学说等学术观点,其中肿瘤治疗中的清热解毒与养阴法的创新应用为中医肿瘤临床研究提供了全新的思路和方法。

温病学家认为温病是由温邪引起的热象偏盛,热象与伤阴往往同时存在,特别是在温病的后期阴伤的表现尤为突出。温病临床表现的一大特点是易内陷生变。若病邪较盛,正气不支,邪可内陷而发生各种变证、危证。恶性肿瘤是严重威胁人类健康的常见疾病,在肿瘤发展过程中每可出现热毒内蕴而耗伤阴液,肿瘤的发生、发展及转归,邪毒的传变与温病学说的论述每有殊途同归之表现。临床诸多肿瘤皆可表现为热毒内蕴,耗伤阴液,且多处于疾病的进展期或危重期,掌握其治疗时机及用药法度极为关键。

根据温者清的原则,清热解毒法贯穿卫气营血病证传变的全过程(目前治疗肿瘤的中草药以清热解毒药比例最大),药理实验和临床试验表明大多数清热解毒药有较强的抗癌活性,如半枝莲、野百合、白英、龙葵、石上柏、山豆根、鸦胆子、穿心莲、白花蛇舌草、肿节风、金银花、青黛等。另外,清热养阴应该贯穿始终,因伤阴的程度和阴亏的恢复影响疾病的预后。

中医治疗肿瘤重视个体化治疗,患同一疾病的患者,可能因其阴虚、阳虚的不同而被施以不同的中医治疗。现代医学也逐渐认识到个体差异在疾病治疗中的重要地位。因此,精准医疗的概念被提出并广泛传播。

什么是精准医疗?它是衍生自个体化医疗,根据个体基因特征、环境以及生活习惯,为个体量身制订最佳治疗方案,以期达到治疗效果最大化和副作用最小化的一种定制医疗模式。对癌症而言,精准医疗是通过检测癌症患者的基因信息,来诊断或治疗患者的疾病。癌症是基因组疾病,针对每位患者的基因图谱,了解癌细胞内的遗传改变,是更有效的癌症治疗方式。精准医疗理念是基于现代科学技术及基因组学、蛋白组学、代谢组学等各种组学技术产生的新的医学思潮,必将为解密人体的生理病理规律和人类健康、长寿做出重要贡献。

中医处于时代的科技洪流之中,必须在发挥自身优势的前提下,利用现代医学已经取得的成果和现代科学技术,弥补中医在群体化治疗规律探索上的不足，为中医的精准化发展提供助力。

中医治疗肿瘤迈向精准时代的思考：精准医疗的核心是根据每位患者的个体特征，制订个性化治疗方案，这与传统中医学的辨证论治理念是一脉相承的。从精准医疗的远期目标来看，精准除了精确、准确的表面含义外，其核心意义是其中蕴含的个体化医疗的理念，也就是精准地辨识个体的状态，实现精准地针对个体状态的治疗。显然，这是对中国传统医学因人、因地、因时制宜，辨证论治理念的回归。

运用中医辨证论治理论体系指导个体化治疗，是当今中医临床治疗肿瘤的最大优势。辨证论治是具有中医特色的个体化治疗。同一种肿瘤疾病，因为处于不同的治疗阶段、患者体质的不同、患者对各种治疗的反应不同、患者兼有的其他疾病不同等因素，经过中医的辨证，其论治方法可以大不相同或同中见异。

精准医学研究需要整合科研体系，利用现代系统生物学的研究手段，为中医药研究提供技术平台，寻找疾病的本质和规律，从基因、分子水平研究阐释中医治疗恶性肿瘤的机制和疗效。加强中医肿瘤思维方法的培养，用中医思维方式去扩充当前肿瘤的中医病因、病机、治则、方药等，加强对"证"的把握能力，整体推进该学科的发展。此外，进一步阐明抗肿瘤中药的多靶点效应，以提高临床用药的精准性。

在精准医疗的大时代背景下，推动中医精准化进程符合国人的利益。然而，中医精准化的发展历程有别于西医，中医的优势是在整体观指导下的模糊的、宏观的治疗理念，而中医的弱势在于缺乏对疾病和人体局部的、微观的、精准的认识。未来中医精准化研究的理念是中医的优势与弱势互补，模糊与精准、整体与局部、宏观与微观的结合。

中医精准化治疗未来研究的模式是基于现代疾病分科，基于可量化指标检测和评估，基于网络、大数据分析，基于基因组学、蛋白组学、代谢组学等各类组学的发展，充分体现现代多学科交叉，实现中医在个体化医疗基础上的群体化研究，最终实现中医的精准化。

（根据 2016 年 12 月演讲 PPT 整理而成）

（七）新时代中医药面临的机遇与时代使命

1. 中医药成就回顾

（1）中医药战略地位显著提升。

2016 年，中共中央、国务院印发《"健康中国 2030"规划纲要》，提出了一系列振兴发展中医药的重大举措。同年国务院印发《中医药发展战略规划纲要（2016—2030 年）》，将中医药发展上升为国家战略。2017 年施行的《中华人民共和国中医药法》，是我国中医药领域的一部综合性、基础性法律，是推进全面依法治国战略在中医药领域的重要成果，具有里程碑意义。

（2）中医药传承创新实现突破。

屠呦呦研究员获得 2015 年诺贝尔生理学或医学奖、2016 年度国家最高科学技术奖。截至 2016 年底，我国已建立 23 个国家中医临床研究基地，临床科研网络不断完善。党的十八大以来，中医药领域荣获国家科技奖励 36 项，其中国家科学技术进步奖一等奖 6 项，一批科研成果转化为诊疗规范或中药新药。

（3）中医医疗服务体系不断健全。

2016 年，每万人口卫生机构中医执业（助理）医师数达到 3.48 人，97.5% 的社区卫生服务中心、94.3% 的乡镇卫生院、83.3% 的社区卫生服务站和 62.8% 的村卫生室能够提供中医药服务，中医类诊疗总量达到 9.6 亿人次。

（4）中医药健康服务及相关产业发展迅速。

中医药养生、保健、康复等方面的潜力持续释放，与养老、旅游等融合发展趋势明显。200 多种常用大宗中药材实现规模化种植养殖，带动了绿色经济的发展，也成为精准扶贫的重要抓手。海外影响日趋扩大，截至 2016 年底，我国与相关国家和国际组织签订中医药合作协议达 86 个，支持建立了 17 个海外中医药中心，推动发布了一批中医药国际标准。

2. "十三五"阶段中医药学术发展概况

（1）传染病。

2017 年，公开发表的国家法定传染病范畴文献 1000 余篇。其中病毒性肝炎的临床及实验研究约占 45%，其余为艾滋病、流行性乙型脑炎、肺结核、流感、登革热、手足口病、流行性腮腺炎、埃博拉出血热等疾病的临床及实验研究。2017 年度传染病条目撰写所引用文献共 59 篇，基金项目占 44%（26/59），包括国家级基金项目 11 篇（含国家自然科学基金项目 6 篇）。

（2）肿瘤（血液肿瘤）。

2017 年中医药防治血液肿瘤的基础研究文献与既往文献比较，具有以下两个特点：一是在血液肿瘤临床与应用基础研究中，单味药青黛、雄黄以及中药新药复方黄黛片、三氧化二砷治疗急性白血病（老年髓细胞性白血病）、慢性白血病、骨髓增生异常综合征的临床疗效锁定于改善生活质量，效应机制锁定于针对病因的去甲基化研究。二是血液肿瘤全程管理作为一种新的疾病管理理念和治疗策略，需要涵盖从疾病诊断、治疗到康复的全过程，从简单的患者个体化管理提升到疾病的群体管理，再变成健康管理。全程管理的重要意义在于帮助患者正确认识疾病、正视疾病，并选择正确的治疗方法、护理方案与康复措施，鼓励患者树立信心、战胜疾病，最终达到稳定疾病或延长生存期与提高生活质量的目的。

（3）内科。

2017 年，公开发表的中医药治疗内科疾病的学术论文共 10250 余篇。其中消化系统约占 20.3%，循环系统约占 19.7%，神经系统约占 13.6%，呼吸系统约占 12.5%，新陈代谢约占 12.2%，精神系统约占 8.6%；其余依次为泌尿系统、结缔组织免疫系统、内分泌系统、中医急症、血液系统等。

2017 年立项的国家自然科学基金项目中，内科项目共 105 项，其中中医急症 4 项、呼吸系统 10 项、循环系统 19 项、消化系统 17 项、泌尿系统 9 项、血液系统 5 项、内分泌系统 2 项、新陈代谢 19 项、神经系统 8 项、结缔组织免疫系统 6 项、精神系统 6 项。内容涵盖了中医临床研究、中西医结合治疗与研究、实验研究及专家经验总结等。

（4）妇科。

二孩政策实施后，与女性生育能力相关的问题成为"十三五"阶段的热点和难点,尤其是高龄不孕不育妇女的生育问题。

(5)儿科。

2017年,公开发表的有关中医儿科的学术论文共1800余篇,内容涉及基础理论、临床治疗、名医经验、实验研究和预防保健等,较好地体现了中医药在儿童急危重症、传染病、新生儿疾病及重大公共卫生事件中的广泛参与。

(6)外科。

2017年,公开发表的有关中医外科的学术论文约2400篇,以临床研究为主,还包括少量名医经验及实验研究。治疗方法除了中药内服、外用和手术外,也有针灸推拿、小针刀等。

①疮疡:涉及临床治疗的以压疮及慢性皮肤溃疡居多,其次为丹毒、化脓性疾病、蛇虫咬伤、烧伤等;涉及实验研究的主要为慢性皮肤溃疡、烧伤。

②皮肤病:相关文献仍居中医外科之首,约占35%。主要是涉及带状疱疹、湿疹、银屑病、痤疮、黄褐斑、荨麻疹、手足癣、扁平疣、白癜风等的临床治疗,也有皮肤瘙痒症、尖锐湿疣、特应性皮炎、脱发等的相关报道。

③乳腺病:以急性乳腺炎、乳腺增生病、浆细胞性乳腺炎、乳腺癌为主,也可见乳腺异常发育、乳汁郁积症等临床治疗的报道。实验研究主要集中在乳腺增生病。

④肛肠病:集中在对痔疮、肛瘘、肛周脓肿和肛裂、肛门湿疹、脱肛等的临床报道。

⑤男性泌尿生殖系统疾病:以涉及前列腺炎、前列腺增生和男性不育症的文献为多,也可见附睾炎、男性更年期的临床报道。

⑥周围血管疾病:以糖尿病足、下肢深静脉血栓、下肢动脉粥样硬化、臁疮相关的文献为主,也有静脉炎、动脉炎等的特色治疗体现。

(7)骨伤科。

2017年,公开发表的中医骨伤科学术论文共2100余篇,内容涵盖中医临床研究、中西医结合治疗研究、基础实验研究及专家经验总结等。报道的骨伤科常见疾病有胸腰椎骨折、股骨头坏死、滑膜炎、膝骨关节炎、肩周炎、胫腓骨骨折等。中药复方与单体小分子化合物干预相关骨伤科疾病的疗效与机制研究仍是基础研究的热点。中医骨伤科在临床治疗应用方面注重内服药和外用药等疗法的相得益彰。

（8）针灸。

2017年，在公开学术刊物上发表的与针灸有关的学术论文5700余篇，主要涉及经络、腧穴、刺灸法、针灸实验和临床研究等方面，具体如下所示：①经络经筋研究；②腧穴研究；③刺法与灸法；④临床研究；⑤机制研究。

①经络经筋研究：2017年经络研究的重点仍为经脉循行、经络生物物质基础以及经络实质研究。

②腧穴研究：2017年腧穴研究的重点是腧穴的定位、取穴、考证配伍、临床应用和作用机制，还涉及阿是穴穴位敷贴和穴位间相互关系的研究。

③刺法与灸法：刺法与灸法的作用机制、影响因素和临床疗效、刺灸手法以及热敏灸为2017年较为热门的研究内容。

④临床研究：2017年针灸临床研究文献共4421篇，其中有关循环系统疾病、儿科疾病的文献数量较2016年明显增多。此外，有关神经系统疾病、消化系统疾病、妇科疾病、呼吸系统疾病的文献数量也有所增多，有关其他疾病的文献数量较2016年有所减少或持平。

针灸治疗疾病谱分布与往年基本相同，针灸所涉及的疾病分布比例也与往年类似。骨伤科疾病的文献在临床治疗文献中所占比例仍是最高（948篇），疾病种类以关节炎、颈椎病、腰椎间盘突出为主。神经系统疾病相关文献所占比例排第二（696篇），主要疾病种类为中风、面瘫、头痛、脑梗死、偏瘫等。其次为消化系统疾病（614篇），同比去年增加了28篇，主要疾病种类有肝、胃和肠部疾病等。外科疾病相关文献350篇，主要疾病种类有术后、损伤、痤疮、带状疱疹和荨麻疹等。妇科疾病相关文献271篇，相比去年增加了28篇，主要疾病种类有痛经、卵巢炎以及盆腔炎等。循环系统疾病相关文献237篇，相比去年增加了36篇，主要疾病种类有高血压和冠心病等。五官科疾病相关文献236篇，主要疾病有咽、耳和眼部疾病，包括耳鸣、过敏性鼻炎等。呼吸系统疾病相关文献

194 篇,其中与肺部相关 73 篇、哮喘相关 49 篇。针灸儿科在 2017 年发表的文章数量明显增加,同比去年增加了 39 篇,共 183 篇,主要病种为脑瘫和哮喘。泌尿生殖系统疾病相关文献 178 篇,主要病种有肾部疾病和尿失禁等。其他还有精神系统疾病相关文献 141 篇、内分泌系统疾病相关文献 135 篇、针灸治疗肿瘤相关文献 99 篇、中医急症相关文献 87 篇、血液系统疾病相关文献 18 篇、传染病相关文献 17 篇、针灸临床经验相关文献 12 篇、针灸戒酒戒毒相关文献 5 篇。

3. 中医药发展的机遇和使命

(1) 准确把握中医药振兴发展面临的新形势、新要求。

建设健康中国,迫切需要充分发挥中医药的独特优势;坚定文化自信,迫切需要充分彰显中医药的文化价值;推进供给侧结构性改革,迫切需要充分释放中医药产业的潜力和活力;实施创新驱动发展和"走出去"战略,迫切需要加快推进中医药现代化。

(2) 突出重点、精准发力,加快推动中医药振兴发展。

以贯彻实施《中华人民共和国中医药法》为契机,建立健全中医药事业发展体制机制;以人民健康为中心,充分发挥中医药在防病治病中的独特优势;以满足需求为导向,着力提升中医药健康服务供给水平。

(根据 2019 年 11 月在北美校友会学术年会上的演讲 PPT 整理而成)

(八) 黄冈中医药大健康产业发展的思考

2019 年 10 月 25 日,全国中医药大会召开,习近平总书记对中医药工作做出重要指示:要遵循中医药发展规律,传承精华,守正创新,加快推进中医药现代化、产业化,坚持中西医并重,推动中医药和西医药相互补充、协调发展,推动中医药走向世界。

以下就我国中药现代化发展概况,及湖北省中医药大健康产业发展概况,论述黄冈四大中药品种(蕲艾、茯苓、苍术、菊花)现代化发展对策以及黄冈"李时珍中医药健康谷"建设思考。

1. 我国中药现代化发展概况

（1）中药现代化发展历史。

1982 年，"发展现代医药和我国传统医药"被写入《中华人民共和国宪法》；1985 年，《中华人民共和国药品管理法》施行；1988 年，《药品生产质量管理规范》颁布；1998 年，"中药现代化科技产业行动计划"实施；2001 年，"中医药现代化研究与产业化开发"项目正式启动；"十五"开始，"中药现代化"一直作为国家科技重大专项的重大课题进行研究。

（2）中药现代化主要成果。

①基本弄清了中药资源种类。我国于 2011 年启动了全国第四次中药资源普查。植物类中药资源种类 14000 余种，相比第三次普查增加了 3000 多种；药用植物特有种有 3150 种；共发现 2 个新属、75 个新种；栽培品种 736 种；有 18 个县突破 1000 种。

湖北省于 2011 年启动中药资源普查，普查植物类中药资源 4245 种，比第三次普查植物类中药品种增加 856 种；发现征镒麻属新属 1 个，为全国 2 个新属之一；发现征镒麻、武陵酢浆草、征镒囊吾等新种共 12 个，新品种发现数量仅次于广西，居全国第 2 位；湖北省特有种 930 种，仅次于四川、云南、贵州，居第 4 位。

②基本实现了中药资源人工生产。全国中药材种植面积近 1 亿亩，产量达到 2000 余万吨，栽培品种 736 种，以栽培为主的药材 200 余种（产量占全部药材用量的 80% 以上）。茯苓、菊花、三七、天麻、厚朴等均以栽培为主。

湖北省中药材种植面积约 400 万亩，中药材产量 100 余万吨，居全国第 7 位，中药材产值 200 余亿元，有中药材加工企业 200 余家，已建成中药材示范基地 41 个；6 家企业进入全国医药企业百强，拥有"健民""龙牡""马应龙""本草纲目"等中国驰名商标。中药材 GAP 认证品种 6 个，基地 7 个。基本解决了药材资源的需求问题。

③初步揭示了中药、中药复方物质基础。一批中药、中药复方的有效成分、

有效部位、作用机制得以揭示;有效部位中药、组分中药、免煎颗粒应运而生,中药生产工艺科学化水平进一步提升,中药质量控制针对性进一步增强,中药国际化道路向前迈进。

④开发了一批重大疾病防治药物。中药是防治重大疾病的重要药物来源:青蒿素(治疗疟疾)、紫杉醇(治疗肿瘤)、喜树碱(治疗肿瘤)、麻黄素(升压、抗休克)、云南白药(治疗外伤)、复方丹参滴丸(治疗心血管疾病)、麝香痔疮膏(治疗肛肠疾病)、六味地黄丸(保健)。

我国从 2008 年开始启动"重大新药创制"科技重大专项:截至 2019 年,139 个品种获得新药证书,其中 1 类新药 44 个;中药获 32 个新药证书,48 个品种获得了临床批件,建立了 21 个中药现代化科技产业基地、4 个中药材规范化种植基地。

⑤中药生产技术大幅度提升,中药第一、第二、第三产业基本形成。

中药工业:代表产业发展现代化程度的中药工业总产值已由 20 世纪 80 年代初的 200 余亿元增加至 2018 年的 8300 余亿元,增加近 40 倍,约占我国医药工业总产值的 1/3。中药农业产值近 700 亿元。中药商业:基本建立了覆盖全国的中药商业、服务业体系。

2. 黄冈四大中药品种现代化发展对策

立足黄冈"一县一品"道地药材,发挥黄冈深厚的中医药文化底蕴、丰富的中药材资源、良好的中医药大健康全产业链发展基础,围绕"产品、服务、文化"布局"一县一品"道地药材现代化发展。

产品:开展市场调研,确定重点领域,开展供给侧改革,开发优质产品。

服务:完善服务链(栽培、加工、销售),改变服务模式,提高服务效率。

文化:打造李时珍中医药文化品牌,强化质量意识、绿色意识。

以"药"为重点,打造"医、养、食、游"产业融合发展。例如,从优质药材药品(复方、单方、单一成分)、医疗器械(艾灸条、创可贴、手术贴)、日用品(牙膏、蚊香)、化妆品(面膜、保健霜、香水)、食品添加剂(香精、抗氧化剂)、洗护用品(洗发水、沐浴液、洗手液)等方面开发蕲春蕲艾、英山苍术、罗田茯苓、麻城菊花等。

3."大健康"的内涵及基本特征

(1)大健康是中国的国家战略。

2016年10月25日,中共中央、国务院印发并实施《"健康中国2030"规划纲要》,标志着"健康中国"建设作为国家战略,从国家层面推动实施。

2017年10月18日,习近平总书记在十九大报告中指出,实施"健康中国"战略,明确提出坚持中西医并重,传承发展中医药事业。

(2)大健康拓展健康服务的广度。

《"健康中国2030"规划纲要》提出"共建共享、全民健康"的战略主题,立足全人群和全生命周期两个着力点,提供公平可及、系统连续的健康服务,实现更高水平的全民健康。全人群:惠及全体人民,突出解决好妇女儿童、老年人、残疾人、低收入人群等重点人群的健康问题。全生命周期:覆盖人生、老、病、死全生命周期,实现从胎儿到生命终点的全程健康服务和健康保障,全面维护人民健康。

(3)大健康提升健康理念的深度。

第一,健康概念从客观化向主观化转变;第二,健康概念从标准化向个性化转变;第三,健康概念从医学向社会化转化。"完好的身体素质、精神健全和和谐的社会关系"体现着现代社会"大健康观"的理念。21世纪已进入人人追求健康保健的新时代。

(4)大健康是大产业,是以健康行业为主导的产业融合。

产业融合是医学模式转变的需要,是健康产业发展的趋势,是健康产品集成创新的需要,也是市场和利益的驱动结果。

(5)大健康是大数据,是以数据化为特征的健康管理模式。

疾病谱的改变导致快速准确的健康信息需求增加,可穿戴设备的发展使健康信息的数字化成为可能,大数字技术使数字医疗从1.0时代进入2.0时代。大健康是一种健康理念和国家战略,更是一个产业概念。可从三个角度诠释大健康的基本特征:①从健康产业发展看,除规模大外,其还是健康概念主导的产业融合。②从社会发展和科技进步看,科技含量增加,集中体现为健康服务过程的数字化和信息化,以及健康大数据的管理和综合分析。③从健康理念看,最终以人的身心自由和主观感受提升作为健康服务的实现标准。

4. 黄冈"李时珍中医药健康谷"建设思考

黄冈是药圣李时珍故里,中医药文化底蕴深厚,应努力挖掘、传承、弘扬李时珍中医药文化精髓,以中医药文化产业为引领,以塑造李时珍中医药文化品牌为核心,推进中医药医疗、中医药农业、中医药工业、中医药商业、中医药养生产业融合发展。

2017 年 1 月 25 日,中共中央办公厅、国务院办公厅印发《关于实施中华优秀传统文化传承发展工程的意见》。该意见指出,文化是民族的血脉,是人民的精神家园。文化自信是更基本、更深层、更持久的力量。中华文化独一无二的理念、智慧、气度、神韵,增添了中国人民和中华民族内心深处的自信和自豪。

中华传统文化、中华医药文化承载中华文化基因,延续中华文化血脉,体现中华文化本质。其中李时珍中医药文化是优秀代表,明代著名文学家王世贞在《本草纲目·序》中称该著作为性理之精微、格物之通典、帝王之秘箓、臣民之重宝。2011 年,《本草纲目》(金陵本)入选联合国教科文组织《世界记忆名录》。英国生物学家、进化论奠基人达尔文称《本草纲目》为"1596 年的百科全书"。李时珍画像镶嵌在莫斯科大学的礼堂走廊(目前只有两位中国科学家的画像位列其中)。

(1)李时珍中医药文化品牌塑造。

①文化挖掘(融入企业生产、人民生活):提炼李时珍中医药文化精髓,涵养现代中医药企业文化,推进李时珍中医药文化活态利用,深度嵌入人民生活。

②李时珍中医药文化品牌宣传:加强李时珍相关品牌的知识产权保护,继续办好李时珍蕲艾健康文化节、李时珍中医药大健康国际高峰论坛等文化展示活动,拓展李时珍中医药文化宣传基地建设。创新宣传方式,新媒体是一个宝

库,要努力挖掘,加以提高。如利用微信平台,推广中医药治疗典型案例、中医药知识问答竞赛、中医故事征文、中医科普讲座通知等。

(2)李时珍中医药文化产品研发。

①中草药产品(中草药健康衍生品):立足"一县一品"道地药材,瞄准市场需求,做好产品深度开发,用好产品、树好品牌。

②文化旅游产品:立足李时珍历史文化资源,进一步加强中医药健康旅游景区建设,引导游客在文化旅游中感知李时珍中医药文化。

(根据 2019 年 11 月在李时珍中医药发展大会暨黄冈大健康产业招商推介

会的演讲 PPT 整理而成)

(九)基于治未病思想的中医特色健康管理服务体系构建

随着人口老龄化进程的加速,慢性病的发病率也在不断上升,如何有效地利用有限的卫生资源防治慢性病,最大限度地降低医疗费用、减轻社会经济负担、提高居民的生活质量,满足居民日益增长的卫生保健服务需求,是新时期赋予我们的历史使命,也是我国医药卫生体制改革的重心所在,因此,人们期盼健康管理的服务模式。

背景:①现有医疗服务模式不能满足居民健康需求。②人口老龄化进程加快。③年轻人群亚健康、慢性病增多。人民的健康资源是可持续发展的根本动力,但目前缺乏完整的健康管理体系干预危险因素以维护人民健康。④国家政策:党的十九大提出实施"健康中国"战略,把人民健康放在优先发展的战略地位,整合健康资源、健康产业,建设人人共建共享的健康中国。

2016 年 10 月中共中央、国务院发布的《"健康中国 2030"规划纲要》提出立足全人群和全生命周期两个着力点,提供公平可及、系统连续的健康服务,要覆盖生命周期,实现从胎儿到生命终点的全程健康服务和健康保障,全面维护人民健康。

1. 治未病理论

《素问·四气调神大论》曰:"是故圣人不治已病治未病,不治已乱治未乱,此之谓也。"《金匮要略·脏腑经络先后病脉证治》曰："上工治未病,何也……治未病者,见肝之病,知肝传脾,当先实脾。"唐代医家孙思邈在《备急千金要方·论诊候第四》中记载:"上医医未病之病,中医医将病之病,下医医已病之病。"清代温病学家叶天士根据温病发展规律提出"务在先安未受邪之地"。

2. 构建中医特色健康管理服务体系

(1)中医治未病预防保健体系。

以中医养生保健理论为指导,以中医治未病为核心内容,针对不同个体持之以恒地进行综合调养,达到养生保健的目的,最终使服务人群提前预防疾病和控制疾病的发展,对当前医药卫生体制改革探索新的预防保健服务模式具有积极意义。

中医治未病思想与现代健康管理模式有相通吻合之处,以中医预防为先的健康观为核心,以预防和控制疾病、提高人群生活质量为目的,针对个体及群体生活方式相关的健康危险因素进行检测、评估、干预的全人全程全方位的医学服务过程,逐步构建具有中国特色的健康管理模式值得重视。

健康干预是健康管理的关键所在,与西医主要针对病因相比,在健康干预的手段和方法上,中医治未病更具优势。中医可通过体质辨识,并根据体质类型建立有针对性的健康调养。

(2)基于治未病思想的健康管理模式。

基于治未病思想的健康管理模式包括健康信息采集、健康状态辨识、个性化健康干预、疗效评估与动态跟踪。其目标是以健康状态为中心,建立结构完整、内容充实、覆盖全生命周期的治未病健康服务体系。以高血压为例,高血压与中医学的"眩晕""头痛"等关系密切。病位主要在肝、肾,并涉及心、脾。病机主要系阴阳失调,本虚标实,临床多见肝肾阴亏、肝阳上亢的下虚上实证,并可兼夹风、火、痰、瘀等。中药疗法:①阴虚阳亢:镇肝息风汤加减。②肝肾阴虚:杞菊地黄汤加减。③阴阳两虚:二仙汤加减。起居有常,劳逸结合,控制体重。针灸疗法、推拿疗法、传统体育运动(太极拳、气功、步行等)以治未病,减轻精神压力，保持心理平衡。合理膳食：减少钠盐、膳食脂肪摄入，补充钾和钙（绿叶蔬菜、鲜奶、豆类制品等），多吃蔬菜和水果，戒烟酒。

3. 中医治未病的应用价值

中医治未病理念发展到现在，其技术已趋于成熟并在临床实践中发挥着非常独特的作用，被世人誉为"绿色自然疗法"，广泛用于指导人们的养生保健实践，以提高生活质量。中医治未病在当代受到了前所未有的全民关注，尤其在疾病预防领域体现了重要的应用价值。

（1）降低医疗成本。

中医治未病立足于中医学独特的理论，有针灸、推拿、药膳食疗、健身气功等丰富的简便廉验方法，能有效地控制重大疾病的发病率和死亡率。更为重要的是，其可以降低基本医疗成本，缓解我国目前"看病贵"的医疗难题，特别适合人口众多的发展中国家的国情。

（2）健全服务体系。

中医治未病一方面有效扩大了目前医疗卫生的服务范围，打破了过去单纯靠医院的模式；另一方面有效地发挥了其预防保健作用，为广大患者提供了养生康复方面的保障，特别是对于广大农村地区人群和低收入人群，可以通过这种简便廉验的方法技术的应用，来满足他们的健康需求。

（3）指导健康投资。

首先要树立个人科学的健康意识，有了健康意识，才有健康的心理和健康的生活方式。具体来说，预防现代文明病要从改变不合理的生活方式入手，寻求适合自己的养生保健方法，并将养生实践活动生活化。其次要建立预防保健体系，从政府、社会、个人三个方面采取综合性的措施，积极倡导全民健身活动。

（4）加快人才培养。

中医未病学作为中医学的分支学科，其人才培养模式应符合中医教育的特点。一般认为，中医教育可以分为师承教育、院校教育和自学成才等模式，其中师承教育是中医教育不可或缺的教育模式。院校教育使中医教育规模化，教育科目更加丰富,培养的人才数量也会极大地增多。如果说师承教育的优势在于可以传承医家的学术思想和学术经验,院校教育的优势则在于推动学科体系的构建和发展。因此,中医治未病的教育模式应当符合中医教育的特点,将实践技能与理论体系并驾齐驱,院校教育与师承教育有机结合,构建全方位中医治未病人才培养体系。要培养这样一支队伍,需要搭建人才平台,离不开国家、行业和社会多方面的沟通和全方位的扶持。

(根据 2019 年 11 月武汉演讲稿整理而成)

三、中医药高等教育心悟

(一)对中医临床基础学科建设的再思考

1. 关于学科属性的认识

1997 年国务院学位委员会对中医学科专业目录进行了调整,将"伤寒论""金匮要略""温病学"三门传统经典课程合并组建为中医临床基础学科,合并时学科属性基本界定为属于中医基础与临床学科之间的桥梁学科,其理由是就原学科而言,这三门课程均在大三至大四开课,学生在掌握了中医基础知识后,再学习这三门课程的相关知识则易于理解,而伤寒、温病的辨证方法及理论诊治体系,又是中医临床思维不可缺少的精华所在,此为理由之一。理由之二,温病学、伤寒杂病论除了六经辨外感、脏腑辨杂病的普遍性指导意义外,其辨证规律及经方运用规律对临床的指导,基本覆盖了包括五官、骨伤、职业病在内的临床各科。除了桥梁学科这一观点外,还有学者认为其属于兼有中医基础性质的临床学科,或界定为解决临床诊治问题的临床实用学科。因此,就中医临床基础学科的发展看,有强调临床对学科发展的重要性的,亦有将学科发展方向放在实验研究方面的,总之,学科属性不明。

2. 学科发展现状及存在的问题

学科合并之初,是缘于伤寒论、金匮要略、温病学同属经典学科,且学术源流上有联系,希望通过学科的合并,强强联合,或在新学科、新思维下产生以下学科分支或课程:由温病学基础理论及相关著作重组分化诞生出经典温病学,由温病学与伤寒论有关理论及方药重组分化出现代传染病学、中医临床方法论学、中医临床疑难杂病学等。显然,实践证明这一目的未能达到。但学科合并取得了如下成绩:①师资互通:精通伤寒论的教师在教授温病学或金匮要略后,有助于加深对经典的领悟,有助于培养一代名师。②确立了经典理论在培养中医临床专门人才中的重要地位,如国家中医药管理局实施的中医优秀临床人才培养工程,均以熟读经典为首要条件。③部分优秀学科建设单位将经典学科由基础回归临床,组建学科专科病区,运用经典的理法方药指导疑难病防治,取得了显著成就。

任何学科发展都有其自身规律。由于受学术队伍人才、财力限制,加之该学科理论自身具有独立性、完善性,以及人们对学科定位的偏差,同时受整体中医药发展的制约,近年来突破性理论甚少,该学科学术发展缓慢,渐进趋于平台期。另外,该学科各研究方向发展不平衡,尤其涉及学科学术核心问题,如六经、卫气营血辨证实质、动物模型等的研究较少,人才投入不足,文献研究相对滞后,临床大规模、多中心研究力量单薄,难以承担重大课题,且全国各院校中该学科师资队伍萎缩、课时减少的现状仍未改善。

3. 学科建设思路

（1）创立学科新模式。

中医临床基础学科创立的中医辨证理论体系、原则与方法（六经辨证、脏腑经络辨证、卫气营血辨证、三焦辨证）及创制保留的大量疗效卓著的方药（经方时方）,在中医临床中具有不可替代的重要而深远的指导意义,是中医整体观、动态观、辨证论治精华特色最集中的体现。因此,学科新模式的核心是基础回归临床,突出中医经典对临床的指导作用,从实践中诠释、丰富发扬中医经典理论,以疑难病、自身免疫性疾病、病毒性疾病、功能失调性疾病为突破口,创造特色,形成规模,为学科持续性发展铺就新平台。

（2）确立稳定的学科研究方向。

随着时代进步,如何发挥经典学科优势,与时俱进,继承与发展将是永恒的主题。因此,必须以经典理论为指导,不断探索新时期新疾病的辨证规律,为学科发展不断注入新内容、新思想、新理论、新活力;同时直接投身临床、科研主战场,为相关疾病提供更快捷、更有效的防治方法,将是学科发展的必然趋势。中医临床基础学科应通过全方位、立体式研究阐释医家的学术思想、理法方药深刻内涵、方药配伍机制等,这是学科发展的必经途径和方法。具体而言,必须把握的是六经辨证与卫气营血辨证实质研究、经方及温病方治疗疑难病的临床与实验研究等,这些涉及中医教学改革的瓶颈问题,正是制约学科发展的关键所在。

4. 专科专病建设

加强专科专病建设,是学科建设的重要组成部分,是集中人财物创造和开发学科拳头产品的有效途径,其有利处有三:①突出中医特色,提高中医疗效;②拓宽医疗市场,提高两个效益,增加医疗教学资源;③有利于专业队伍建设和发展中医学术。只有培养出一批名副其实的临床专家,中医学术的振兴和发展才有坚实的人才基础。

（原文载于《教材教法》,(2004)09-0047-01）

（二）对高校院（系）一级管理体制改革的思考

1. 院（系）一级常见管理模式及与学校的关系

院（系）管理模式属于高等教育微观管理的范畴,是高校内部管理组织形式之一,常见有以下几种:①校—院—系三级管理模式。②校—院二级管理模式。即在大学中只设校、院两级管理机构,院之下不设系,只设教学部和科研所。③混合型管理模式:在大学中同时存在校—院二级管理模式和校—院—系三级管理模式。④院—系二级管理模式,此为大多数未升格为大学的高校实行的管理模式,以往在这种体制下,学院往往将很多管理权力集中在院部一级,系里基本没有太大的管理权限。

就学校与院(系)的关系而言,主要是领导与被领导、管理与被管理的关系。鉴于此,首先院(系)应该有较多的自主权,特别是教学、科研、人事、财务等权力的下放是院(系)发挥主动能力性和积极性的前提;其次,学校应保留所授予权力的最终决策权和终审权,这是非常有必要的。院(系)与内部系、所之间的关系首先是管理和被管理、协调与被协调的关系,学院内部系、所一般无行政管理权力,管理权限在院(系)一级,学院与内部系、所之间的关系一般属于学术关系和一定的教学、科研管理关系,与院校之间的行政管理关系不同,因此学院一般不是以行政命令的形式要求内部系、所完成任务,而是以教学或科研目标责任制的形式来管理。学校的职能处室与院(系)下设的系、所、教学部、中心存在着指导与被指导的关系,明确这些关系,对于理顺校内的管理组织十分重要。

2. 院(系)的管理职能定位

学校内部管理体制改革的关键是管理重心下移,院(系)成为学校管理的主体,即成为管理中心。而学校则立足于宏观调控,成为决策中心。学校不能干涉院(系)内部管理事务,一般采取目标管理责任制形式。学校保留重要事宜的最终决策权和审定权,目的在于有效监督,完成学校整体目标;院(系)内部的所(中心)、教学部是教学、科研的基本单位,其主要职责是提高教育质量和科研水平,最后归结为提高院(系)的整体教学、科研水平。因为院(系)内部系、所不具有行政管理权限,故定位为"质量中心"较为妥当。院(系)成为管理中心后,学校除保留在招生和分配、基建、财务预决算、资格评定和任免、重点学科和重点实验室建设、重要科研项目管理、教学目标管理和对外交流等重要方面的权力外,其他权力可授权院(系)决策或执行。

3. 院(系)管理体制改革方向

（1）将管理重心放在院(系)一级。

无论是何种管理形式的改革,均应着眼于基层释放能量,调动教师和科研人员的积极性,最终提高办学和管理效益。高校中教研人员主要是用知识在各自的学术、专业领域内进行学术性工作,而且各学科、专业的学术权威是学校中权威的基础,学校教研工作的好坏取决于院(系)工作的好坏。高校的组织结构既是一种松散连接的组织系统,又是具有学科、专业和事业行政单位双重权力的矩阵式结构,院(系)一级正处于这种矩阵式权力结构的交叉点上,这就使院(系)一级组织处于重要的位置,只有将高校管理的重点放在院(系)一级,才能大量精简校部一级的行政管理机构,转变其职能。

（2）推行院(系)目标责任制管理。

其目的是创建适应社会主义市场经济体制,符合教育规律和经济规律的目标责任制管理体系。其具体设想是院(系)拥有教学、科研、人事、财务等方面的管理自主权,在此基础上拟定并实施单位发展规划,决定本单位教学、科研组织形式,负责教师队伍建设,负责学生的培养、教育和管理,负责学科建设,组织科研立项,制定内部分配方法,在财务、审计部门的指导与监督下,自主分配各项奖金。学校对院(系)实行目标管理,审定该单位的发展规划,考核年度计划和院长(系主任)任期计划完成情况,根据发展程度和潜力来决定资源配置和支持力度。同时,学校应监督院(系)加强规章制度建设,建立有效的调控机制以防止院(系)出现各自为政、只顾院(系)利益而不顾大局的倾向。

（3）建立新的、明确的院(系)领导体制。

①院(系)实行院长(系主任)负责制。院长(系主任)全面负责院(系)的日常工作,向校长负责,副院长就分管工作向正职负责。院长(系主任)的主要职责:作为目标责任制的责任人,领导院(系)专业建设和教学工作,领导院(系)的学科建设和科研工作,领导院(系)的机构设置和人事工作,负责管理院(系)的各项经费,主持院(系)教学、科研和行政管理等方面的其他工作。

②院（系）的党总支或分党委主要起监督保证作用。党组织一般不干涉院长（系主任）的日常管理工作，其主要任务是监督保证方针、政策和学校的决定在院（系）的贯彻执行，参与讨论和决定院（系）教学、科研、行政管理工作的重要事项。学生思想政治工作和德育工作一般由党政共同组织实施。

③建立院（系）常务会议例会制，建立有助于科学决策、规范管理的监督机制。试行教授委员会集体决策基础上的院长（系主任）负责制。教授委员会是院（系）重大问题的决策机构，原则上以院（系）为单位成立，在现岗教授、学科带头人和学术骨干中选聘。在条件许可时可建立学术委员会、教学委员会等会议咨询机构，协助院长（系主任）的工作，目的是促进决策的科学化和民主化，也促进学术权力的发挥。

（三）"温病学"课程教学原则探析

温病学是脱胎于经典名著中的学科，兼具基础理论与临床学科的双重属性。如何从学科特点和培养人才的要求出发，深化"温病学"课程的教学改革，是温病学教学工作者关注的问题。笔者近年来在温病学教研方面做了一些有益的尝试，提出"温病学"课程教学中应注意的几项原则，现分述如下。

1. 系统教学原则

首先，要明确温病学有独特和系统的理论体系，以及根据病因、病机、诊断来辨证治疗四时温病的格局，这种格局体现了温病学学术的完整性。其次，要让学生明了温病学学术传承的系统性，内容如下：①《黄帝内经》《伤寒论》的外感辨治理论→刘完素的六气化火论和寒凉用药原则→叶天士的卫气营血辨证→吴鞠通的三焦辨证→清代其他温病学家的学术特色→现代温病学家对温病学理论体系的研究和创新；②《黄帝内经》的三焦气化理论→叶天士、薛生白有关三焦论治湿热病的学术经验→吴鞠通的三焦辨证；③将三焦气化学说与三焦分证及湿热病的论治联系起来。最后，要将诊法、治法与中医诊断学的有关内容联系起来。在讲解温病诊法特色时要突出重点，避免重复。

2．整合教学原则

温病学是中医学中比较年轻的学科，具有与现代医学研究相结合的优势，其理论不仅适用于外感热病，而且适用于临床各科。教学中可将温病学有关内容进行整合，将最新研究成果充实到教材中。在讨论温病学的学科地位时，通过介绍临床及科研应用的事例，让学生了解并掌握温病学理论能解决哪些问题、目前研究到什么程度、面对社会需求如何发展等。温病学与伤寒论、金匮要略同属于中医临床基础学科，三者互通互补，有利于学科的发展。因此在讲授温病学辨证体系时，可将《伤寒论》中的有关内容联系起来，通过辨证内容的整合，使学生对三大理论体系有一个清晰的认识。如要弄清卫气营血辨证的实质是一种识别温病由浅入深、由里达表的动态变化，贯穿着知传防变、分层次、分证施治、早期治疗的辨治思想，而且这种辨治思想适用于任何疾病。三焦辨证含有脏腑辨证和病程阶段的双重含义，同属于外感辨证体系的伤寒六经辨证有异于以上两种辨证，故在教学中应讲清三者之间的联系和区别。

3．直观教学原则

传统的温病学教学方法以灌输式讲授为主，学生学习的主动性不高。为了提高教学效果，可将灌输式讲授改为直观式教学。理由有二：一是温病诊法中的辨舌验齿，辨斑疹、白㾦部分，属于基本技能，具有直观性特点，可利用多媒体电子化教学方法（如视频、幻灯片、图片等），加强学生对这些内容的感性认识；二是温病学的实用性，要求采用案例教学等直观教学模式，使书本内容贴近临床。另外，用示意图显示温病学发展史及常见温病的病理演变过程，也有利于学生对书本知识进行综合、归纳。其他如开设实验课、制作温病卫气营血模型等，也能增强学生的感性认识，有利于将传统温病理论与现代研究基础知识结合起来。

4．突出临床原则

温病学的学科性质决定了贴近临床是其教学中必须遵循的原则。贯彻这一原则，首先应在讲授理论问题时避免以经解经，要从指导临床运用的角度出发,着重分析其临床意义及运用规律。例如,讲解伏邪学说时,只简略介绍其原始含义和邪伏部位,应着重讨论临床指导意义,必要时可列举病例佐证。讲解温病治法时,应着重阐明临床运用要点,避免解词释义式的理论讲解。讲解温病病种时,除了对各病的定义和病因、病理做简要介绍外,源流部分可安排自学,教师应将主要精力放在讲解辨证论治上,特别要注意联系临床实际。学习几个病种之后,可选择一些典型病例让学生讨论,以训练学生应用理论知识解决实际问题的能力,启发学生的创造性思维。进行案例教学时,要突出温病辨治的整体性,引导学生学会运用温病辨证体系分析案例中的主证。

贴近临床的另一个重要教学手段就是临床见习。由于四时温病受季节性、地域性的限制,许多病种很难集中出现在一个学期里,这就要求教师除按大纲要求安排临床见习外,还应利用课余时间收集和分析一些与温病学内容相关的病例。

(原文载于《湖北中医学院学报》,2002,4(1):54-55)

（四）对重编《温病学》教材的设想

根据国家中医药管理局科教司有关会议精神,传统主干课程"温病学"的教材主编遴选工作正在进行中。有感于此前数版教材的得失,笔者提出几点有关《温病学》教材编写的意见,以供同道参考。

1. 编写指导思想

新版《温病学》教材应体现科学、学术继承、稳定、简明、时代、实用性的特点,强调时代性及实用性。所谓时代性,即是将现代科研及教学改革成果充分反映到新版教材中;同时,教材应具有开放性及探讨性,允许多元思维方法论介入教材,充分发挥学生的创新思维。所谓实用性即处理好温病学理论与实践、教材与临床技能的关系;最大限度地处理好理论与实践、教材与临床技能脱节的突出问题。此外,在编写过程中还应注意内容编排的技巧性、语言表达的艺术性等。

2. 编写思路

（1）教材内容界定。

首先，应准确把握温病学在高等教育体系中的地位和作用，明确界定教材内容，目前温病学隶属于中医临床基础学科是既成事实，因此必须确定学科性质是以临床为主还是以基础为主。从温病学研究范围看，其主要探讨四时温病的防治，侧重于中医内科学外感热病学术体系，但由于同时有温病病因、诊法及辨证的内容，对临床各科有普遍指导意义，所以有基础性的一面，据此界定教材内容以临床为主，兼顾基础性。其次，教材内容取舍应处理好与中医内科学、中医基础、中医诊断、中医各家学说及温病学经典著作的关系。根据学科的临床性特点，教材内容应以四时温病为主，在此方面予以极大的充实，强化外感病的诊治体系，减少温病病因、诊治方面的内容，避免与中医诊断的重复。温病的辨证是学科的核心内容，应予以保留，但在两大辨证体系的内涵、证的规范化，尤其是三焦辨证的思维模式等方面应予以充实。《温病学》教材的内容主要由叶天士《温热论》、吴鞠通《温病条辨》等经典著作系统归纳、提炼而成，温病学经典著作是"温病学"课程内容的基础，因此教材中应全面反映和包含温病学经典著作中的理论精华和辨证经验，在此前提下，名著选可作为附篇附录，或予以删除。中医内科、儿科教材中诸病种可归编到《温病学》教材中。教材内容的取舍还应该适应不同层次的需要，编写比较规范的《温病学》系列教材是必要的，本科生教材应以温病临床证治的内容为主，以中医临床外感病学术体系为框架选材；研究生教材则主要以临床证治、古典医著、实验研究为框架选材。

（2）编写体例。

编写体例分上篇、下篇、附篇三大部分。上篇仍编为总论、温病的特点和范围、病因与发病、温病辨证、温病的诊法、治疗和预防 6 章。上篇总论部分宜简明扼要，突出重点与特点，应注意将感染症学的概念引入温病学中，切实解决温病学贴近临床、走近大众的问题。在总论中，中医温病学的理论及实验研究进展、各种学说、学术思想均应在教材中有所体现。下篇各论是重点，应占有比较大的比例，首先应按目前临床需要对温病病名进行进一步细化，具体即教材应符合目前大型中医院临床科室设置和疾病分科的实际需要，让学生适应今后的临床工作，以成为合格医生为目标，强化临床实用性。在下篇中，当代温病临床辨治特色、中医急症热病研究进展等内容均应在教材中有所反映。附篇包括温病方剂汇编、常用温病中成药及中药新制剂、温病临床见习、实习指导、案例教学五个部分。部分著作亦选入附篇。此部分亦需注意体现近年来温病学的科研及教学成果。

3. 注意分析前版教材的得失

此前各版教材，特别是第六版《温病学》教材在学术继承发展、吸收现代科研成果及编写体例方面做得颇好，但亦存在着不足。鉴于此，新版教材在编写细节方面应注意以下几点：①概念表达的规范化；②三焦辨证的内涵及临床指导意义；③核心理论体系与其他学术流派、观点的兼容并包及评价；④证方选择的一致性及临床的实用性；⑤温病病名细化应解决的理论问题；⑥中、西医病名的联系，诊断内容的衔接等。

（原文载于《浙江中医学院学报》，2003，27（6）：78）

（五）温病学三式法教学模式对培养学生自主学习能力的探讨

温病学隶属于中医临床基础学科，是理论与临床实践密切结合的学科，长期以来"温病学"课程教学侧重于以继承古代文献为主和单一解词释义的课堂教学模式，不利于医学生动手能力的提高。鉴于此，本课题组在长期教学实践探索的基础上，提出互动式、学导式、直观式教学法相结合的三式法教学模式，经过一段时间的试运用，取得了较好的教学效果，现将该教学模式介绍如下，就正于同道。

1．研究基本内容

（1）互动式教学法。

传统的中医经典教学，多采用教师课堂讲授板书，学生记笔记、课后背书复习笔记的模式，师者累其心，学者乏其味，教学方法单一，学生学习的主动性难以调动和发挥。应迅速改变这一滞后状态，这已在全国温病学教学界形成共识。鉴于此，我们进行了如下尝试：①临床思维训练法。具体做法：教师按病名搜集病例，从课堂模拟病例、临床真实病例、单纯证型病例、疑难病例中分 A、B、C 三级，先在教研活动中统一答案，后在课程中期即学生进入下篇"温病常见疾病"学习阶段，由学生分组讨论，按照课程的进展选择不同类别的答案。按课堂分组辩论→主讲教师点评→学生撰写病案报告的步骤进行，达到师生互动的效果。②主动获取信息法。随着中医课程体系改革的深入，以及学分制的实施，中医本科段总学时中公共课时所占比例加大，"温病学"等经典课程课时占比有所下降，如何在有限课时内向学生提供较大量的信息，是经典课教师必须思考的问题。具体做法：课程前期，由教师提供参考书目及信息查询范围，按照学生检索→选题→查找文献→班级交流的步骤进行，帮助学生了解学科动态，扩大学生的信息量，提高其学习兴趣，锻炼其自主学习能力，启发其创新思维。

（2）学导式教学法。

学生学完上篇内容，对温病学的基本概念、基本技能已初步了解后，在进入下篇教学阶段的第 2、3 章由教师提示章节重点，精讲概念、病因、病机、辨证原则等要点，再要求学生按内容分段分组备课，上台演练讲解。在试点班级的课堂教学中，有的学生能根据自己的理解将教学内容重新编排，还有学生可以讲出新意。在各组讲完后，由教师小结。这种方法锻炼了学生的主动思维，所讲内容经病例分析测试及期末考试成绩分析，有助于学生较好地掌握该章节知识点。

（3）直观式教学法。

该方法包括如下方式。①表格助学法：表格形式具有重点突出、意义明晰、便于记忆等特点，我们将诊法章节大部分内容、下篇各病种病因病理部分及各

医论医话

章的疑难点内容，均以表格形式表示出来，制成挂图，使其一目了然，简洁易记。该表格内容虽源于教材，但经过整理深化、对比鉴别，其助学价值已高于教材。如温病概念简表、温病病因病理示意图、温病常用方剂比较表、常用温病舌苔比较表等，均打破了教材原有体例，纵横交错，前后贯穿，使内容更加简明扼要，便于记忆。②图片模具教学法：温病舌诊是诊法章节的重点及具有特色的内容，我们通过多年教学实践，对各类温病舌诊图片进行了整理、归类，在教学中以边看边讲、先看后讲等方式，加深学生的印象。③利用多媒体等电子化教学方法，制作温病学多媒体教学课件，首先是制作诊法章节课件，在此基础上，拓展至 8 个常见病种，介绍各个病种的辨治方法，充分发挥多媒体教学直观性和可拓展性的优势。虽然该项研究正处在尝试中，但预计对丰富温病学的教学手段具有实际意义。

2. 研究方法

本项教改试点采用年级对照法，以中医系 96 级、98 级、99 级部分班级为研究组，推行新教学模式，制订教学质量评估表、学生临床处理温病辨治能力评估表，进行综合评估，统计数据，并得出结论。虽然我们的试点工作仅在部分班级开展，但因与另一项研究"中医临床基础学科课程考试方法改革"同步，所以收到了预期效果。

3. 讨论

温病学在明清时期形成，是"年轻"的经典学科，具有与现代临床、现代研究相结合的优势，传统的以经讲经教学法并不适合温病学，而现代教学法更适合这门学科，因此，教学改革的思路应立足于发挥学科的优势和特点。本项研究的重点在于建立三位一体的新教学模式，探索互动式、学导式、直观式教学法的衔接及对学生自主学习能力培养的不同作用。在推行这种教学模式的过程中，我们体会到，今后在扩大电子化教学范围、充实多媒体课件方面应多做努力，并与温病学实验课同步进行，将会收到更佳的教学效果。

（原文载于《素质教育》）

（六）中医药高等专科学校服务经济社会特色办学的实践与探讨

随着国家以及湖北中长期教育改革和发展纲要的出台,国家中医药事业发展规划的发布,医药卫生行业领域及社会经济发展亦对医药卫生人才培养提出了新要求。地处市州的中医药高等专科学校如何发展? 以下从湖北中医药高等专科学校的现状分析入手,立足湖北省以及荆州市经济社会和卫生事业发展实际,剖析特色办学的内涵,认为应依托区域经济社会,按照可持续发展原则,遵循高等中医药教育的本质规律。在科学定位的前提下,特色办学是中医药高等专科学校发展壮大的出路之一。专科类高校办得好坏的关键不是规模大小,而是如何把握职业性、区域性,办出特色,形成自己的办学理念和办学风格。

1. 现状分析

湖北中医药高等专科学校是全国第一所中医药高等专科学校,是由国家中医药管理局、湖北省卫健委、荆州市人民政府三方共建的学校。学校坐落在历史文化名城荆州,占地面积 735 亩(49 万平方米),建筑面积 30 余万平方米,教学功能齐全、设备先进、环境优美、交通便利。

学校设有公共基础部、医学基础部、中医系、中药系、医疗系、护理系、中专部、继续教育部、思政课部 9 个系部,拥有一支学历层次高、职称结构合理,具有较强教学能力和丰富实践经验的“双师型”师资队伍。学校重视实践教学,拥有多所附属医院和 1 所省级标准化实验动物中心,同时与湖北中医药大学、荆州市中心医院建立了战略合作伙伴关系,在全国 140 余家二甲以上医院建立了临床实习基地,与 20 余家医药保健企业、公司建立了校企合作关系。

学校以 3 年制普通专科教育为主体,开设有临床医学、口腔医学、中医学、中医骨伤、针灸推拿、康复治疗技术(中医康复方向)、医学美容技术(中医美容方向)、中药学、中药制药技术、药品经营与管理、护理、助产、医用电子仪器与维护等普通专科专业,面向全国招生,同时联办有社区护理和中药学自考本科班,现有在校学生逾万人。湖北省乡村医生培训中心设在学校，承担着全省乡村医生培训任务。

湖北中医药高等专科学校作为中医药高等专科学校，既具有医药类院校的共性，又具有专科类院校的特点。目前全国独立建制的中医药高等专科学校，普遍规模不大，专业门类相对单一，规模近万人的有湖北中医药高等专科学校、安徽中医药高等专科学校等，其他在 5000～8000 人不等。在与兄弟学校比较后，我们认为，湖北中医药高等专科学校具有中医药学科、西医学科并重的优势，作为行业特征明显但专业单一的专科类高校，谋求特色发展是其努力建设高水平学校的必然选择。我们认为，专科类高校办得好坏的关键不是规模大小，而是如何把握高教性、职业性、区域性，办出特色，形成自己的办学理念和办学风格。

2. 学校特色发展的实践路径

（1）办学理念的特色。

一所享有较高声誉的高校，实际上是先进办学理念的物化状态。湖北中医药高等专科学校坚持以质量建设为核心，以专业建设为重点，以师资建设为关键，以改革创新为动力，强管理、激活力，努力开创学校内涵发展、特色发展的新局面的指导思想，坚持"特色弘校、文化塑校、人才强校、校院结合、产学合作"的办学理念，确定长远目标为建设省内一流、国内知名的示范性中医药高等专科学校。这是基于学校办学的背景，结合人才培养模式特点而提出的。因为学校集医学教育、科研和临床于一体，中医药特色突出，中西医、药、护多学科协调发展。因此必须树立现代医学教育意识，确立适应区域经济和城乡基层医疗卫生事业发展需要的人才培养模式，走"校院合作""工学结合"的道路。

（2）办学定位的特色。

办学定位的特色是特色发展的前提和基础，是学校办学方式与角色的理想选择。学校通过广泛讨论，将服务经济社会作为形成办学特色、促进学校可持续发展的重要途径,明确办学定位是立足湖北、辐射全国、培养面向基层的较高素质医药卫生技能型人才,服务于地方医疗卫生医药领域。学校由原来的中医药学校和卫校合并而来,地处市州,无资金优势。不能不顾自身内在的条件和实际情况,忽视地方区域的要求和学校内在的差异,一味向"高大全"看齐,盲目上攀,这样势必会在竞争中丧失优势,影响学校的特色发展。

3. 专业建设的特色

专业建设是最能体现办学特色的重要因素,也是衡量学校办学水平的重要标志。

特色专业是指适应区域经济发展的要求,充分体现学校的办学定位,在培养目标、课程体系、专业条件、师资队伍和人才培养质量等方面,具有较高的建设水平和明显特色,并获得社会认同和较高的社会声誉的专业。特色专业是经过长期建设形成的,是学校办学优势和办学特色的集中体现,专业建设特色是特色发展的龙头。中药专业已成为省级重点专业,学校以此为契机,推动其他专业的整体建设,努力打造一批品牌、特色专业。按照学校"十二五"事业发展规划的要求,以符合国家政策导向的优势、长线事业为重点,努力培育特色专业、重点专业,有计划、分层次建设校级、省级、国家级重点专业。在修订专业人才培养计划的同时建立不同的人才培养模式,重点修订医学类、医技类专业人才培养模式的教学改革方案。

4. 课程建设的特色

课程建设的特色体现了 3 大原则:其一是就业导向原则,依照卫生职业岗位对能力、素质、知识的需求和学生职业生涯发展的需要设置课程。其二是能力本位原则,根据职业岗位关键能力需求,利用新知识、新技术、新方法充实课程体系;例如,在临床医学类专业增设全科医学系列课程、医学影像学课程、中医治未病课程、中医适宜技术课程、社区预防卫生保健课程、精神卫生疾病防治课程等。其三是与职业标准相结合,必须够用原则。

5. 人才培养的特色

（1）人才培养目标特色。

我们认为，作为培养基层一线人才的学校，人才培养目标应着眼于以下几点：一是专科技能；二是素质要求，即全面发展、良好的职业道德、较强的专业技能和可持续发展的能力；三是服务面向的导向性，如适应医疗卫生行业要求、医德医术并重、在技能培养中凸显专业素质等。不同的人才类别有不同的人才培养模式，但每一种人才培养模式的目标必须通过专科技能、素质要求、服务适应性来衡量。

（2）人才培养过程特色。

人才培养模式是人才培养特色形成的途径和保障，也是实行人才培养的关键环节。人才培养模式是学校为学生构建的知识能力和素质结构目标以及实现这样的结构目标的方式和途径，即培养什么样的人才和怎样培养这样的人才的实践和理论概括。例如，医学护理人才的校院（医院）结合模式，医技、药学专业的工学结合模式等。另外，从对中医学人才培养规律的研究结果来看，研究者多认为熟读中医经典，反复临床实践，建立中医思维，提高中医思辨能力，是中医临床人才成才的必由之路。中医防病治病结合是培养中医人才的基本要求，但短学制专科应用型中医人才必须在人才培养模式上下功夫。湖北中医药高等专科学校自 2010 年在中医学专业开办教学改革实验班，采用院校教育与师承教育相结合的模式，希望通过此改革，探索出中医应用型人才的合适培养模式。在构建"院校教育与师承教育相结合"的中医应用型人才培养模式中，始终贯彻三个教育教学思路：①三个结合，即理论与临床教学相结合，实训与实践教学相结合，自学与跟师学习相结合。②三个强化，即强化中医经典理论教学，强化临床实训实践教学，强化中医思辨能力训练。③三个并重，即知、行并重，以行为主；文、理并重，以文为本；医、德并重，以德为先。特别强调中医文化素质、中医经典理论和中医临床能力在人才培养中的核心地位。

（3）人才培养质量特色。

衡量医药类院校人才培养质量的核心指标，是要邀请行业企业参与人才培养质量评价，建立健全以学校为核心、教育行政部门为引导、社会参与的质量保障体系。学校自 2007 年起在各专业中建立了包括医疗卫生管理部门、医院、医药保健企业在内的专业建设指导委员会，参与制订不同类别的专业人才培养方案，参与人才培养质量评价。近年来，学校培养的毕业生服务适应性不断提高，市场竞争力增强。在衡量医药类院校人才培养质量的众多指标中，就业率是重要的核心指标。学校连续三年就业率在 92％以上，医学美容技术（中医美容方向）、中药学、医用电子仪器与维护、口腔医学、针灸推拿等专业连续两年就业率达到 100％。

6. 师资队伍建设是特色发展的关键

（1）"大师资"建设。

学校全面实施"512 人才培养工程"，加强师资培训工作，加大投入力度，在做好校内培训的基础上，有计划地选派优秀青年骨干教师进修、学习。着力提高师资整体素质，不断改善师资队伍的学历结构。加速推进"大师资"建设，充分挖掘市中心医院、附属医院在教学科研方面的潜力，将附属荆州市第二人民医院、荆州市中心医院的人才培养纳入学校整体的师资培养计划，同时在人才培养与师资队伍建设等方面，加强与湖北中医药大学、中国中医科学院等院校的深层次合作，实施"讲座教授""特聘教授"计划，采取多种措施，加大人才引进力度，为新办专业和特色、骨干专业引进适用人才。完善新进教师考核评价机制。完善专业技术职务聘任制度，修订岗位设置方案，加强任职考核和聘后管理。

（2）"双师素质"教师团队建设。

在"大师资"建设中积极培养"双师素质"教师。一个特色专业，必须有由一批优秀教师组成的教学团队作为支撑。"双师素质"教师团队建设是学校特色发展所必需的，一批学术加技术型教师是实现技能型人才培养模式的前提。学校采取自身培养与外聘相结合的方法，"双师素质"教师数量大幅上升。

7. 文化建设特色是特色发展的内在动因

文化建设既是文化育人的需要，亦是学校精神的体现，我们认为，可以从学校精神、制度、行为、物质文化等方面构建学校文化体系。校园人文环境的改善有利于教师人文素质的提升，而学校精神的形成与传承是文化建设的核心。

高专高职文化以表现物质形态的物质文化为基础，以表现观念形态的精神文化为核心，以表现关系形态的制度文化为保障，以表现视觉形态的网络文化为新载体。我们在学校文化建设实践中认识到，文化建立的途径有以下几条：一是挖掘中医药学校的历史传统和文化底蕴，找准学校的精神与文化定位，善于从历史变革中归纳独特的校园文化内涵；二是结合时代精神，积极吸收外校文化和借鉴社会主流文化；三是融合医院、医药企业文化，营造培养职业人才的文化氛围，培养学生的职业素质；四是立足创新，只有敢于创新，高校文化才能与时俱进，生机勃勃；五是注重校园网络文化，这是高校文化新的重要载体与渠道，发挥网络文化的主导作用，以主流文化教育引导大学生健康成长。

针对目前校园环境育人能力不强、文化育人合力尚未形成的问题，学校按照实用、节约、美观的原则，分步实施，完成中医药文化园区系列工程，进一步整治、美化主校区校园环境。以中医药文化景观项目群建设为核心，体现和突出中医药的专业特征和文化特征。例如规划结构，在校园中部，以中医文化广场——荆楚医药馆为中心，形成中医人文核，由核体向外，连接东面"时珍文化长廊"和"中医植物园（百草园）"以及设在实验楼的"中药标本馆"。此部分是校园文化和特色的集中体现区，人文区通过视线走廊和园林的渗透总领整个校园空间。通过中医药文化景观的建设，营造以中医药文化为主题和具有中医药文化特色的校园文化环境，逐渐形成具有荆楚特色、学校特点的校园中医药文化内涵。

围绕学校的办学特色，开展具有针对性的校园文化建设活动，积极推行精神制度、环境、行为文化的协调发展。加强校风、教风、学风建设，培养严谨求实的行为文化。鼓励系部引进优秀的企业、医院文化,搭建校园文化与外来优秀文化对接的平台。启动数字化校园建设,满足学校在信息服务、信息化管理方面的需要。以文化育人为出发点,形成良好的校风、学风和教风。

8. 对特色发展的形成机制的探讨

办学特色是一所学校在长期的办学实践中逐渐形成的比较持久、稳定的发展方式和被社会公认的、独特的、优质的办学特征。中医药专科类院校的办学特色是指在长期办学实践中,逐渐形成的适合经济社会和卫生事业发展要求,符合中医药职业教育本质规律的比较持久、稳定的发展方式和被社会公认的、独特的、优质的办学特征。

湖北中医药高等专科学校在长期办学实践中形成了自己的特色,就是立足湖北省以及荆州市经济社会和卫生事业发展现状,以就业为导向,通过高质量的教学为社会培养大批德智体美全面发展、具有创新精神的应用型医药卫生人才。学校特色发展的形成机制有三。

一是在继承传统与优势中凝练特色。弘扬传统,升华学校的办学观念,深化广大师生对学校发展的高度认同感,凝聚人心,达成共识,从而为学校的特色发展创造强大的推动力。

二是在坚持创新中谋求特色。办学优势既来源于历史的养成,也在于及时、准确把握时代发展的潮流,只有敢为天下先,不断进行教学创新,谋求学校发展新的增长点,才能使一所学校形成鲜明的办学特色。

三是在社会服务中形成特色。应考虑特色专业对社会进步的贡献,特色人才培养对社会行业的贡献;另外,教师为行业、企业的技术服务,应提高服务社会的意识与能力,在服务社会中彰显自己的优势。在适应经济社会需求的同时发展特色,在产学研结合中培养特色。应该重视与服务对象的结合,如学校与企业相结合;重视过程的结合,如知识与劳动、教育与生产劳动相结合;重视人才培养与生产实际相结合等。

(原文载于《中国中医药现代远程教育》,2011,9(21):26-28)

（七）高职中医类专业人才能力考评体系的构建

高职中医类专业是指中医学、针灸推拿和中医骨伤等专业，其培养目标是为农村、基层提供从事中医临床医疗工作的高级技能型专业人才。因此，人才培养必须根据高职教育的特点，以服务为宗旨、以就业为导向、以岗位需求为目标、以专业技能培养为核心、以能力为本位、以人文教育贯穿应用型教学体系为始终，重视世界观、人生观、价值观、社会主义核心价值体系教育，以"校院一体，工学结合"为特色，融"教、学、做"为一体，突出中医思维及实践能力，从而培养出社会需求的中医人才。以下对高职中医类专业人才"能力"的内涵开展研究，以求能构建其能力考评体系，从而全面提高教学质量和学生综合素质，培养更符合中医学自身要求和发展规律的中医人才。

1. 研究背景

（1）世界各国重视职业教育能力考核。

以能力本位为导向的职业教育质量考核评价是许多国家和组织通行的做法。如德国职业教育的"双元制"、英国职业教育的"工学结合"模式、澳大利亚的 TAFE 培训、日本的"产学合作模式"、北美的"能力本位教育"（competency-based education，CBE）和世界劳工组织的"模块式培训"（modules of employable skill，MES)都是重视学生能力的评价。英国爱德克斯国际教育基金会 BTEC 课程采取"课业"考核方式，以实际工作为背景选择"问题"，学生自行设计并实施解决"问题"的方案。澳大利亚 TAFE 课程评估属于"能力本位评估"，主要围绕每一种能力中的三个关键能力范围（技能、知识、态度）进行评估。德国"双元制"职业教育课程考核围绕综合职业能力培养目标进行，包括专业能力、方法能力和社会能力三大方面。

（2）我国正加快职业教育的步伐。

"十一五"期间，中央将职业教育作为发展教育工作的战略重点，采取了一系列重大措施：国务院三次召开全国职业教育工作会议，两次做出大力发展职业教育的决定,先后制定下发了《国务院关于大力推进职业教育改革与发展的决定》《教育部等七部门关于进一步加强职业教育工作的若干意见》以及《国务院关于大力发展职业教育的决定》等文件,将我国职业教育的改革与发展推进到一个新的历史高度。2014年2月26日国务院总理李克强主持召开国务院常务会议,部署加快发展现代职业教育,提出创新职业教育模式、提升人才培养质量等具体措施,为职业教育指明发展方向。

（3）高职中医类专业必须重视学生能力培养。

长期以来,我国中医药高等职业教育沿用学科教育体系,重理论轻实践、重知识轻能力,严重制约了以能力本位为导向的高职教育方针的落实。作为专科层次的职业教育,在教学上应强调专业技能性而弱化专业理论性,注重实用技能教育,所教、所学要实用、有用、管用,要以反复训练、熟能生巧的技能性为主。而中医药高等职业教育既属于高等职业教育,又兼有中医教育的特点,这就要求中医学专业人才的培养既要按照职业人才的培养体系,将动手能力培养放在重要地位,又要着力训练学生中医思维能力,以思维指导动手实践。

2. 传统能力评价与多元能力评价

（1）传统能力评价。

传统能力评价的理论依据两个假设:一是认知是一元的;二是用量化的方法对个体进行恰当的描述。这种评价功能单一,注重甄别与选拔;评价内容片面,过分倚重学科知识,忽视主体的综合评价;评价标准统一,忽视学生个性和个体差异;评价方法单一,倚重纸笔考试,甚至在某种程度上完全定位于试卷分数;评价主体单一,不能有效地发挥评价的导向、激励、调节、改进作用。在这种评价观指引下,评价与教学相脱离,评价失去了个性,学生受到了"伤害"、丧失了个性,更失去了创新精神和提高实践能力的动力。

（2）多元能力评价。

多元能力评价是指在科学的教育价值观指导下,根据一定的标准,运用现代教育评价的一系列方法和技术,对学生的思想道德、学业成绩、实践水平、身心素质、情感态度的发展过程和状况进行价值判断的活动。这种评价内容是关注学生的专业能力类型；评价目的是注重学生各种能力的发展；评价的主体是教师、学生及他方等多方；评价方式是注重学生展示性和情境化，以激发学生的能力发挥。

（3）高职中医类专业学生的多元能力评价。

多元能力评价有任课教师评价、临床带教教师评价、学生自我评价和用人单位评价四个方面。

任课教师评价是主体。教师要改变传统的考评方式，将"理论观点＋生活实例＝结论"转变为"职场情境＋质疑＝能力展现"，将知识考评转变为能力考评，以全方位评价学生。

临床带教教师评价是反馈。中医是一门实践性很强的专业，临床实习是其重要环节。临床带教教师要从学生接诊患者、处理患者、运用中医理论知识等方面考评学生的临床能力。而教学应根据其反馈，进行有针对性、有目的性的调整和补充。

学生自我评价是反思。自我评价是自我诊断、自我调节、自我完善、自我实现的过程。中医学专业学生通过自我诊断，了解能力变化，得出评价结果来指导和改进下一步学习和活动，调节和控制自己的行为偏差，最终提高学习能力，实现学习目标。

用人单位评价是检验。学校培养的学生最终都要走向社会，服务社会，得到社会的认可。因此，学校教学质量的好坏、学生能力的强弱，用人单位最有发言权，做好毕业生跟踪调查评价，有利于学校找出培养过程中存在的问题和偏差，进一步提高学生的能力。

3. 高职中医类专业人才能力评价指标

高职中医类专业人才能力可从四个方面进行评价，即认知能力、思想道德、人文素质、专业技能。

（1）认知能力。

认知能力包含学习能力、自我调节与专业评价能力和创新创造、就业创业能力等。学习能力是指在校基础知识、专业知识、相关技能的学绩，持续学习能力，以及养成自主学习的能力和习惯。自我调节与专业评价能力是指正确认识自身知识的有限性，自觉调整、改变、修正自己的行动目标和计划及对所学专业认知度的能力；创新创造、就业创业能力是指独立思维能力、职业能力、创新能力、就业能力和创业能力。

（2）思想道德。

思想道德包含同情与关爱患者的能力、职业素养与适应能力、与患者沟通的能力。同情与关爱患者的能力是指维护患者的权利，尊重患者的价值观和习俗，以患者为中心，开展人性化服务的能力。职业素养与适应能力是指爱岗敬业、乐于奉献、诚实守信、公平竞争，以及自我调整适应各种变化的能力。与患者沟通的能力是指注重职业礼仪，树立健康的职业形象，以及针对不同的服务对象，采用相应的沟通技巧以得到服务对象的配合的能力。

（3）人文素质。

人文素质包含法律与伦理问题的解决能力、信息管理能力、中华传统文化传承能力、人际交往与语言文字表达能力和团结协作能力。法律与伦理问题的解决能力是指运用法律法规、医学伦理知识解决实际问题的能力。信息管理能力是指应用现代信息技术处理医疗文件的能力。中华传统文化传承能力是指具备一定中华文化传统中医文化知识，继承传统和弘扬中医文化的能力。人际交往与语言文字表达能力是指用语言、文字阐明自己的观点，抒发自己情感的能力，包括合作能力、沟通能力、交往能力、文字能力和口头表达能力等。团结协作能力是指积极主动地与各级领导和同事建立良好的协作关系，尊重他人意见，乐于帮助他人，正确处理集体与个人的关系，具有主人翁意识的能力。

（4）专业技能。

专业技能包含病史采集及病历撰写能力、中医临床思维能力、常见疾病的防治能力、康复保健指导与应用能力、养生指导能力、掌握学科动向与科研能力。病史采集及病历撰写能力是指全面采集病史,规范书写病历,合理分析病历,同时能运用哲学、逻辑学、认识论等思维科学方面的知识的能力。中医临床思维能力是指在临床诊疗过程中,应用自己掌握的中医理论和自身的实践经验,判断和分析疾病本质、发病规律,制订治疗、预防疾病的原则及处方用药过程中所表现的思维能力。常见疾病的防治能力是指应用自己掌握的中医理论和自身的实践经验,制订预防、诊疗疾病的计划和措施,体格检查与基本诊疗技术操作规范的能力。康复保健指导与应用能力是指具有中医药特色的康复保健技术应用能力(物理治疗和作业治疗等方面的技术能力)。养生指导能力是指利用健康养生知识和健康养生技能,从事个人或群体健康养生方面的宣教、咨询、调理、指导、培训和策划工作的能力。掌握学科动向与科研能力是指有一定的文献检索能力,掌握学科动向,科研意识较强,掌握一定的医学科研基本方法,积极参加科研活动。

中医药高等职业教育是发展中医药事业的基础,而教育的关键在于人才和学术。中医药事业能否振兴与发展,能否适应现代社会的需要,关键取决于中医药学术的进步与中医药人才素质的提高,归根结底就是人才培养。而人才的培养离不开正确的人才能力考评,只有建立科学、合理的人才能力考评体系,同时根据考评结果与反馈进行相应的调整与补充,才能建立符合要求的人才培养体系与方案,进而培养和造就出一批素质良好、结构合理的中医药人才群体,才能进一步发展学术,中医药事业才能兴旺发达、代代传承。

（原文载于《中国医学教育技术》,2014,28(6):695-697）

（八）中医学专业人才培养模式的创新与教学改革实践

1. 中医学的学科属性是决定人才培养模式的基本依据

中医学具有自然科学和人文科学的双重属性。中医学的哲学体系、思维方式、研究方法、表达方式、价值观念、发展模式、文化特征等具有较为明显的人文属性。郑守曾说:"中医学是中华民族优秀传统文化的重要组成部分,它的生命力根植于民族文化。这为中医教育率先采用文化的教育模式提供了必要的前提条件。"观历代名医之所以成为名医,除其长期进行临床实践之外,主要原因是绝大部分名医具有深厚的文史哲等人文学科功底,其知识结构与中医学的学科属性相适应。中医的经典著作本身亦含丰富的文史哲知识。王华认为,中医学是科学,但不是单纯的自然科学,其包含丰富的中国古代文化的内涵。植根于中国传统文化土壤的中医药学,是科学与人文交融的知识体系。故中医学具有丰富的传统文化内涵是不可否认的。因此,中医学的学科属性决定了其人才知识构建必须强化传统文化的内容。

2. 中国传统文化是构建中医人才知识模块的重要内容

中医学是中国传统文化的重要组成部分。忽视这种关系将不利于中医学术继承和中医高等教育的发展。中医学必然要与中国传统文化这个整体及整体中的其他部分发生联系,所以要全面、深刻地认识中医学,必然要研究中国传统文化,这样才能全面理解、透彻掌握中医的基本理论、诊疗经验、临床思维。如果人为割裂中国传统文化与中医学的关系,仅仅用现代科技、现代哲学、现代思维方式认识中医学,有时会误解中医学的学术内涵。离开中国传统文化,中医学就是无木之本,无本之根。

中国传统文化和临床实践共同造就了传统中医人才。过去、现在都是这样。儒医、道医、僧医就是儒学、道学、佛学与临床实践共同造就的。薛公忱说:"就医家而言,西汉以后的名医,非儒即道,非道即佛。"中国传统思维方式产生并且决定了中医的思维方式,这在今天也不容忽视。中医临床学家的医德、医技、医学理论临床思维无不深受中国传统文化的影响。从医学院校培养医学人才的视角而言,郑守曾认为,学术化、基础化、文化化将成为中医教育教学模式的主要发展趋势,并将赋予这些教学模式以新的意义。故从中国传统文化这一视角观察中医、发展中医具有十分重要的深远意义。几千年的中医发展史表明这条道路是可行的。

强化中国传统文化的教学会直接或间接地对学生的临床诊疗产生积极

影响。

3. 对现代高等中医教育潜在不足的思考

近代中国高等教育随着文化的近代化实现了转型。中医教育由于以下各种原因而没有完全实现近代转型。首先，在西医学参照系下，中医学术水平评价以及中医学人的心理均成为中医学近代转型的阻力和障碍。其次，中医学的科学模式未能得到充分的认识。因此，无论是中医学生存的近代文化科学外界环境，抑或是中医学自身，都难以使中医学人才培养沿着继承的方向发展。

由于各方面原因，现代中医学人才培养除部分沿袭近代民办中医教育模式外，基本上是仿照西医的办学模式，加之近代中医教育转型的先天不足和现代中医教育研究的薄弱，现代中医教育很难进行如何选择学科模式和人才培养的思索，而是直接借用了现代医学学科教育的模式。这一模式与传统医学科学模式的本质差异，成为 20 世纪后半期乃至 21 世纪中医学人才培养的痼疾，制约了中医学的人才培养。近代，在"中体西用"的原则下，努力尝试着"中西医汇通"的近代中医教育。但其学科基础未能实现真正意义上的近代转型。近代中医教育建立之初，对这种学科的教育哲学关注度不够。它直接借用西医院校的学科教育模式，使古代中医教育直接与现代高等教育接轨。中医学固有的学术特点和学术水平，使其必然遇到现代教育学科教学模式与中医教学内容等的矛盾。中医理论界限不清，以经典著作开课，必然会遇到科学教育理论、实践分明的阶段性学习和中医学术理论与实践难以分开的矛盾，造成中医课程理论与临床实践脱节的问题。

鉴于此，中医学人才培养模式构建不应该是旧框架下的小步子改良，必须有一个创新中医学人才培养模式的构想。在该构想下进行课程设置的改革实践，同时在实践中完善、调整并逐步解决目前中医教育中存在的矛盾，改革思想才有可能真正渗透到人才培养模式中。

4. 师承教育中医学人才培养的作用分析

中医学科模式和学术水平是形成中医学人才培养特色和人才培养良性循

环机制的基础。

中医学的学术特点、学术水平决定了其必须要有适合自身的人才培养模式来传承。古代中医教育（师承、学校）以其重人才选择、宽基础、重人文、重实践的传统，与古代中医学的特点、学术水平的基本一致，为中医学术培养了大量的传人。在由湖北中医药大学王华、周安方两位教授主持的"历代中医药人才规律的研究"及"历代中医药人才培养模式的研究"课题中，有关研究成果亦揭示了这一点。师承教育的意义：①有利于营造中医学术传承与人才培养的外在环境，实现人才培养的个性化。②保证早临床、多临床、反复临床的中医学专业学生临床动手能力的培养环节得以落实。

5. 院校教育与师承教育相结合的人才培养模式的教学实践

湖北中医药大学中医学本科专业为湖北省高校品牌建设专业，亦是学校最早开办的专业。自本专业开办以来，学校对本专业的学生培养，立足于中医知识的积累、能力的培养，实现了中医教育从传统模式向院校教育的转变，实现了人才培养的规模化、标准化，培养了一批知名中医和学者。随着社会的发展，高等医药教育体制亦发生了很大变化，以社会需求为导向，面向市场、竞争择业就业的机制已基本形成。在此形势下，建立一套适应社会发展、满足市场需求的新型中医学专业人才培养方案势在必行。

反思湖北中医药大学的中医学专业，虽然相继进行了专业或专业方向分化，但仍然存在着人才培养模式单一、缺乏学术争鸣、中医理论没有突破、传统中医特色在蜕变，以及在培养目标方面受到老一辈中医学家越来越多的质疑等问题。为保持中医传统特色优势，培养高质量的中医继承型人才，为造就新一代湖北名中医打下基础，学校决定在中医学专业中试办院校教育与师承教育相结合的中医继承型培养模式——"教改实验班"，这是学校探索创新人才培养模式的重要举措。

这种人才培养模式的改革，以办学理念的更新为先导，以提高人才培养质量为目标，从教材、师资队伍、课程建设、教育教学改革等内涵建设入手，在分析中医学学科属性、完善现代中医院校教育人才培养模式的基础上，努力挖掘传统师承教育的长处和优势，形成独具时代特色的新型中医学人才培养模式。其培养目标为培养高质量的中医继承型人才，为造就新一代湖北名中医打下基础。培养模式是院校教学与跟师临床相结合的"四年一贯制"模式。

该模式在课程设置上具有如下特色。

（1）强化传统文化、古汉语的教学，强化学生的应用能力，突出该专业"素质与能力培养"并重的特色。传统文化教育是中医学专业素质教育的重要内容。中医学有着数千年的文化底蕴，其产生和发展过程融入了大量的文史哲等传统文化的精华。历代有成就的医家，其传统文化功底深厚，都是勤求古训、博采众方而成医家。因此，要培养新一代名中医，加强传统文化学习是十分必要的。我们开设了古代汉语、中国哲学史、易经选读、论语选读、中国医学史等传统文化课，以提高学生的传统文化素质，强化学生的人文底蕴，努力做到文理渗透交融，为中医的继承与发展奠定基础。

（2）强化中医经典理论课的学习及临床思维能力的培养，突出经典理论课在理论教学中的重要地位，加大经典理论课在整个课程体系中的比例，经典理论课占中医类课程的1/4（普通班为1/6）。在制定中医学专业"教改实验班"的课程体系时，对中医经典著作的学科性质进行了重新定位，将经典著作作为理论教学的核心内容，突出其在中医临床中的指导地位。

（3）回归临床，以"早临床、多临床、反复临床"为特点，将跟师临床实践作为主干课程：中医学术思想之所以百家争鸣，师带徒形式的传承功不可没。因此，我们借鉴学校中医学专业58级4班的成功经验，在临床第一线选拔19位名中医作为临床指导教师，坚持大二至大四的临床带教，培养学生的中医临床思维能力，同时开设中医名家医案选读课程，以"四年一贯制"跟师临床—医案选讲—中医思维模式训练—毕业实习贯彻实践教学。探索基础与临床同步教学、理论与实践滚动联系的教学方法，形成具有自身特点的教学模式，较好地解决了中医课程理论与临床实践脱节的矛盾，这与目前医学生"基础课→临床课→

实习"的"三段式培养模式"明显不同。

截至 2011 年,2004 级中医学专业"教改实验班"经专家考核,认为该班较好地完成了教学计划。2005 级、2006 级中医学专业"教改实验班"在充分总结 2004 级中医学专业"教改实验班"办学经验的基础上,已按照新的教学计划进行培养。2007 级中医学专业"教改实验班"正在组建中。虽然这种培养模式尚在完善中,但我们相信这朵"中医教改之花"一定会结出丰硕的成果。

(根据 2011 年 1 月文稿整理而成)

(九)建设有特色高水平教学研究型中医药大学的路径思考

"十三五"时期,中医药事业发展面临新的机遇与挑战,中医药大学也面临新的形势:一是新的发展平台,中医药大学现在是新型的中医药多学科大学,平台变了。二是确立新的发展目标,要建设有特色高水平教学研究型中医药大学。三是新的责任使命。我们的责任使命不仅是建好一所大学校园,更重要的是完成人才培养、社会服务和科学研究、中医药文化传承的使命。那么,以什么样的办学理念来引领发展?以什么样的路径来实现目标?下面以湖北中医药大学为例,谈谈笔者的体会。

1. 办学理念

办学理念是学校办学目标、办学思想和思路、发展战略和特色的总概括,是以学校领导班子为代表,全校教职员工在实际办学过程中具体教育教学实践的总概括。梳理"十一五"和"十二五"时期的办学历程,学校办学理念主要概括如下。

(1)办学(阶段)目标。

学校现阶段办学目标为建设有特色高水平教学研究型中医药大学。这是一个阶段性目标,是学校"十三五"时期的发展目标。

(2)办学(理念)特征。

学校重视传承与创新并重、科学与人文相融。中医药学科是一门传统学科，需要温故和传承，正本清源式的、较高水平基础上整合后的继承之后，才能有发展和创新。这就是我们所强调的传承与创新并重。科学与人文相融，要基于对中医药学科的内涵思考。所谓对科学的理解，是以系统科学的角度来开展中医药研究和临床实践，宏观把握人体全生命周期的各个阶段，医学可以借助科学的扶持，但不等于科学；中医药工作者应该弘扬李时珍完成《本草纲目》的科学治学精神，求真求实。对人文的理解，应以人为本，这是强调中医药学科的核心价值观，如整体观、天人合一观等；中医药在理论构建、临床治疗等方面呈现了很多思维模式，其中执中致和是中医思维的核心模式，也是中华优秀文化的精髓所在。通过对这两个方面的理解和把握，再理解办学（理念）特征，就能清楚地认识到，中医药学虽然是一门研究全生命周期的自然科学，但是其人文特征明显，它对人的生命的认识，更多的是人文视角指导下的科学探索，当我们不断去发掘它、认识它时，就越能发现其中的价值。

（3）办学（工作）思路。

要办高水平教学研究型中医药大学，由于资源有限，规模一定要控制、要稳定，本科生和研究生要有一定的比例。此外，在完善各方面资源配置的前提下要有序发展，把重点转移到提高教学质量、提高办学水平上来。

（4）发展（品牌）战略。

当前我校发展战略是特色立校、质量兴校、人才强校。立校是一个学校存在的基础，而特色决定的是学校影响力的大小，因此，我们将特色立校放在最前面。"十三五"时期确立质量兴校，是符合学校发展要求的，有质量才能兴旺，质量是特色的基础。但学校要真正强大起来，还需要人才，即需要一批领军人物及标杆人才。

2. 办学目标

当前，我校的办学目标是建设有特色高水平教学研究型中医药大学。高水平包含了两个特征：一是要有较高的知名度、美誉度，被同行业及社会公众认可；二是要办学成绩突出，有持续高水平的产出。

（1）办学特色。

办学特色就是指一所学校在长期的办学实践中逐渐形成的比较持久、稳定的发展方式和被社会公认的、独特的、优质的办学特征。所以，特色不仅仅是人无我有，更重要的应该是人有我优、人优我强。

我校办学特色体现在以下4个方面：①积淀性，它是历年沉淀下来的东西。例如，从过去到现在，我校一直重视中医经典理论的教学和文化传承，我们有一批教师，在这个方面取得了成绩，我们的学生"经典功底"也不错。②稳定性，我校办学多年来，中医药专业办学模式一直是稳定的。③认可性，对于我校中医药专业，社会一直是认可的。④发展性，中医药专业的人才培养模式，我校一直在不断改革和发展。

（2）特色发展模式。

特色发展主要体现在以下6个方面：a. 从办学理念中体现特色；b. 从办学定位中体现特色；c. 从专业建设中体现特色；d. 从人才培养目标中彰显特色；e. 师资队伍建设是特色发展的关键；f. 文化建设是特色发展的内在动因。例如，我校的专业特色之一就是弘扬时珍精神，读经典，重传承，以"做上工"为目标，探索中医学拔尖人才培养模式。

①弘扬时珍精神。李时珍是明代著名的医药学家，在医学、药学、植物学、矿物学等领域都有伟大的成就和极高的历史地位。他历经27个寒暑，三易其稿，完成了192万字的巨著《本草纲目》。此外，他还著述有《奇经八脉考》《濒湖脉学》等医学著作。他不仅有"大医精诚"的高尚医德，还有重视实践、实事求是、追求真理的科学精神。我校将多年办学实践与时珍精神相结合，凝练校训为"勤奋、求实、发掘、创新"。为深入挖掘李时珍学术、文化遗产，我校成立了李时珍医药文化研究所，并发起成立世界中医药学会联合会李时珍医药研究与应用专业委员会，先后出版了《李时珍大传》《李时珍研究》《经史百家医录》《李时珍史实考》《〈奇经八脉考〉研究》《〈本草纲目〉精要》《李时珍医学钩玄》等10余部专著。同时，在中医学专业开设了李时珍医药选读、荆楚名医菁华等课程，引导学生深入学习李时珍的医药学术思想，并将李时珍的故乡蕲春县列为我校中

医学专业学生的社会实践、毕业实习基地之一。

②读经典，重传承。我校一贯注重中医药教育教学改革创新和实践，以实施中医学专业"教改实验班"为切入点，读经典，重传承，确立了"做上工"的人才培养目标，强化选才（选拔中医信仰坚定、信念执着，具有较强中医学术传承能力，较强中医创新能力的学生）、育才（采取"班级制与导师制相结合"，培养方案突出个性化的管理和培养机制）、评才（采取学习成绩、能力和素质等多方面结合的评价体系）环节，落实"四个保障"，即创新文化氛围保障、优秀师资队伍保障、优质支撑条件保障、优秀管理队伍和制度建设保障，构建了"院校教育中结合师承、课程体系中突出经典、培养方案中强化临床、评价模式中鼓励创新"的人才培养模式，为造就中医学拔尖人才奠定坚实基础。

熟读《黄帝内经》《伤寒论》《金匮要略》等经典著作是建立中医基本理论和形成临床辨证思维的基石；实行导师制是传承的重要形式；"医，治病工也"（《说文解字·酉部》）。上工，就是指热爱中医、知识全面、疾病诊断准确且治愈率高的医者，是中医药人才追求的最高境界，中医师承教育的精髓就是传承"做上工"的精神。我校将院校教育的系统培养与师承教育的早临床、多临床、名师"口传心授"指导的优势、个性化培养相结合，有效地将师承教育融入院校教育之中；在医教协同背景下，我校获批为卓越医生（中医）教育培养计划改革试点高校，通过全面实施学校综合改革方案，以中医学人才培养模式改革为先导，积极探索院校教育与毕业后住院医师规范化培训的有效衔接之路，着力培养高层次、具有国际交流能力的中医学拔尖创新人才。

③探索中医学拔尖人才培养模式。在确立了"做上工"的人才培养目标后，围绕能力培养，建立了以能力本位为导向，"三段式"中医临床思维能力训练体系。能力本位是以从事某一职业所必须具备的能力为出发点来确定培养目标，设计教学内容、方法和过程，评估教学效果的一种教学思想与实践模式。实践教学是高等医学教育教学的关键环节，我校以能力本位为导向，探索中医学专业学生的研究创新能力、团队协作能力、中医临床思维能力、临床操作能力，以及医患沟通能力的培养模式。

为强化学生中医临床思维能力的训练,我校建立了"三段式"中医临床思维能力训练体系。在中医学基础课程学习阶段,学校引进了中医临床思维能力训练系统,运用人机对话的方式与模拟病例互动交流,达到了锻炼学生问诊技巧、采集病史能力的目的。基础医学实验示范中心创建了具有中医特色的"中医诊断虚拟实验室""中医四诊客观化实验室"和"人体标本陈列馆(含针灸穴位断层解剖)"以及中药标本馆、计算机实验室、针灸实验室、护理临床实训中心、药用植物园等,均为培养学生扎实的中医基本功提供了有力的保证。在中医学经典课程学习阶段,穿插"伤寒名医医案精华选讲""金匮名医医案精华选讲"和"温病名医医案精华选讲"等课程,引导学生阅读、学习古代名家医案,促使学生尽早建立临床思维。在临床课程学习阶段,充分运用病案教学,按照正常临床诊治规律,即按临床表现—审证求因—理法方药,突出识证、立法、用方 3 个关键步骤,通过反复训练达到提高学生中医临床思维能力的目标。

此外,我校一直坚持"早临床、多临床、反复临床"的临床实践能力培养方案:大二暑期安排为期 4 周的预实习;大三开始跟师临床,并全面恢复暑期为期 8 周的教学实习;临床课程安排课程见习;毕业临床综合实习前,由我校省级中医临床技能实训教学示范中心开设临床技能实践训练课程,集中强化临床技能操作规范。我校开展为期 50 周的临床轮科实习,使学生掌握对临床各科的常见病及多发病进行辨证论治的基本技能。在毕业临床综合实习阶段,制定了临床操作规程和实习量化考核标准,严格实施实习出科考试,毕业考核按照 OSCE 考站进行综合考试,重点考核学生的中医临床思维能力、临床操作能力、医患沟通能力,保证了实践教学质量。通过实施课程实验、预实习、跟师临床、课程见习、教学实习、临床技能实训、毕业临床综合实习"七个环节"的实践教学,最终达到提高中医学专业学生中医临床思维能力、临床操作能力、医患沟通能力等的目标。

通过中医学拔尖人才培养模式的探索与实践,我校获得了一批教育教学改革成果。如获批国家级中医继承型人才培养模式创新实验区、国家级中医学专业综合改革试点项目、国家级中医学特色专业、湖北省中医学品牌专业、湖北省中医学拔尖创新人才培育试验计划、湖北省高校改革试点学院；入选卓越医生（中医）教育培养计划改革试点高校，是同时承担 3 个改革试点项目（中医拔尖创新人才培养模式改革（"5＋3"一体化）、五年制本科人才培养模式改革和面向基层的中医全科医学人才培养模式改革）的 5 所中医药院校之一，等等。此外，我校也在全国及省内获得多个奖项。如我校学生在全国《黄帝内经》知识大赛（华南、华中赛区）中获团体二等奖、个人二等奖；在全国中医药院校技能大赛中获团体优秀奖；学校连续 4 次获得湖北省"挑战杯"竞赛"优胜杯"，曾获湖北省大学生优秀科研成果奖三等奖。

3. 实现路径思考

（1）以发展学术为核心。

大学是一个学术共同体。大学发展水平的竞争，本质是学术水平的竞争。学校提出提高科技核心竞争力，建设一流中医药学科，即把发展中医药学术摆在核心位置。聚焦国家战略要求和国际前沿领域，注重学科交叉，促进学科融合，构建以中医药学为主体的学科学术体系，同时重视支撑学科建设。

（2）以师资队伍建设为关键。

有人才，才能创造成果，才能建强学科，才能实现建设高水平大学的目标。师资队伍是学校发展永不衰竭的核心力量。师资水平决定学生培养水平和办学质量。学校要为各级各类人才制订相应培养计划，如青苗计划、培育计划等。今后还将突破地域、行业、年龄等各类界限，加速打造高素质的人才团队，进而创造高层次成果，培塑高级别学科，建设高水平大学。

（3）以优化平台为重点。

我校有一系列科研及实践实训平台，但仍存在一些问题。今后要从以下几个方面着手优化：①积极搭建大平台，要分类、共享、开放；②理顺原科研平台管理体制，如校建、共用、专管模式；③支持学校与政府、大专院校、企业及科研单位合作，推进协同创新平台建设；④建立、完善临床传承基地、实践实训基地。最终通过平台协同育人，加速创新团队、教学团队的建设，以促进教师整体科教研水平的提升。

（4）以强化附属医院建设为支撑。

中医药学是实践科学，中医药学的根在临床。无论是创新中医药学术，还是培养中医药人才，都需要附属医院的强力支撑。要实现学校和医院一体化发展，必须做强直属附属医院，以学校的优势学科、优势专业与非直属附属医院结合，研究非直属附属医院的特色发展。依托附属医院建设临床学院，形成真正的办学双主体，以促进学生培养质量的提高。

（5）以开放合作为捷径。

建设高水平中医药大学是一项复杂的工程，既要集聚特色优势，加大资源投入，也要扩大辐射影响，提高声望美誉。①向社会开放，关注社会变化，及时感知社会需求。②向同行开放，特别要向高水平大学开放，及时了解自身的不足，借用高水平大学的现有平台和先进模式。③向世界开放，依托各种载体，通过学生互换、教师互换等途径，努力拓展国际化办学的深度和广度，建立富有时代气息、国际意识的开放办学体系。

（6）以深化改革为保障。

学校多年发展过程中的经验和教训告诉我们，必须以综合改革激发能量，增强学校发展动力；必须大力推进改革创新，进一步转变办学观念。要树立全新的办学治校观，即依法治校，建立现代大学制度，推进学校治理能力现代化；树立全新的绩效观，即以提高学校执行力为推手，实施以目标管理责任制为导向、绩效考核分配为手段的绩效观。

（7）以培养学生为根本。

大学有别于其他机构，办学以学生为根本，必须强化以本科为本和"三全"育人概念，为学生提供全员（全体教职工服务全体学生）、全程（从入学到毕业）、全面（涵盖成长、成才、创新、创业等各个方面）服务，力争培养出更多更高素质的立体多维（复合型、创新型）人才。

（原文载于《中医教育》，2017，36（4）：6-9）

（十）对面向未来的现代医学体系的思考

面对医学实践中医生与患者的关系，医学家们给出了自己的思考。被誉为现代医学之父的威廉·奥斯勒（1849—1919 年）曾说过，医学实践的弊端在于历史洞察的缺乏，以及科学与人文的断裂，技术进步与人道主义的疏离。我国唐代医学家孙思邈（581—682 年）则在他的《备急千金要方·论大医精诚第二》中有一段经典的论述："凡大医治病，必当安神定志，无欲无求，先发大慈恻隐之心，誓愿普救含灵之苦。若有疾厄来求救者，不得问其贵贱贫富，长幼妍媸，怨亲善友，华夷愚智，普同一等，皆如至亲之想。亦不得瞻前顾后，自虑吉凶，护惜身命。见彼苦恼，若己有之，深心凄怆。勿避险巇，昼夜寒暑，饥渴疲劳，一心赴救，无作工夫形迹之心。如此可为苍生大医，反此则是含灵巨贼。"

想要改变医患矛盾的现状，进行医药卫生体制改革显得尤为重要。同时，在体制重构的过程中，医务工作者必须重新思考，我们究竟需要什么样的医学？

1. 医学是什么？

医学不仅是关于疾病的科学，更应该是关于健康的科学。医务人员要意识到，医学是一种使命，而非一种行业。平等、耐心、关爱、同理心才是医护工作者在面对患者时所应展现的姿态。

2. 未来医学应向何处去？

（1）方向一：中医是可能引领未来的医学。

对中医学的认识主要通过以下五个维度进行：一是以系统的角度来开展研究和临床实践，宏观把握世界。《素问·宝命全形论》中云："天覆地载，万物悉备，莫贵于人。人以天地之气生，四时之法成。"天地万物时时刻刻影响人的健康，整个时空与人的健康息息相关。因此，"整体观"绝对不能局限在身体之内找平衡，而必须将生命放在天地四时相应的变化之中去考虑，这就是人体生命复杂性的体现。二是以人为本，这是强调中医学的核心价值。在人体与医学的关系中，中医认为人是健康的主体，医生、医学是人体健康的助力，而不是主宰。

"完好的身体素质、精神健全和和谐的社会关系"是中华文化的精华,也是中医的学术理念和传统。三是执中致和,在中医学的实践发展中,理论构建、临床治疗等方面凸显了很多思维模式,其中执中致和是中医思维模式治疗的内核,也是中华优秀文化的精髓。四是去伪存真,这是中医学的科学治学基本态度,例如,《本草纲目》的问世。五是引领未来,这是对中医学的前景描述。

此外,中医依靠模糊集合走向清晰。中医学诞生于科技不发达的古代,其对世界的了解主要靠肉眼观察和感官体验,但是我们不能说用望远镜、显微镜看到的才是科学,用肉眼看到的不属于科学。世界真实的状态往往是模糊的,这不仅是因为物质无限可分,人体生理的精确度不可穷尽,还因为一切的物质存在都处于不断变化中,人的健康状况更是瞬息万变,每个细胞都同时进行着分解与合成,人的健康状态绝对不是几组固定不变的数据。

(2)方向二:整合医学和公众主动参与医学将成为未来医学发展的一个方向。

回顾科学发展史,分析—综合—再分析—再综合是科学(包括医学)发展的真实轨迹。今天是以分析科学为主导的西方近代医学的黄金时代,明天必将迎来一个以综合科学为主导的整合医学的新纪元。所谓整合医学,其目标是维护与促进人类健康,而不是单纯治疗疾病。

(3)方向三:建立融合中西医学优势的现代医学体系。

目前大众对中医学的态度处于两个极端,有的人认为中医学是伪科学,应该予以取缔,而另一些人则认为拥有几千年临床实践的中医学臻于完美,对其进行所谓的现代化只会扭曲其精髓。

中西医学的目的都是最大限度地保护人类健康,我们应该逐步突破中西医学之间的壁垒,充分发挥其各自优势。一方面,我们要充分运用现代科学技术的新理论、新技术和多学科交叉渗透的思路和方法,加快中医学理论与技术的革新;另一方面,我们要充分发挥中医学在生命观、健康观、医学模式等方面的特色优势,为现代医学体系提供更多的治疗思想和方法手段。观点一:中医学将为现代医学发展提供新的哲学理念和应用选择。中医将人体看成整体,注重内在平衡的调整，相对于疾病更加关注患者，采用系统化治疗。中医学是宝库，应该应用现代科学技术去发掘，可以说东西方两种认知交汇，能够为现代医学提供更多的选择和更广阔的视野。观点二：中医学哲学和现代西方医学的发展理念日益趋同。西方医学发展趋势也更加注重预防、自我保健与环境的协调统一，更加注重系统化治疗和个体化治疗，从以疾病为中心向以患者为中心转变，这与中医学千百年来坚持的"上工治未病""天人合一"的理念相吻合，与其整体观、辨证施治的本质特征相一致。

（根据 2015 年 12 月演讲 PPT 整理而成）

（十一）国际交流合作在中医药大学的职能定位与实践路径

2017 年，中共中央、国务院印发的《关于加强和改进新形势下高校思想政治工作的意见》将"国际交流合作"与"人才培养，科学研究，社会服务，文化传承创新"并列为大学的重要使命，成为大学的第五项职能。对于中医药大学，"走出去"战略实施已成为现实状况。但由于多年传统观念的影响，中医药大学的国际交流合作最初多仅以招收留学生、中外合作办学为主要内容。由于对提升学术、科研实力的目标认识不明确，各学校普遍对国际交流合作这一职能定位不清。因此，深刻思考国际交流合作在大学中的职能定位，有助于理清发展战略思路和办学职能间的关系，拓宽中医药大学"双一流建设"路径，以及创新国际化中医学人才培养模式。

1. 国际交流合作职能的多角度分析

（1）高等教育国际化背景下的国际交流合作职能。

探讨国际交流合作作为中医药大学办学职能这一话题，离不开高等教育国际化这一重要背景。自 20 世纪 80 年代起，面向现代化、面向世界、面向未来，成为我国大学教育的发展方向。所以大学国际化已成为许多大学追求的近、中期目标。从提出文化传承创新作为我国大学的第四项职能，到提出国际交流合作职能经历了七八年时间。可以肯定的是我国大学在国际化合作适应方面有了质的提升,大学的各方面能力也在开放合作中获得加强。因此,可以说国际化是大学发展水平的评价条件。国际交流合作是大学国际化的表现形式,将国际交流合作作为大学的基本职能是符合高等教育规律的,也使大学承载的使命更加丰富。

(2)从中医药国际化趋势看国际交流合作职能内涵。

回顾我国改革开放之初,由于国际化合作对中医药的需求,中医药大学在国际教育、服务水平方面处于被动应对状态。相较于中医药大学万人以上的学生规模,国际生平均500人左右,再加上中医药重发源地、宗主国的观念,各学校难以将国际交流合作作为办学的主要职能,甚至因为留学生教育管理和培养方面的难度,许多学校的国际交流合作实际上处于边缘化的地位。但同时,实行改革开放以来,中国取得了经济和社会的巨大发展,中国传统文化和传统医药引起了众多国家政府和人民的兴趣。随着中医药走向世界,中医药教育国际化趋势正在形成。

教育部统计,截至2016年,来华留学生中,学习中医药相关专业的人数仅次于学习中文的人数。分析其原因,一方面,国外中医药教育在持续发展。中医药已经传播到世界上183个国家和地区,中医在29个国家和地区以立法形式得到承认,18个国家和地区将中医纳入医疗保险,中医药教育也有了很大的发展。20世纪70年代后,世界上不少国家开始开展中医药教育,早期多以针灸推拿教育为主,逐步扩大到中医学其他学科领域。另一方面,我国中医药高等院校"走出去"的步伐也在加快。多所中医药大学先后在国外成立中医孔子学院或在海外开办分校,在当地推广中医药文化,开展中医药教育。学校国际化教育走过了起步、快速发展、稳步发展和规模层次与质量并重发展的新阶段。截至2016年,湖北中医药大学先后为30多个国家和地区培养了各类学生6000余人。学校已与德国、日本、美国等30多个国家和地区的67所高校、研究机构和学术团体建立了务实合作关系。在中医药国际化大背景下,国际交流合作成为中医药大学的历史使命。国际交流合作既为国际互鉴提供了平台,也为中医药文化传承创新带来了契机,更可使中医药大学在国际大学阵容中得到认可。

（3）从"一带一路"政策背景看国际交流合作的职能。

在当代，经济全球化已成为一种大趋势，世界各国之间的经济、文化、教育、卫生等方面的交流日益频繁。2015 年 3 月，《推动共建丝绸之路经济带和 21 世纪海上丝绸之路的愿景与行动》发布，其提出的"扩大在传统医药领域的合作"为中医药行业带来阵阵春风。2013 年习近平主席在上海合作组织成员国元首理事会第十三次会议上强调："传统医学是各方合作的新领域，中方愿意同各成员国合作建设中医医疗机构，充分利用传统医学资源为成员国人民健康服务。"随着当下健康观念与医疗模式的转变，中医在慢性病、重大疾病和传染病领域能为国际社会提供有价值的方法和经验。国家中医药管理局已与不同国家、地区组织签订了 300 余个中医药领域合作协议，签署国（地区）多分布在"一带一路"沿线。由此可见，中医药正以其特色鲜明的医疗保健功效，在传统医学交流合作中作为一种国家优势"走出去"。这不仅有助于实施"健康中国"战略，更能惠泽他国民众。基于以上背景，"一带一路"中医药国际化政策可以助力中医药大学国际交流合作发展。

（4）以"双一流"建设目标要求强化国际交流合作职能。

2017 年，教育部颁布了一批高水平大学和学科进入世界一流行列建设的名单，中医药大学有 6 所列入，这 6 所学校均在国际交流合作中有所建树。高等学校实现"双一流"建设目标，是对大学办学理念、办学质量、内部治理的综合要求，是在一个开放的体系中检视大学的特色和比较优势。通过国际交流合作，中医药大学可以吸取当代世界文明成果，优化学校发展环境，改善育人生态，培养和吸收国际化人才，也可使大学的科研成果产出、资源汇聚等能力得到加强。在软科中国公布的最好大学的评价体系中，国际化办学已成为重要的评价指标。

2. 中医药大学国际交流合作面临的问题和解决路径

（1）存在的问题。

一是东西方医学体系的冲突，中医标准化进程缓慢。中医药代表了东方医学,由于其理论体系与西方医学存在差异,未能得到广泛认可。同时由于缺乏标准化建设,我国的中医药高等教育在许多国家和政府尚未得到官方认可,中医学专业留学生毕业回国后无法合法行医,这也影响人才培养的规模。

二是语言文化的差异。语言是文化的载体,是传播文化的重要媒介。中医药翻译教材的缺乏和质量良莠不齐是文化交流和传播的最大障碍。同时,高校能够用外语进行中医药专业授课的教师也无法满足国际交流的需求,师资缺乏的状况导致中医药国际化进程推进缓慢。

三是政策保障不足。在中医药大学"走出去"的国际交流合作中,中医医疗是重要组成部分,有些国家出于对本国医疗市场的保护,在中医走向世界的过程中设置某些准入的法律障碍,如药物准入、医生准入等,中医药教育推广面临法律瓶颈。如何发挥政府的政策协调作用,提供法律帮助,强化政府职能,这也是十分重要的。

(2)解决问题的路径。

①加强制度建设,以办学特色为引领,做好顶层设计。以办学特色为纽带提高国际交流合作的层次。目前国内学校了解国际大学的状况是关注名校多,对与自身特色相匹配的大学把握不准。因此,一是要加强大学国际交流的整体布局和规划,将合作需求与学校建设目标相结合,将局部零星的合作项目与提升整体办学能力相结合,形成对人才培养环节的有效覆盖。二是国际交流合作要与大学特点、学科建设、高端人才培养相结合,坚持有所为、有所不为的原则,认真甄别合作项目的价值和对学校发展的支撑深度。三是建立合作成果监督和评价制度,及时对交流合作项目进行跟踪管理。

②把握工作特点,建立长效机制。

一是要尊重国际惯例,遵守双方合作的原则,做到友好协商互利共赢。这是大学参与和实施国际交流合作的基本原则。积极拓展与国外高校的合作办学项目,整合利用国内外优势教学资源培养中医药国际化人才。

二是加强师资队伍建设。将教师的国际交流合作作为重点,凝练国际化合作流程,经营人才及交流人才队伍,打造团队。一方面要结合学校"十三五"规划、人才建设"双百计划"继续加大学校教师出国研修力度,促进教师国际化视野和教学研究水平的提升。另一方面要引进国外知名专家和优秀团队资源。

三是培养学生的国际化视野。国际交流合作要与国家战略紧密相连,落实大学生国际化人才培养方案,促进文化认同和人民相通。增加出国留学学生人数,鼓励选拔优秀学生赴海外进行短期交流交换学习。

我们相信,随着中医药国际化的推进,中医药大学的国际交流合作将有更大的机遇。将国际交流合作定位为学校的基本办学职能有其现实意义和战略意义。

（根据 2018 年 4 月文稿整理而成）

（十二）医教协同深化中医学人才培养模式改革的思考

1. 医教协同深化临床医学人才培养模式改革的背景回顾

2011 年,教育部、卫生部召开全国医学教育改革工作会议,推进医学教育综合改革。2013 年,国家卫生计生委、教育部等七部门印发《关于建立住院医师规范化培训制度的指导意见》,为加强临床医学人才培养提供了根本性和基础性的制度保障。2014 年,教育部等六部门出台《关于医教协同深化临床医学人才培养改革的意见》,提出总体目标是院校教育、毕业后教育、继续教育三阶段有机衔接,院校教育质量显著提高,毕业后教育得到普及,继续教育实现全覆盖。近期任务:"5＋3"(5 年临床医学本科教育＋3 年住院医师规范化培训或临床医学硕士专业学位研究生教育)为主体,"3＋2"(3 年临床医学专科教育＋2 年助理全科医生培训)为补充。2014 年,教育部、国家中医药管理局联合下发《关于开展卓越医生(中医)教育培养计划改革试点申报工作的通知》,提出三大改革任务:五年制本科人才培养模式改革,中医拔尖创新人才培养模式改革,面向基层的中医全科医学人才培养模式改革。

2. 医教协同深化临床医学人才培养模式改革的重要意义

医教协同是培养临床医学人才的有效途径,要加大改革创新力度,以社会需求为导向,遵循医学教育和医学人才成长规律,积极探索医教相长的好做法、新机制,加快构建具有中国特色的医学人才培养体系,为持续提升医疗卫生服务能力和水平、更好地保障国民健康提供有力支撑。医教协同是我国深化改革、办好人民满意的医学教育和卫生事业的必然要求。医教协同也是遵循医学人才成长规律、培养高素质临床医学人才的必然要求。

3. 医教协同推进中医学人才培养模式改革的重点

(1) 必须推进中医学教育综合改革。

推进"院校教育—毕业后教育—继续教育"有机衔接、师承教育贯穿始终的具有中医学特点的人才培养体系。创新中医学人才培养机制,实施卓越医生(中医)教育培养计划,深化五年制中医学教育人才培养模式的改革与创新;深化"5+3"一体化、九年制等长学制中医学教育改革;深化面向农村与社区需要的中医类别全科医生培养模式改革。

(2) 必须推进中医住院医师规范化培训和中医类别全科医生规范化培养。

国家中医药管理局单独制定出台《中医住院医师规范化培训标准(试行)》和《中医类别全科医生规范化培养标准(试行)》。其主要特点:培训采取"2+1"模式,即前2年通科大轮转,中医内科、中医外科、中医妇科、中医儿科等中医主要科室及中药房等辅助科室均轮转;第3年(9个月)进入二级学科主要科室及相关科室轮转。

4. 湖北中医药大学卓越医生(中医)教育培养计划改革实施情况

2015年,教育部、国家中医药管理局联合印发《关于批准卓越医生(中医)教育培养计划改革试点高校的通知》,我校获批三个改革试点项目:中医拔尖创新人才培养模式改革("5+3"一体化),五年制本科人才培养模式改革,面向基层的中医全科医学人才培养模式改革。

我校抢抓机遇，整合资源，突出特色，制定"重点建设中医拔尖创新人才培养模式改革项目，同步推进五年制本科人才培养模式改革和面向基层的中医全科医学人才培养模式改革项目"的工作思路，梳理各建设项目的侧重点，稳步推进改革试点项目。

1）中医拔尖创新人才培养模式改革（"5＋3"一体化）

（1）构建适合中医学教育的通识教育课程体系。

着重加强中医学专业学生自然科学、人文科学和社会科学教育，强化中医文化素质教育，为中医学专业学生的全面发展奠定坚实的基础。出台相应措施建设一批校内精品通识课程，引进教育部"爱课程"优质慕课资源，引进尔雅网络通识课程，引进智慧树网通识教育类课程。

（2）整体化设计"5＋3"人才培养方案。

衔接中医学本科人才培养方案与研究生专业学位课程；整合临床实习与住院医师规范化培训内容；严格实施长学制的淘汰机制。

（3）院校教育与师承教育相结合，实施全程导师制。

我校注重中医学专业传承和教育教学改革创新，以中医学专业"院校教育与师承教育相结合，班级制与导师制互补"的人才培养模式实施"教改实验班"为切入点，开展了中医药拔尖人才培养的探索与实践。我们认为，中医学教育和人才成长有其特殊性和自身规律：深厚的传统文化底蕴、重视经典研读是人才成长的基础；反复临证实践是人才成长的关键环节；思辨感悟能力是人才成长的特质；跟名师、言传身授是加速人才成长的重要途径。

我校积极遵循中医药学特点和发展规律，努力探索院校教育与师承教育相结合的培养模式，成立了中医学专业医学基础课导师组，指导大一、大二学生开展医学基础和人文素养课程学习，强化专业启蒙教育；对大三学生实行"一对一"导师制，每学期至少有18个单元时间跟师临床侍诊，完成跟师临床记录和至少10篇读书心得；规范化培训阶段执行临床规培跟师制。学校按照各阶段培养目标，严格实施针对导师、学生的评价体系，以考察是否达到预期目标。

湖北中医药大学中医学专业"教改实验班"（2006级、2007级）实践成效：2006级、2007级"教改实验班"共69名学生，毕业时52人考取硕士研究生（占75%），12人从事中医医疗工作（占17%），5人从事其他工作（占7%）。考研率、就业率较高。

从中医学专业"教改实验班"到组建试点学院（国医学院），我校将"教改实验班"的成果推广到整个中医学专业，为培养高水平中医药人才做出了新的探索。

（4）大力推进教学方式方法改革。

通过新教育理念、新技术在教学上的应用，推动精品开放课程建设；创新教育教学方法，积极开展以学生为中心和以自主学习为主要内容的教育方式和教学方法改革；推广多媒体教育技术在中医课程中的应用，大力促进计算机辅助教学软件的研制、开发和推广使用；重视信息化教学资源的开发和应用，一方面建设数字化课程资源，另一方面积极开展教师信息技术培训。

（5）实施大学生海外游学计划。

依托"湖北高校优秀大学生海外游学计划"项目，我校选派了一批品学兼优的中医学专业学生赴美国俄亥俄州立大学接受国际性跨文化体验式教育。此外，我校还制订了切实可行的游学计划，明确了学习内容和标准。

2）中医五年制本科人才培养模式改革

按照"强化中医学生医德素养、中医思维和临床实践能力的培养"的目标，改革教学内容与课程体系，整合中医基础和临床课程，着力解决各课程模块间缺乏有机联系、重复过多、脱节和遗漏等问题。通过调整理论与实践课时、增大实践教学比重等来强化临床实践环节，构建预实习、跟师临床、课程见习、教学实习、临床技能实训、毕业实习等多环节的临床实践教学体系，严格实践过程管理，严把各实践环节的考核关。完善以岗位胜任力为导向的考核评价方法，建立诊断、操作规程、沟通技能、疾病治疗和预防、健康促进、康复、中医思辨能力等环节的考核指标体系，为毕业生参加中医住院医师规范化培训奠定知识、能力和素质基础。

5．工作思考

（1）加强医教协同背景下的教育教学理论研究与经验总结。

如新人才培养模式下院校教育、毕业后教育、继续教育三阶段各自的培养目标、任务，与现行中医学人才培养模式有很多不同，必须进行比较研究；改变后的各环节如何有机衔接，如毕业考试、执业医师规范化培训准入考试的有效衔接等；医教协同的着力点问题，以及师承教育的有效形式、内容与方法学研究等。再如，以课程体系而言，"5＋3"一体化人才培养模式的本质仍然是长学制本科教育，教学归口教务处管理，五年的本科教育课程体系目前还没有指导性意见，学校只能根据各自实际情况安排，不利于课程体系的建立。八年制临床医学专业学生毕业时获得医学博士专业学位，"5＋3"一体化人才培养模式仅获得医学硕士专业学位，二者在培养过程中的差别也应得到进一步的厘清。另外，各高校积极探索医教相长的新机制、好做法也应得到总结。如适度扩大学校对"5＋3"一体化人才培养模式的办学自主权，规范化培训与临床实习相结合等。

（2）完善制度保障体系。

医教协同深化中医学人才培养模式改革是参照国际主流医师教育培训模式、行业惯例和中国国情的重大制度创新。从学校角度看，人才类别不同，采取的管理模式、资源配置也不同，如规范化培训如何遵循中医人才成长规律，突出中医规范化培训特色，加强对中医思维与中医诊疗能力的考核；从临床教学基地（临床学院和附属医院）角度看，因为其承担住院医师规范化培训基地的建设任务，所以必须明确其作为"办学双主体"之一的职责，这与以往单一完成教学任务不同；从政府角度看，住院医师规范化培训主要由省卫健委主管的规范化培训基地负责，那么，针对医院、带教教师、学生的评价体系、标准亟待出台。另外，目前国家没有建立住院医师规范化培训准入考试、过程考试与结果考试的统一标准与程序，都是委托各省市卫健委来进行培训和评价，基于各地区经济发展与医疗卫生水平的不同,规范化培训人员具有较强的属地性,建议建立规范化培训基地证书互认机制。因此,必须建立和完善政府为主导、学校为主体的医教协同深化中医学人才培养模式改革的制度保障体系。

(根据 2015 年 12 月演讲 PPT 整理而成)

(十三)"新医科"建设理念下中医药高等教育的思考

1. 问题的提出:为什么要建设新医科

(1) 健康中国背景下的需要。

2015 年,党的十八届五中全会将"健康中国"上升为国家战略,首次提出要推进健康中国建设。2016 年 8 月全国卫生与健康大会上,习近平总书记发表重要讲话,他提出,没有全民健康,就没有全面小康。2016 年 10 月,中共中央、国务院发布《"健康中国 2030"规划纲要》,提出健康是促进人的全面发展的必然要求,是国家富强、民族振兴的重要标志。党的十九大做出"实施健康中国战略"的重大决策。

(2) 医学发展的脉络需要。

传统医学(经验医学)对应农业革命,现代医学(生物医学)对应工业革命,而应对未来医学挑战的新时代医学(新医学)则对应当前的信息革命。

(3) 高等教育服务中国建设的战略需要。

2018 年 8 月,中共中央办公厅、国务院办公厅联合印发关于新时代教育改革发展的重要文件,正式提出高等教育要发展新工科、新医科、新农科、新文科。因此,发展新医科是新时代党和国家对医学教育发展的最新要求。

没有全民健康,就没有全面小康。健康是人民幸福、民族昌盛和国家富强的重要标志。没有健康中国,就没有现代化中国。建设健康中国,关键在人才,基础在教育。医学教育承担着培养高素质医学人才的重要使命。从某种程度上讲,没有高质量的医学教育,健康中国建设就没有基本保障。

（4）满足国家转型发展的外部新需求。

改革开放 40 余年来，我国基本完成了工业化和城市化的建设，正在从高速度发展向高质量发展转变，同时从工业化社会向后工业化社会转型。后工业化社会是中国新的经济增长点，以教育、健康、养老为重点的服务业将具有广阔的发展前景。

2015 年 10 月，国务院印发《统筹推进世界一流大学和一流学科建设总体方案》，将加快推进"双一流"建设作为当前及今后一段时期我国高等教育的主要任务，要着力培养具有历史使命感和社会责任心，富有创新精神和实践能力的各类创新型、应用型、复合型优秀人才。医学蕴含着多学科乃至国家产业发展的新增长点，发展新医科必须紧跟时代、与时俱进、超前谋划、超前行动，加大学科交叉融合，满足经济社会发展尤其是科技革命带来的医学发展新需求。

（5）符合医科自身改革的内在新诉求。

当前的医疗现状：人口老龄化、文化多元化、医患关系紧张、医学人才短缺、民众对健康的期望值不断增高。

面临的机遇与挑战：新兴学科不断登上历史舞台，新技术迅猛发展，不仅大大提高了临床医疗效率，也在一定程度上解决了医学人力资源不足的问题。

对医科改革提出的要求：医科改革应跟得上未来健康产业的发展需求，要及时推进新医科的发展，构建新医科人才培养新模式，对接新兴医学领域，融合多学科知识，以培养新型医学人才。

2. 什么是新医科

（1）新医科的概念。

2018 年 4 月 26 日，教育部高等教育司司长吴岩在同济大学举办的"一流人才培养研讨会"上首次提出"新工科、新农科、新医科、新文科"的"四新"建设。新医科是为适应新一轮科技和产业革命，顺应多学科间知识从分化到整合的发展趋势，加快构建医学教育新体系，实现健康中国目标，满足社会对交叉融合型、跨学科型医学人才的需求而产生的。

（2）新医科新在哪里？何以为新？

新医科的"新"是创新的新，不是新老比较的"新"。一是理念更新，从以治疗为主到关注全生命周期健康（预防、治疗、康养）；二是背景更新，以人工智能、大数据为代表的新一轮科技革命和产业变革扑面而来；三是专业更新，医工理文融通，对原有医学专业提出新要求，同时，需要建设智能医学工程等新的医学专业。

（3）新医科的特点。

新医科一头连着健康中国，另一头连着教育强国。人民健康是民族昌盛和国家富强的重要标志，医学教育是健康中国建设的重要基础，建设教育强国是中华民族伟大复兴的基础工程。

3. 新医科建设理念

构建多学科交叉融合的新医科专业新结构；探索适应新时代需求的新医科人才培养模式；打造具有国际竞争力的新医科教育新质量；建立面向未来的中国特色新医科教育新体系。

4. 中医药教育背景下新医科建设的思考

（1）坚持人民健康为中心的新理念。

以人民为中心，以健康为根本。当前，人民的健康观念和医学模式发生了根本性转变，中医药要把握机遇，在医疗养生保健的大健康领域发挥自己的特长和优势。

（2）建立"两类平衡"的"新质量"。

一方面，政府要建立健全医学人才培养供需平衡的机制；另一方面，医学院校要建立健全全部师生动态平衡的机制。

（3）推动"三大协同"的新体系。

进一步深化医教协同：对中医药人才在招生、培养、就业等方面要发挥协同联动机制。医疗行业与学校要共同确定培养目标，共同开发使用优质教学资源，共同开展人才培养质量评价。推动政策取向相互配合、改革过程相互促进、改革成效相得益彰。

进一步推动科教协同：一是准确把握科技与教育的关系。创新人才培养，教育教学是第一道工序，科研实践是第二道工序，要变革教育理念和培养方式，促进教学与科研相互结合、相互促进，培养科学精神和创新人才。二是做实科教协同机制。要突出优势，大力强化基础研究、持续提升原始创新能力。要突出特色，提供高质量科技供给，培育发展新动能。要突出核心，培养汇聚创新人才，夯实创新发展的人才基础。三是狠抓责任落实。学校要落实到位，服务到位，引导到位，持续不断地提升保障服务水平，要树立严谨求实创新报国的价值追求。

进一步创新科卫协同：要充分依靠科技创新发展低成本疾病防治技术，实现优质医疗卫生资源普惠共享。科卫协同制定中医药科技创新规划，协同推进中医药创新体系建设；科卫协同推进中医药科研平台建设；科卫协同加大科技成果临床应用和推广工作力度；科卫协同推进健康产业技术创新战略联盟建设，加快医研产结合，促进健康产业发展壮大；科卫协同优化创新的政策环境和条件保障，加强科技创新人才和创新团队建设。

（4）强化"四种交叉"的新模式。

强化医科内部的学科交叉：如基础与临床、临床与预防、临床与护理、临床与药学。强化医科与人文学科的交叉：建立立德树人的育人原则，加强思想政治医德培养。强化医科与理工科的交叉：医学发展历程中，与理工科的交叉融合一直是医学创新和发展的动能。强化传统医科与新兴医学专业的交叉：既要保持当下特点特色，又要主动适应未来的发展变化。

（5）全面推动医科人才整体发展观。

本硕博一体化人才培养模式：①学科专业一体化发展：设立支撑大健康产业的中医药新专业；将中医学、公共卫生、临床药学等专业一体化。②学制设计一体化：为了培养创新型医学拔尖人才，开展本硕博一体化贯通培养机制。③培养目标、培养模式、课程体系、师资队伍、国际交流合作、招生就业管理体制一体化。

（6）全面贯彻新医科内涵式发展质量观。

坚定不移地以"双一流"建设为引领，聚焦大学核心能力为着眼点和着力点，坚定不移地以打造鲜明特色为关键，坚定不移地以优化结构为支撑，坚定不移地以深化改革为保障，深刻认识到中医药高等教育质量观的演进，弘扬质量文化。

（根据 2019 年 10 月演讲 PPT 整理而成）

荆楚中医药继承与创新出版工程·
荆楚医学流派名家系列（第一辑）

吕文亮

医案精选

一、脾胃肝胆系病证

医案 1　王氏连朴饮加减治疗慢性浅表性胃炎

慢性浅表性胃炎属湿热蕴阻中焦，气机不利证型，以王氏连朴饮加减治疗，治以辛开苦降、清热燥湿。

吴某，男，31 岁。2018 年 1 月 13 日初诊。

主诉：胃脘痞胀、呃逆 2 个月。

初诊：患者自诉近 2 个月来胃脘痞胀、呃逆，无反酸、烧心，按之稍舒，进食 2 h 后连及腹部，晨起口干而不欲多饮，平素喜食肥甘厚腻之品，体形偏胖。胃镜检查示慢性浅表性胃炎。B 超检查示轻度脂肪肝。眠差，倦怠，小便色黄，大便黏腻不爽，解之不尽，舌质略红，苔白厚，脉缓。诊其为胃痞，证属湿热蕴阻中焦，气机不利。治以辛开苦降、清热燥湿。拟王氏连朴饮加减。处方：黄连 10 g，厚朴 15 g，栀子 10 g，法半夏 10 g，陈皮 10 g，淡竹叶 20 g，蒲公英 15 g，瓦楞子 20 g，乌贼骨 20 g，枳壳 10 g，莱菔子 10 g，茯神 50 g。14 剂，水煎服，每日 1 剂，分 2 次服。

二诊（2018 年 1 月 27 日）：患者服药后胃脘痞胀、呃逆及晨起口干明显好转，大便质地好转，偶有不尽感，睡眠稍差，倦怠，舌质略红，苔薄黏，脉缓。守上方去栀子，加郁金 20 g、合欢皮 20 g。14 剂后诸症消退，睡眠转佳。

按语：张仲景在《伤寒论》中明确指出："满而不痛者，此为痞。"本案患者因平素喜食肥甘厚腻之品，酿生湿热，蕴阻中焦而发此病。湿热邪气蕴阻中焦，气机不利，脾胃升降失职，故胃脘痞胀、呃逆；湿热阻滞气机，津液不能上承则口干，湿邪内留，则所饮不多；湿热扰及心神则失眠；湿热蕴阻，气机不展则倦怠；湿热胶结大肠，大便黏腻不爽，湿性黏滞，故大便解之不尽。结合舌苔、脉象，辨证为湿热蕴阻中焦，气机不利。治疗予王氏连朴饮辛开苦降、清热燥湿。加陈皮健脾燥湿；加淡竹叶、蒲公英清热利尿，使湿热从小便而去，叶天士在《温热论》中提到"通阳不在温，而在利小便"；加瓦楞子、乌贼骨制酸消胀；加枳壳、莱菔子降气消胀，气行则湿行，气化则湿化；加茯神健脾安神。服药 14 剂后诸症缓解，睡眠稍差，为湿热渐去，守上方去清热之栀子，加郁金、合欢皮解郁安神以助睡眠，14 剂后诸症消退，睡眠转佳。

医案 2　王氏连朴饮合藿香正气散加减治疗慢性胃炎

慢性胃炎属湿热中阻证型，以王氏连朴饮合藿香正气散加减治疗，治以清热化湿，理气和中。

蒋某，男，29 岁。2019 年 6 月 22 日初诊。

主诉：胃脘痞满 1 年。

初诊：患者诉 1 年前无明显诱因出现胃脘痞满，无反酸、烧心。大便黏，不成形，眠差，小便略黄，口干。舌质暗红，苔厚黏，左脉滑，右脉缓。中医诊断为胃痞，西医诊断为慢性胃炎。方用王氏连朴饮合藿香正气散加减。治以清热化湿，理气和中。处方：黄连 6 g，厚朴 10 g，枳壳 10 g，藿香 10 g，陈皮 10 g，焦白术 10 g，苍术 10 g，白扁豆 10 g，山药 20 g，煅瓦楞子 20 g，乌贼骨 20 g，蒲公英 30 g，甘草 6 g。14 剂，水煎服，每日 1 剂，分 3 次服，饭前服药。

二诊（2019 年 8 月 3 日）：患者胃脘痞满好转，大便较前成形，诉脐周胀。舌质暗红，苔薄润，脉滑。处方：守上方加砂仁 3 g，郁金 10 g。14 剂，水煎服，每日 1 剂，分 3 次服，饭前服药。

三诊（2019 年 8 月 31 日）：患者诸症好转，胃脘痛胀消失，食后脐周胀满不适，排便排气后可减轻，大便较前成形、顺畅，纳眠可，小便可。舌质暗红，苔薄润，左脉弦滑，右脉缓。处方：守上方去藿香、陈皮、苍术。14 剂，水煎服，每日 1 剂，分 3 次服，饭前服药。

四诊（2019 年 9 月 21 日）：患者胃脘疼痛减弱，大便不成形，口中和，小便稍黄，无反酸。舌质暗红，苔薄，左脉弦细滑，右脉细滑。处方：香砂养胃丸 1 盒，三九胃泰颗粒 1 盒，胃康灵胶囊 1 盒。

按语：本案患者湿热郁滞中焦，气机不利，脾胃升降失职，气机不畅，则胃脘痞满。湿热阻滞气机,津液不能上承,则见口干。湿热扰及心神故见眠差。湿热胶结大肠,则见大便不成形,湿性黏滞,则见大便黏。湿热下注膀胱,则小便偏黄。结合舌脉,为湿热中阻之象。二、三诊时患者均有脐周胀满症状,排便排气后可减轻,腹内气机阻滞明显,加砂仁和中调气、郁金下气。四诊时患者胃脘疼痛减弱,大便不成形,湿热渐去,脾虚不运,予以中成药口服继续治疗以巩固疗效。

医案3 逍遥散合王氏连朴饮加减治疗慢性胃炎

慢性胃炎属脾胃不足,湿热内阻,肝脾不和证型,以逍遥散合王氏连朴饮加减治疗,治以清热化湿,调和肝脾。

王某,女,44岁。2019年8月10日初诊。

主诉:胃脘痞满1年。

初诊:患者诉1年前无明显诱因出现胃脘痞满,伴呃逆,进食后加重,经西医治疗1个多月后,症状稍有好转。平素怕冷,易感冒,感冒后头顶疼痛。口干,晨起无口苦。纳可,眠差,梦多,大便1日1~2次,成形。月经提前,色质黑,无血块。辅助检查:2019年6月11日胃镜检查示慢性糜烂性胃炎(Ⅲ级),碳14呼气试验(+),胃窦病理检查示胃黏膜呈慢性炎症改变伴轻度肠上皮化生。舌质暗淡,边有齿痕,苔黄白腻,左脉缓,右脉缓弱。中医诊断为胃痞,西医诊断为慢性糜烂性胃炎伴肠上皮化生。治以清热化湿,调和肝脾,拟逍遥散合王氏连朴饮加减。处方:当归20g,柴胡6g,枳壳10g,郁金10g,柿蒂10g,黄连6g,厚朴10g,蒲公英30g,竹茹20g,茯苓50g,莱菔子10g,赤芍10g,白芍10g,焦白术10g。14剂,水煎服,每日1剂,分3次服,饭前服药。

二诊(2019年8月24日):患者胃胀、呃逆好转,夜晚烧心,眠差梦多,睡后易醒,醒后不易入睡,晨起口干、口苦,小便可,大便1日1次,成形,纳可。舌质暗淡胖大,边有齿痕,苔滑,左脉弦细,右脉缓。守上方加瓦楞子20g、乌贼骨20g、仙鹤草30g,去当归。14剂,水煎服,每日1剂,分3次服,饭前服药。

按语:本案患者因湿热邪气稽留中焦,阻滞脾胃,气机不畅,故胃脘痞满,胃以降为和，胃气上逆则见呃逆。卫气主要由脾胃运化的水谷精微所化生，卫气不足时，人体肌表失于固护，防御功能低下，易被外邪侵袭，则平素易感冒。脾胃为后天之本，气血生化之源，脾气健运，血循常道，方能血旺而经调。一旦肝脾不和，可导致月经提前。二诊时患者诉夜晚烧心，眠差，"胃不和则卧不安"，胃气失和，致浊气不降，上扰脑窍则致眠差梦多，易醒且复睡难。方用逍遥散合王氏连朴饮加减，随证治之。

医案 4　柴胡陷胸汤加减治疗慢性胃炎

慢性胃炎属寒热错杂，胃失和降证型，以柴胡陷胸汤加减治疗，治以平调寒热，健脾和胃。

患者，女，45 岁。2013 年 10 月 13 日初诊。

主诉：胃脘疼痛伴泛酸数年。

初诊：患者诉胃脘疼痛，波及脐周，泛酸，进食后饱胀，易饥饿，有胃黏膜糜烂病史。大便次数多，便溏。睡眠欠佳。舌质淡红，苔薄腻，脉弦。辨证为寒热错杂，胃失和降。中医诊断为胃脘痛，西医诊断为慢性胃炎。治以平调寒热，健脾和胃，拟柴胡陷胸汤加减。处方：柴胡 10 g，郁金 10 g，生姜 10 g（自备），白及 10 g，瓦楞子 20 g，乌贼骨 20 g，白芍 10 g，炙甘草 10 g，法半夏 10 g，陈皮 10 g，莱菔子 20 g，甘松 10 g，枳壳 10 g，焦白术 10 g，茯苓 20 g。7 剂，水煎服，每日 1 剂。

二诊（2013 年 10 月 20 日）：患者腹痛未发，时有泛酸。处方：守上方加蒲公英 20 g、黄芩 10 g，去甘松、枳壳。

三诊（2013 年 10 月 27 日）：服药一周后，患者诉诸症好转，未诉特殊不适。

按语：此案患者胃脘疼痛，易饥饿，有胃黏膜糜烂病史，苔腻，为热郁中焦，腐熟太过所致。而患者兼有大便次数多，便溏，进食后饱胀，为中焦虚寒，无力运化水谷，导致水谷精微不循常道，无力吸收，则腹胀便溏。柴胡陷胸汤方中以柴胡配伍黄芩，既可清实热，又能疏利气机，并以法半夏、生姜和胃降逆、温中散寒，加用焦白术、甘松健脾燥湿、理气止痛。全方合用清痰热而健脾和胃止痛，治疗寒热错杂之痛证,效果显著。

医案5　王氏连朴饮加减治疗胃痞

胃痞属湿热蕴阻中焦证型,以王氏连朴饮加减治疗,治以健脾行气,燥湿化痰。

余某,男,26岁。2010年2月27日初诊。

主诉:腹胀、纳差数年。

初诊:患者诉数年来食欲不佳,体重下降,晨起口干、口苦,进食后腹胀,伴嗳气、反酸,时有胸骨后疼痛及烧灼感,小便色黄,大便调。既往胃镜检查示慢性浅表性胃炎。舌质嫩红,苔黄腻,脉滑。该患者辨证为湿热蕴阻中焦,脾胃升降失常,故腹胀、纳差。诊其为胃痞,证属湿热蕴阻中焦,治以健脾行气,燥湿化痰,方用王氏连朴饮加减。处方:川黄连10 g,厚朴10 g,白扁豆10 g,薏苡仁30 g,石菖蒲10 g,半夏10 g,香豉10 g,栀子10 g,蒲公英20 g,焦白术10 g,焦三仙各10 g,鸡内金10 g,乌贼骨20 g,瓦楞子20 g,三七粉10 g。7剂,水煎服,每日1剂,分3次服。

二诊(2010年3月6日):患者诸症好转,继续调理2个多月后,在2011年3月行胃镜检查未见异常,随访1年未复发。

按语:此案患者根据舌脉及症状辨证为湿热蕴阻中焦,脾胃升降失常。湿热中阻,气机不畅,浊气不得下降,故腹胀、嗳气、反酸;热盛伤津,津不上升而口干、口苦;湿热熏扰心胸,则时有胸骨后疼痛及烧灼感;脾不健运,湿浊下注,故小便色黄;舌质嫩红,苔黄腻,脉滑,皆为湿热并重、蕴阻中焦脾胃之征象。

对于王氏连朴饮方证,一般认为脾胃湿热证临床主症为脘痞纳呆,腹胀便溏,口中黏腻,不思饮食,小便短赤;兼症包括发热,汗出不解,头痛,眠差,口干喜冷饮,饮水量少和喉中梗塞不适等。舌脉指征为舌质红绛或暗,舌体胖大,边有齿痕,苔腻,脉濡数或滑数。临床凡是遇到此证患者,吕文亮教授多选用王氏连朴饮加减对症治疗,往往收效较好。本案患者既往有慢性浅表性胃炎病史,依据"久病多瘀"的治疗原则,在方中加用三七粉,嘱患者与药一起冲服,以活血化瘀，提高疗效。

医案6　柴胡温胆汤加减治疗胃痞

胃痞属痰热结胸证型，以柴胡温胆汤加减治疗，治以燥湿化痰，芳香行气。

周某，女，68岁。2009年11月28日初诊。

主诉：进食后胃胀数年。

初诊：患者数年来进食后不易消化，胃脘胀满，时有右胁疼痛，口中黏腻，口干喜冷饮，偶有头昏，睡眠欠佳。既往有慢性浅表性胃炎病史。体格检查示血压110/70 mmHg，舌质红绛，苔白腻，脉滑。该患者辨证为痰热蕴结胸脘，上扰清阳，故进食后胃胀。诊其为胃痞，证属痰热结胸，治以燥湿化痰，芳香行气，方用柴胡温胆汤加减。处方：柴胡10 g，法半夏10 g，陈皮10 g，黄连10 g，瓜蒌10 g，藿香10 g，佩兰10 g，夏枯草10 g，郁金10 g，川芎10 g，紫苏梗10 g，茯苓50 g。7剂，水煎服，每日1剂，分3次服。

二诊（2009年12月5日）：患者胃脘胀满好转，但仍有口干，小便黄，舌质红，苔白。守上方加淡竹叶15 g，滑石10 g。7剂，水煎服，每日1剂，分3次服。

三诊（2009年12月12日）：患者诸症好转，守初诊方，改用丸剂续服1个月。随访1年未复发。

按语：柴胡温胆汤为吕文亮教授承自梅国强教授之方，乃《伤寒论》小柴胡汤与《三因极一病证方论》温胆汤之合方，组方如下：柴胡10 g，黄芩10 g，法半夏10 g，陈皮10 g，茯苓30～50 g，竹茹10 g，枳实10 g。其功能为清胆和胃，理气化痰。本方用于治疗胆胃不和，痰热扰动之虚烦不寐，胸满，口苦，惊悸或呕吐、呃逆及癫痫等病证。从方证对应的角度分析，柴胡温胆汤方的临床辨证标准如下：①枢机不利，痰热上扰清窍所致的头痛、眩晕、耳鸣、耳聋，舌质红，苔薄白或白厚，脉弦、缓。②枢机不利，痰热上犯心窍出现的心神不安、少言寡语，或哭笑无常、言语错乱、记忆力下降、失眠、纳差，苔白厚腻，脉缓或滑。③枢机不利，湿热下注导致的经带异常。④枢机不利，湿热阻滞胆腑所致的剑突下方疼痛或压痛，恶心厌油，舌质红，苔白厚或薄黄、黄厚。⑤枢机不利，痰热阻于胸膈出现的胸满胁痛、心烦胸闷,眠差,心情紧张、忧虑,甚至恐惧等。

简言之,柴胡温胆汤方所主证候,其病机属湿(痰)热内阻,或影响胆胃,或上扰心窍、清阳,或使三焦不利。若见胃脘痞闷,胸满胁痛,口干、口苦,舌质红,苔白或黄厚,脉弦或滑者,均可用其清热化痰、理气和中。

《临证指南医案》指出,脾宜升则健,胃宜降则和。故在治疗脾胃病时,常根据患者的具体病情酌加党参、茯苓、白术之类的补气升清药,或佐柴胡、郁金、香附之类的调肝升清药,并配伍半夏、枳实、沉香、紫苏子等和胃降逆之品,如此升降相因,可提高临床疗效。

医案 7　丹栀逍遥散合黄连泻心汤加减治疗胃痞

胃痞属湿热蕴阻中焦,肝胃不和证型,以丹栀逍遥散合黄连泻心汤加减治疗,治以疏肝和胃,清热化湿。

王某,女,43 岁。2018 年 4 月 14 日初诊。

主诉:胃脘痞胀半年。

初诊:患者诉胃脘痞胀,泛酸,下半夜口苦,夜寐差,尿频。2017 年 5 月 24 日胃镜检查诊断:①慢性非萎缩性胃炎伴糜烂;②反流性食管炎 A 级,Barrett 食管? 舌质暗红,苔薄黄腻,脉滑。中医诊断为胃痞、不寐。辨证为湿热蕴阻中焦,肝胃不和,治以疏肝和胃,清热化湿兼以安神。方用丹栀逍遥散合黄连泻心汤加减。处方:牡丹皮 10 g,栀子 10 g,赤芍 10 g,白芍 10 g,柴胡 10 g,黄连 10 g,法半夏 10 g,陈皮 10 g,瓦楞子 20 g,乌贼骨 20 g,合欢皮 15 g,枳壳 10 g,厚朴 10 g,生甘草 10 g。7 剂,水煎服,每日 1 剂,分 2 次服。

复诊(2018 年 4 月 21 日):患者诉服药后胃脘痞胀、口苦减轻,睡眠转佳,泛酸大减,口干喜温饮,尿频,大便不成形,舌质暗红,苔薄黄腻,脉滑。守上方加薏苡仁 30 g、海金沙 20 g、焦白术 10 g,去白芍。7 剂,水煎服,每日 1 剂,分 2 次服。

按语:慢性非萎缩性胃炎属湿热蕴阻中焦,肝胃不和之证,中焦湿热蕴阻,气行不畅则胃脘痞胀,气机升降失司,胃失和降;浊气上泛则见泛酸;肝胃不和,肝经郁热，则见下半夜口苦，且下半夜乃肝经循行之时；胃不和则卧不安，湿热蕴阻，心神受扰则夜寐差；湿热下注膀胱，气化失司，可出现尿频。舌质暗红，苔薄黄腻，脉滑佐证。故方用丹栀逍遥散疏肝和胃，清肝经郁热，黄连泻心汤辛开苦降，条畅中焦气机，散结消痞。方中加瓦楞子、乌贼骨制酸止痛，合欢皮解郁安神，同时枳壳、厚朴行气化湿，气行则湿化。中焦乃一身气机枢纽，中焦健运，气机条畅，则湿无从化生。复诊时患者口苦减轻，泛酸大减，睡眠转佳，湿热稍减，但口干喜温饮，仍尿频，且大便不成形，故去白芍，加薏苡仁、海金沙利水渗湿，焦白术健脾化湿。7剂后诸症减轻。

医案8　王氏连朴饮加减治疗慢性胃炎伴反流性食管炎

慢性胃炎属湿热蕴阻中焦证型，以王氏连朴饮加减治疗，治以清热化湿，理脾健运。

王某，男，26岁。2010年2月27日初诊。

主诉：腹胀、纳差数年。

初诊：患者诉数年来食欲不佳，体重下降，晨起口干、口苦，进食后腹胀，伴嗳气、反酸，时有胸骨后疼痛及烧灼感，小便色黄，大便调。既往胃镜检查示慢性胃炎伴反流性食管炎病史2年。舌质嫩红，苔黄黏腻，脉滑。病机明确，用王氏连朴饮化裁。处方：黄连10 g，厚朴10 g，白扁豆10 g，薏苡仁30 g，茵陈20 g，枳实10 g，白术10 g，焦三仙各10 g，鸡内金10 g，丹参20 g，三七粉10 g。7剂，水煎服，每日1剂，分2次服。诸症好转后继续调理1个多月痊愈。

按语：本案患者四诊合参辨为湿热蕴阻中焦，脾胃升降失常。湿热中阻，气机不畅，浊气不得下降，故腹胀、嗳气、反酸；热盛伤津，津不上升而口干、口苦；湿热熏扰心胸，则时有胸骨后疼痛及烧灼感；脾不健运，湿浊下注，故小便色黄；舌质嫩红，苔黄黏腻、脉滑，皆为湿热并重、蕴阻中焦脾胃之征象，故用王氏连朴饮。对于慢性脾胃病，本着"久病多瘀"的治疗原则，常在方中加用三七粉，嘱患者与药一起冲服，以活血化瘀，巩固诸药疗效。

医案 9 从肝辨治脾胃病

胃痞属肝胃郁热证型,以丹栀逍遥散加减治疗,治以疏肝泄热,理气和中。

侯某,男,43 岁。2009 年 4 月 17 日初诊。

主诉:胃脘痞满半个月。

初诊:患者诉半个月来进食后胃脘痞满,两胁肋部偶有胀痛,晨起口干、口苦,眼睛红赤不适,情绪易激动,小便黄,大便干结,舌质红,苔薄黄干,脉弦。中医诊断为胃痞。中医辨证:肝胃郁热。治以疏肝泄热,理气和中。方用丹栀逍遥散加减。处方:牡丹皮 10 g,栀子 10 g,赤芍 10 g,白芍 10 g,柴胡 10 g,黄连 3 g,蒲公英 10 g,郁金 10 g,佛手 10 g,延胡索 10 g,川芎 20 g,夏枯草 20 g,紫苏梗 10 g,瓦楞子 20 g,生甘草 10 g。7 剂,水煎服,每日 1 剂,分 2 次服。

二诊(2009 年 4 月 24 日):患者胃脘痞满好转,偶有饱胀嗳气,守上方加柿蒂 10 g、刀豆 10 g。7 剂,水煎服,每日 1 剂,分 2 次服。

按语:从肝辨治脾胃病,吕文亮教授的主要治法及经验如下:①疏肝以和胃,适用于肝气犯胃者,症见脘胁胀痛、嗳气、吞酸嘈杂、呃逆、情绪波动等,方用柴胡疏肝散加减。②补肝以实脾,适用于肝郁乘脾者,临床表现有胁胀作痛、情志抑郁、腹胀、女子经来量少或月经不调等,方用逍遥散。肠鸣腹痛、腹泻者可用痛泻要方。③清肝以调中,适用于肝胃郁热者,多表现为胃脘灼痛,口苦、口干或口酸,或烦躁易怒,眼睛红赤。针对这类患者多用丹栀逍遥散化裁。对于此类肝胃郁热型患者的用药,吕文亮教授喜以牡丹皮、栀子、黄连、夏枯草清肝泄热为主,佐以柴胡、佛手、延胡索、川芎、赤芍、白芍等疏肝理气;胃脘嘈杂、反酸者加川楝子,与黄连配伍乃有左金丸之意。嗳气、呃逆者加柿蒂、刀豆理气降逆;胃痞兼睡眠欠佳者,加郁金清心解郁;兼有关节疼痛者,酌加姜黄通经止痛;消化不良者可用莱菔子、焦三仙、鸡内金健脾消食;口干、口苦、口中异味者可用藿香、佩兰等芳香化湿之品。

医案 10　甘草泻心汤加减治疗胃痞

胃痞属中气不足，寒热错杂证型，以甘草泻心汤加减治疗。

张某，女，52 岁。2018 年 6 月 9 日初诊。

主诉：胃脘痞满 20 余天。

初诊：患者诉 20 余天前因食生冷藕带后胃脘痞满，按压可缓解，嗳气，偶反酸，矢气频，大便常，小便色黄，无口干、口苦，手指麻木，月经正常，2018 年 6 月 4 日胃镜检查示非萎缩性胃炎；舌质淡红，苔薄，脉缓弱，中医诊断为胃痞，属中气不足、寒热错杂证型。方用甘草泻心汤加减。处方：炙甘草 10 g，陈皮 10 g，法半夏 10 g，茯苓 50 g，蒲公英 20 g，枳壳 10 g，黄连 6 g，苍术 10 g，白术 10 g，瓦楞子 20 g，乌贼骨 20 g，川芎 10 g，草豆蔻 20 g。14 剂，水煎服，每日 1 剂，分 2 次服。

二诊（2018 年 6 月 23 日）：患者诉服药后胃脘痞满、嗳气诸症减，仍偶有反酸，进寒凉食物后加重，进辛辣食物反而舒适。舌质淡，苔薄，脉缓弱。守上方加吴茱萸 6 g、党参 20 g。10 剂，水煎服，每日 1 剂，分 2 次服。

按语：本案患者中气不足，寒热错杂并不难辨，予甘草泻心汤缓中补虚。二诊时患者仍有反酸，加用吴茱萸，与黄连合用，有左金丸之意。在慢性胃炎寒热错杂证的用药方面，吕文亮教授常用黄连、法半夏配伍以达寒热并调之效；蒲公英清热解毒以改善胃内炎症；陈皮、茯苓、苍术、白术等健脾和胃；厚朴、枳壳或枳实理气和中；乌贼骨、瓦楞子制酸止痛。同时，由于"胃不和则卧不安"，脾胃病患者往往兼有睡眠欠佳的症状，针对这类患者，吕文亮教授认为茯苓用量大可有茯神宁心安眠之功效，如果患者体内燥象不明显，而舌淡苔白，常将茯苓量加用至 50 g，以兼顾安神。

医案 11　王氏连朴饮加减治疗胃痞

胃痞属湿热蕴阻中焦，胃失和降证型，以王氏连朴饮加减治疗，治以辛苦通降，清热化湿。

杨某,女,53 岁。2019 年 3 月 2 日初诊。

主诉:胃脘胀满、泛酸伴烧心 2 年。

初诊:患者近 2 年来进食坚硬、油炸等不易消化的食物后出现泛酸,伴烧心、胃脘胀满,时有隐痛,饥饿时无特殊不适,纳眠可,口中和,小便常,大便一日 1 次,色正常,平素饮食多不规律,腰骶不适,舌质暗红,苔薄腻,脉缓。中医诊断为胃痞,证属湿热蕴阻中焦,胃失和降,治以辛苦通降,清热化湿。方用王氏连朴饮加减。处方:黄连 10 g,厚朴 10 g,栀子 10 g,蒲公英 20 g,瓦楞子 20 g,乌贼骨 20 g,白扁豆 10 g,焦白术 10 g,威灵仙 30 g,透骨草 10 g,生甘草 6 g。14 剂,水煎服,每日 1 剂,分 2 次服。

二诊(2019 年 3 月 16 日):服上方后患者烧心感消失,泛酸、胃脘胀满皆明显好转,腰骶不适减轻,夜间口渴喜温饮,纳佳,眠可,二便调。舌质淡红,舌尖暗红,苔薄微腻,左脉缓,右脉弱。守上方加太子参 10 g。14 剂,水煎服,每日 1 剂,分 2 次服。

按语:患者胃脘胀满、泛酸、烧心,为胃痞典型症状。湿热蕴阻中焦,气机不畅,阻于脾胃则胃脘胀满,升降失司,胃失和降,浊气上泛,则见泛酸、烧心等症。舌质暗红,苔薄腻,脉缓,乃湿热之象。本证因患者饮食不规律,中焦运化失常,酿生湿热。方用王氏连朴饮清热化湿,辛苦通降,加瓦楞子、乌贼骨制酸止痛,白扁豆、焦白术益气健脾,威灵仙、透骨草祛风通络,治疗其腰骶不适。服药 14 剂后症状大减,疗效明显,舌质转淡红,热渐消退,余湿仍在,故于上方基础上加入太子参健脾益气,气行则湿化。

医案 12 柴胡温胆汤加减治疗呃逆

呃逆属少阳与阳明合病,三焦枢机不利,痰湿内蕴证型,以柴胡温胆汤加减治疗,治以疏泄三焦,燥湿化痰,行气和中降逆。

陈某,女,59 岁。2014 年 2 月 15 日初诊。

主诉:呃逆间断发作数月。

初诊:患者近几个月来时有呃逆,口中异味较重,口苦,咽中不适伴有灼热感,颠顶及前额胀闷,颜面潮红,睡眠欠佳。舌质暗红,苔腻略厚,脉滑细数。中医诊断为呃逆,证属少阳与阳明合病,三焦枢机不利,痰湿内蕴,胃失和降。治以疏泄三焦,燥湿化痰,行气和中降逆,方用柴胡温胆汤加减。处方:柴胡 10 g,黄芩 15 g,黄连 6 g,法半夏 10 g,陈皮 10 g,竹茹 10 g,茯神 10 g,甘草 10 g,莱菔子 10 g,郁金 10 g,柿蒂 10 g,旋覆花 30 g(另包),决明子 20 g,牛蒡子 10 g,磁石(打)20 g,乌贼骨(打)20 g。7 剂,水煎服,每日 1 剂,分 2 次服。

二诊(2014 年 2 月 22 日):患者诸症明显减轻,另有午后潮热感,便后肛周潮湿,偶有飞蚊症。舌质暗红,苔白厚,脉弦。守上方去决明子,加夏枯草 20 g、钩藤 20 g。7 剂,水煎服,每日 1 剂,分 2 次服。

按语:本案患者胃肠湿热症状较为明显,痰湿阻于中焦,胃气上逆则发呕逆,厥阴气机失疏则出现颠顶胀闷,阳明湿热则出现前额胀闷,此皆为痰湿阻滞导致厥阴经、阳明经气机不畅的表现。痰湿为病,阻滞三焦,影响气机畅通,所谓气病不传血分而邪留三焦也,《温热论》述之曰:"再论气病有不传血分,而邪留三焦,犹之伤寒中少阳病也。彼则和解表里之半,此则分消上下之势。随证变法,如近时杏、朴、苓等类,或如温胆汤之走泄。因其仍在气分,犹有战汗之门户,转疟之机括也。"手少阳三焦,决渎之官,水道之义也。因病在少阳,故与伤寒中少阳病有表里各半、枢机不利的相同表现,温胆汤实为分消走泄,通行水道,舒畅气机之方,故云走泄。简言之,伤寒少阳取柴胡疏利少阳,温病三焦择温胆和解三焦。

此案方用柴胡温胆汤加减,疏泄三焦,燥湿化痰,行气和中降逆。方中重用行气的药物如柴胡、陈皮、莱菔子、郁金、柿蒂、旋覆花。患者同时兼有颜面潮红,但结合舌脉,非阴虚火旺,乃湿热内阻、热难透出的表现。决明子、牛蒡子合用,平肝疏风。乌贼骨制酸止痛,是兼顾患者呃逆、咽中灼热,因胃中浊阴上泛,相当于现代的胃食管反流病。茯神宁心安神,磁石镇静安神,能助全方化痰清火安神。复诊时患者症状明显减轻,因有午后潮热感,便后肛周潮湿,此乃湿热蕴阻大肠所致,为湿热从阳明肠腑而出的表现,故去决明子,恐其滑肠,加钩藤、夏枯草,合牛蒡子以平肝息风明目兼顾飞蚊症。临床上吕文亮教授对于痰湿蕴热,但兼有口苦、头眩、咽干、身热不适的患者,辨治类似伤寒少阳中小柴胡汤证。然伤寒立论,小柴胡汤为主;以温病为法,温胆汤方为宗。辨治此类痰湿病证,方药多用柴胡温胆汤加减,取其化痰行气、疏泄三焦之意。

医案 13　王氏连朴饮加减治疗慢性糜烂性胃炎

慢性糜烂性胃炎属胃脘不适、湿热蕴阻证型,以王氏连朴饮加减治疗,治以清热化湿,理气健脾。

石某,男,34 岁。2019 年 5 月 31 日初诊。

主诉:间断胃脘不适 2～3 年。

初诊:患者于 2 年前诊断为慢性糜烂性胃炎,间断服用药物治疗,现胃脘不适,连及两肋,大便不成形,口中和,眠般;胃脘隐痛,进食后明显;舌质暗红,苔白厚,左脉弦滑,右脉缓。中医诊断为胃脘不适,湿热蕴阻,气机升降失司。治以清热化湿,理气健脾,方用王氏连朴饮加减。处方:黄连 10 g,厚朴 10 g,竹茹 20 g,枳实 10 g,淡竹叶 20 g,丹参 20 g,蒲公英 50 g,白花蛇舌草 30 g,薏苡仁 30 g,淮山药 20 g,焦白术 10 g,煅瓦楞子 30 g,浙贝母 6 g,生甘草 6 g。14 剂,水煎服,每日 1 剂,后随访,胃脘不适好转。

按语:慢性糜烂性胃炎一般见饭后饱胀,反酸,嗳气,无规律性腹痛、消化不良等症状。本案患者胃脘不适,大便不成形,舌质暗红,苔白厚,左脉弦滑,均为湿热蕴阻,气机升降失司之象。湿最易困脾,脾失健运,脾胃为气机升降之枢纽,湿热蕴阻,阻滞气机,则气机升降失常,胃脘隐痛不适为主症。治以王氏连朴饮,辛开苦降,能畅运脾胃升降之气机。

医案 14　半夏泻心汤加减治疗慢性萎缩性胃炎

慢性萎缩性胃炎属寒热互结滞于胃脘证型,以半夏泻心汤加减治疗,治以寒热平调,消痞散结。

李某,男,60 岁。2019 年 3 月 30 日初诊。

主诉:反酸 4 个月,加重 2 个月。

初诊:患者于 4 个月前无明显诱因出现反酸,2 个月前行臀部包块切除术后自觉反酸加重,与饮食无关,伴胃脘梗阻感,矢气少,进食辛辣、油腻食物后大便稀,呈水样,日行 10 余次,动辄汗出,易感冒,食欲欠佳,眠可,口中和,小便可。患者既往有慢性萎缩性胃炎病史,舌质暗淡,苔白略厚,中有裂纹,左脉缓,右脉缓弱,为肺脾不足,胃失和降证,方用半夏泻心汤加减。处方:法半夏 10 g、陈皮 10 g、黄连 10 g、蒲公英 20 g、苍术 10 g、白术 10 g、炒鸡内金 6 g、炒二芽各 20 g、白扁豆 10 g、淮山药 20 g、炙甘草 6 g、瓦楞子 20 g、厚朴 10 g。14 剂,水煎服,每日 1 剂,分 2 次服。

二诊(2019 年 4 月 13 日):患者反酸减轻,胃脘痞满好转,汗出减少,二便调。守上方去苍术,加防风 10 g。14 剂,水煎服,每日 1 剂,分 2 次服。

按语:《金匮要略》云:"呕而肠鸣,心下痞者,半夏泻心汤主之。"半夏泻心汤本适用于寒热互结滞于胃脘之证,本案患者虽寒热之象均不明显,但应用以证测方、方证对应原则,胃气升降失调,上为呕吐或反酸,下为腹痛肠鸣或下利,患者诸症俱存,故选此方。因寒热不显,故仅用法半夏一味辛温而散结,亦仅用一味黄连苦寒降泻,其余诸药主要在补胃之虚、健胃之运,以复升降,使心下之气得通,阴阳交互。

医案 15　沙参麦冬汤合小建中汤加减治疗慢性胃炎

慢性胃炎属胃阴不足、胃气不充证型,以沙参麦冬汤合小建中汤治疗,治以益胃养阴,健脾止痛。

魏某,男,36 岁。2019 年 7 月 19 日初诊。

主诉:易腹痛、腹泻 2 年。

初诊:患者诉 2 年前无明显原因出现进食辛辣后易腹泻,平素脐周隐痛,口干,大便 1 日 1 次,质黏腻,不成形,小便黏,纳眠可,手足心热。2005 年电子胃镜检查示糜烂性胃炎,2012 年复查电子胃镜示浅表性胃炎,幽门螺杆菌阴性,近几年未行电子胃镜检查及肠镜检查,胆固醇水平偏高,肝功能异常,有脂肪肝病史。舌质暗红,苔剥脱,地图舌,左脉弦细,右脉细,中医诊断为腹痛,胃阴不足,胃气不充,治以益胃养阴,健脾止痛。方用沙参麦冬汤合小建中汤加减。处方:

沙参 10 g,麦冬 10 g,枳壳 10 g,陈皮 10 g,瓦楞子 20 g,淮山药 20 g,桂枝 10 g,大枣 10 g,炙甘草 6 g,乌贼骨 20 g,蒲公英 30 g,丹参 10 g,焦白术 10 g,佛手 10 g。14 剂,水煎服,每日 1 剂,分 2 次服。

二诊(2019 年 8 月 9 日):患者腹痛、腹凉、口干、小便频症状明显好转,手足心热症状无好转,大便 1 日 1 次,稍黏腻,偶成形,纳可,眠可。舌质暗红,地图舌,苔润,左脉缓弱,右脉缓,病机为阴虚湿热。守 7 月 19 日方加牡丹皮 20 g、地骨皮 20 g、泽泻 20 g,去桂枝。14 剂,水煎服,每日 1 剂,分 2 次服。茶饮方:太子参 10 g,枸杞子 5 g,菊花 5 g。14 剂,水煎服,每日 1 剂,分 2 次服。

按语:本案患者平素脐周隐痛,口干,大便 1 日 1 次,质黏腻,不成形,小便黏,纳眠可,手足心热,舌质暗红,苔剥脱,地图舌,左脉弦细,右脉细。患者饮食不节,阻结脾胃,脾失健运,胃阴不足,胃气不充,故用益胃养阴、健脾止痛之法,先用沙参麦冬汤合小建中汤加制酸、理气之品。后患者腹痛、腹凉、口干、小便频症状明显好转,手足心热症状无好转,为阴虚湿热之证,故加滋阴清热之品,配合茶饮调其根本。

医案 16 王氏连朴饮合枳术丸加减治疗胃脘痛

胃脘痛属湿热中阻,胃失和降证型,以王氏连朴饮合枳术丸加减治疗,治以清热燥湿,和胃止痛。

徐某,女,45 岁。2018 年 12 月 8 日初诊。

主诉:间断性胃痛伴干呕半年就诊。

初诊:患者自诉因平素饮食不节、嗜食辛辣致近半年来间断性胃脘隐痛,伴干呕,无呕吐物,进食咖啡等刺激性食物后加重,时反酸,口中和,纳眠可,二便常,双下肢乏力。2018 年 7 月胃镜检查示胃溃疡,十二指肠球部溃疡,胃窦隆起。幽门螺杆菌阳性,已规律抗幽门螺杆菌治疗,未复查。舌质暗红,苔黄腻,脉缓弱。诊其为胃脘痛,证属湿热中阻,胃失和降。治以清热燥湿,和胃止痛。方用王氏连朴饮合枳术丸加减。处方:黄连 10 g,厚朴 10 g,竹茹 10 g,枳实 10 g,吴茱萸 6 g,莱菔子 10 g,瓦楞子 20 g,乌贼骨 20 g,蒲公英 20 g,紫苏梗 10 g,

焦白术 10 g，炙甘草 6 g，白及 10 g。14 剂，水煎服，每日 1 剂，分 2 次服。

二诊（2018 年 12 月 22 日）：患者服药后胃脘疼痛、干呕较前减轻，口中和，纳差。舌质红绛，苔薄腻，脉缓弱。守上方去吴茱萸，改黄连为 6 g，加白扁豆 10 g、焦三仙各 10 g、佩兰 10 g。14 剂，水煎服，每日 1 剂，分 2 次服。

三诊（2019 年 1 月 5 日）：患者诉诸症好转，舌质暗红，苔薄润，左脉缓，右脉缓弱。守上方，14 剂，水煎服，每日 1 剂，分 2 次服。

按语：本案患者为中年女性，因平素饮食不节、嗜食辛辣，导致脾胃损伤，湿热蕴阻而发病。湿热蕴阻中焦，胃气郁滞，不通则痛，故胃脘疼痛；湿热日久不去，灼伤胃络，也可导致胃脘疼痛。胃以降为顺，胃气一伤，初则壅滞，继则上逆，则见干呕、反酸。结合舌苔、脉象，辨证为湿热中阻，胃失和降，方用王氏连朴饮合枳术丸加减以辛开苦降、清热燥湿、和胃止痛。两方巧妙结合，疗效显著。

医案 17　干姜泻心汤加减治疗胃脘痛

胃脘痛属脾胃虚弱，湿热蕴阻，寒热错杂证型，以干姜泻心汤加减治疗。

张某，女，58 岁。2018 年 8 月 2 日初诊。

主诉：胃脘胀痛 4 个月。

初诊：患者诉胃脘胀满疼痛，连及肋下，得温痛减，以下午及饥饿时为甚，伴有口干、口苦，性情急躁，易生闷气，眠可，大便不成形，1 日 1 次，小便可。2019 年 4 月查幽门螺杆菌阴性；胃镜检查示食管多发隆起，食管黏膜发红，慢性浅表性胃炎（Ⅲ级）；病理检查示（贲门）胃黏膜呈慢性炎症改变；腹部彩超示肝囊肿。舌质淡红，苔薄滑，双脉缓弱。辨证为脾胃虚弱，湿热蕴阻，寒热错杂证，方用干姜泻心汤加减。处方：干姜 10 g，桂枝 10 g，黄连 10 g，蒲公英 30 g，枳壳 10 g，郁金 10 g，乌贼骨 20 g，浙贝母 10 g，厚朴 10 g，茯苓 30 g，焦白术 10 g，炙甘草 10 g，沉香 6 g，莱菔子 10 g，法半夏 15 g。7 剂，水煎服，每日 1 剂，分 3 次温服。药尽后复诊，诸症明显减轻，上方调整为 10 倍用量加工为水泛丸，嘱患者坚持服用。

按语:方中干姜、桂枝辛热,温中散寒,法半夏苦辛温燥,和胃降逆,黄连、蒲公英苦寒清降,茯苓、焦白术、炙甘草健脾益气,枳壳、厚朴、郁金、沉香、莱菔子条畅气机,乌贼骨、浙贝母制酸止痛。吕文亮教授认为,辛开苦降适用于寒热错杂证,症见胃痛喜暖喜按、得温痛减等寒象,亦见口干、口苦等热象。此上热下寒之证,若纯用清热之法则胃热未除而中寒更甚;一味温补则寒邪未散而胃火更炽。故宜寒热互用以和其阴阳,苦辛并进以调其升降。

医案 18　王氏连朴饮合四君子汤加减治疗胃脘痛

胃脘痛属中阳不足,湿热蕴阻中焦证型,以王氏连朴饮合四君子汤加减治疗,治以益气健脾,清热化湿。

鲁某,男,36 岁。2008 年 8 月 2 日初诊。

主诉:胃脘不适 2 个月,疼痛 1 周。

初诊:患者诉近 1 周胃脘疼痛,两天前自服中成药(三九胃泰颗粒)后疼痛略减轻,舌头发麻,口微干不欲饮,口中异味,大便稀。舌质淡,边有齿痕,苔微腻,脉数。2 个月前患者在我院检查示慢性浅表性胃炎。中医诊断为胃脘痛,属中阳不足,湿热蕴阻中焦之证。治以益气健脾,清热化湿,理气和中,方用王氏连朴饮合四君子汤化裁。处方:黄连 10 g,厚朴 10 g,乌贼骨 20 g,茯苓 30 g,炒白术 10 g,郁金 10 g,佩兰 10 g,吴茱萸 10 g,苍术 10 g,延胡索 10 g,炙甘草 10 g。7 剂,水煎服,每日 1 剂,分 2 次服。

二诊(2008 年 8 月 9 日):患者胃脘疼痛消失,痞胀感减退,口中异味,舌头发麻,大便或稀,口不干,舌质淡红,苔白黏,脉濡。8 月 6 日体格检查提示高血压Ⅰ期,肝囊肿。守上方去炙甘草,加藿香 10 g、法半夏 10 g、柴胡 10 g。14 剂,水煎服,每日 1 剂,分 2 次服。

三诊(2008 年 8 月 23 日):患者胃脘已无明显不适,口中和,仍有些许异味,舌质红,苔薄,脉缓。守上方,14 剂,水煎服,每日 1 剂,分 2 次服。

按语:本案患者的方证关键在于胸闷脘痞、口苦、口中异味、口干不欲饮、脉数,表现为湿热内蕴之象,符合王氏连朴饮方治湿热阻滞中焦的特点;另外,患者所表现的大便稀,舌质淡,边有齿痕,苔微腻,乃脾虚湿阻之象,用四君子汤益气健脾,以助化湿。原方中去党参是因为患者舌苔微腻,湿邪较重,久用党参恐致气壅助湿,以白术、茯苓健脾燥湿即可。二诊时患者胃脘疼痛消失,口中仍有异味,加大祛湿的力度,藿香与佩兰相配,芳香燥湿化浊,去口中异味。

医案 19　三仁汤加减治疗泄泻

泄泻属脾虚不足,湿热内蕴,湿重于热证型,以三仁汤加减治疗,治以健脾止泻,清热祛湿。

丁某,男,53 岁。2018 年 4 月 14 日初诊。

主诉:大便次数增多 15 年余。

初诊:患者诉 15 年前行胆囊切除术后大便次数明显增多,1 日 5 次左右,质稀,黏滞不爽,尤以进食油腻食物后为甚,曾间断口服西药(具体药物不详)治疗未见明显好转,小便困难,尿等待,口中异味。纳眠可。舌质暗红,苔白厚腻,脉缓。既往有前列腺增生及脂肪肝病史。中医诊其为泄泻,证属脾虚不足,湿热内蕴,湿重于热。治以健脾止泻,清热祛湿。方用三仁汤加减。处方:杏仁 10 g,豆蔻 10 g,薏苡仁 30 g,藿香 10 g,辛夷 10 g,川芎 15 g,丹参 20 g,茵陈 30 g,生牡蛎 20 g,夏枯草 20 g,土鳖虫 10 g,泽泻 20 g,陈皮 10 g,炮甲片 3 g,郁金 10 g,焦白术 10 g。14 剂,水煎服,每日 1 剂,分 2 次服。

二诊(2018 年 4 月 28 日):患者服药后大便次数较前减少,1 日 3~4 次,质仍偏稀,昨日食用辛辣食物后肛门有灼热感,小便困难、尿等待明显好转,口中偶有异味。舌质暗红,苔白厚,脉缓。守上方加牡丹皮 20 g、地骨皮 10 g、黄芩 10 g、白芍 10 g。14 剂,水煎服,每日 1 剂,分 2 次服。

三诊(2018 年 5 月 12 日):患者大便 1 日 2~3 次,质略稀,小便正常,口中和。精神欠佳,自觉体力较前有所下降。舌质暗红,苔白,脉缓。守二诊方去白芍、地骨皮,加黄芪 30 g、党参 20 g。14 剂,水煎服,每日 1 剂,分 2 次服。

四诊(2018 年 5 月 26 日):患者大便 1 日 1～2 次,质常,精神、体力转佳,右侧腰部有落空感。舌质暗红,苔白,脉缓。守上方去党参、杏仁,改黄芪为 20 g,加续断 20 g,补骨脂 20 g,车前草、车前子各 20 g。14 剂,水煎服,每日 1 剂,分 2 次服。1 个月后随访大便基本正常。

按语:本案患者长期泄泻,《景岳全书·泄泻》曰:"泄泻之本,无不由于脾胃。"《素问·阴阳应象大论》曰:"湿胜则濡泻。"脾失健运,升降失调,水谷不化,清浊不分,混杂而下,而成泄泻。脾虚湿胜,湿邪久郁化热,湿热蕴结,结合舌苔脉象,吕文亮教授辨证为脾虚不足,湿热内蕴,湿重于热。方用三仁汤加减以宣畅气机,清热利湿,健脾止泻。气机得畅,湿祛热化,故泻止而安,疗效佳。

医案 20　藿香正气散加减治疗溃疡性结肠炎

溃疡性结肠炎属脾虚湿滞证型,以藿香正气散加减治疗,治以健脾祛湿,通腑泄浊。

冯某,男,30 岁。2018 年 9 月 15 日初诊。

主诉:大便次数增多伴黏液脓血反复发作 5 年。

初诊:患者诉近 5 年来每于受寒或进食辛辣油腻食物后反复出现大便次数增多,不成形,发作时 1 日排便 5～6 次,甚时 10 余次,伴黏液脓血,血色鲜红,与大便混合,时有腹痛,喜温喜按,纳眠可,舌质淡红,边有齿痕,苔黄白腻,脉缓弱;既往肠镜检查示符合溃疡性结肠炎改变。中医诊断为肠澼,辨证为脾虚湿滞,方用藿香正气散加减。处方:藿香 6 g,佩兰 10 g,砂仁 3 g,太子参 15 g,焦白术 10 g,五味子 10 g,芡实 10 g,葛根 20 g,地榆 10 g,仙鹤草 10 g,焦三仙各 10 g,淮山药 20 g,炙甘草 6 g,白花蛇舌草 20 g。7 剂,水煎服,每日 1 剂,分 3 次空腹温服。

二诊(2018 年 9 月 22 日):患者大便酸臭,次数多(1 日 5～6 次),偶便血,呃逆有酸腐味。舌质淡红,边有齿痕,苔白厚黏,脉缓。守上方去五味子、藿香,加泽泻 20 g、蒲公英 20 g、炒鸡内金 6 g、枳壳 10 g;14 剂。

三诊(2018 年 10 月 6 日):患者大便次数多,里急后重感明显,皮肤干燥,口腔溃疡,口干,舌质淡红,前部散在红点,苔黄厚,脉缓,此为脾肾不足,湿热酿毒。方用甘露消毒丹合薏苡败酱散加减。处方:豆蔻 10 g,藿香 10 g,茵陈 20 g,滑石 20 g,木通 10 g,薏苡仁 30 g,败酱草 20 g,淡竹叶 20 g,白及 10 g,生甘草 10 g,焦白术 10 g,炒鸡内金 6 g,焦三仙各 10 g;7 剂。

四诊(2018 年 10 月 13 日):患者腹泻,大便次数略减,舌质淡红,尖红,苔薄白黏,脉缓弱。守上方,14 剂。

五诊(2018 年 10 月 27 日):患者大便次数减少,但仍肠鸣明显,大便不成形,左膝盖滑囊炎,舌质淡红,边有齿痕,苔白厚,脉缓弱。守上方加威灵仙 30 g、木香 10 g、黄芩 10 g;7 剂。

按语:慢性溃疡性结肠炎主症为腹泻伴黏液或脓血便,有似痢非痢、似泻非泻之说,有轻度里急后重腹痛或无里急后重者,亦有久泻黏液无脓血者。本案患者久病而致使脾胃及肠道功能受损,故用药应格外讲究,攻而不过,补而不腻,热而不燥,敛而不过涩,寒而不过苦,先小剂量用药,对症后再渐加量。

医案 21　王氏连朴饮加减治疗慢性胃炎

慢性胃炎属湿热内伏、瘀滞中焦证型,以王氏连朴饮加减治疗。

患者,男,66 岁。2017 年 7 月 8 日初诊。

主诉:胃脘痞满,嘈杂,失眠 5 年。

初诊:患者诉 5 年来间断胃脘痞满,嘈杂,时反酸,伴口干、口苦,眠差,每日入睡 1～2 h,便意频不成形,舌质暗红,苔薄白腻,脉缓弱。西医诊断:①慢性胃炎伴中度肠化;②大肠黑变病。中医诊断:①胃痞;②不寐。辨证:脾胃虚弱,湿热内伏,胃失和。方用王氏连朴饮加减。处方:厚朴 10 g,黄连 10 g,枳壳 15 g,瓦楞子 20 g,乌贼骨 20 g,白及 10 g,茯苓 30 g,泽泻 20 g,苍术 10 g,白术 10 g,合欢皮 20 g,郁金 10 g,藿香 10 g。7 剂,水煎服,每日 1 剂,分 3 次服。方中厚朴、黄连辛开苦降,清热化湿;苍术、白术、茯苓、泽泻健脾渗湿止泻;瓦楞子、乌贼骨、白及收敛制酸;郁金、合欢皮行气解郁,安神;枳壳行气消痞,升散透邪;暑令,因时制宜,加藿香解暑化湿,芳香透邪。

二诊(2017年7月15日):患者仍凌晨(3:00左右)胃脘灼热感,舌质暗红,苔薄,脉弱。守上方去藿香,加代赭石20 g、蒲公英20 g、吴茱萸10 g。14剂,水煎服,每日1剂,分3次服。黄连、吴茱萸配伍仿左金丸和胆制酸;代赭石和胃降逆;蒲公英加强清解伏热之功。

三诊(2017年8月5日):患者诸症略减,口干,大便成形,舌质暗红,苔薄润,脉弱。守上方去泽泻,加太子参20 g、葛根20 g、丹参20 g。7剂,水煎服,每日1剂,分3次服。大便成形,去泽泻;湿热潜伏,久病入络,加丹参活血通络透邪;湿热入营伤阴,故口干严重,加太子参、葛根养阴生津,兼升清透邪。

四诊(2017年8月12日):患者胃脘灼热感好转,仍口干舌燥,眠差,舌质红绛,苔薄润,脉缓。守上方加牡丹皮15 g、玄参10 g、麦冬10 g、栀子10 g。14剂,水煎服,每日1剂,分3次服。湿热内伏日久,入营扰心,加栀子清郁热,宁心神;加牡丹皮、玄参、麦冬清营养阴,透热转气。

五诊(2017年9月2日):患者腹中隐痛,偶口干,胃脘灼热感未见,大便不成形,小便黄,进食油腻后病情加重,眠可,舌质暗红,苔薄,脉缓。诊断:胃痞。辨证:湿热内伏,瘀滞中焦。因患者湿热深伏,加益气、升清、通络之力,以透邪外出。调整处方:黄连10 g,蒲公英20 g,厚朴10 g,法半夏10 g,薏苡仁30 g,陈皮10 g,茯苓20 g,焦白术10 g,丹参20 g,土鳖虫10 g,赤芍、白芍各20 g,甘草10 g,葛根20 g,瓦楞子20 g,浙贝母20 g。14剂,水煎服,每日1剂,分3次服。方中黄连、厚朴、蒲公英辛开苦降,清解深伏湿热;陈皮、法半夏、茯苓、薏苡仁、焦白术健脾化湿;丹参、土鳖虫、赤芍、浙贝母活血化瘀,通络剔邪;白芍、甘草、葛根养阴生津,缓急止痛。

六诊(2017年9月16日):患者夜间口干、口苦消失,睡眠好,可安稳入睡5 h,但诉外出进食与饮酒后胃肠不适,痞胀,大便次数多,偶见未消化食物,舌质暗红,苔薄,脉缓。守五诊方去赤芍、白芍,加莱菔子10 g、山楂10 g。14剂,水煎服。去赤芍、白芍以防滋腻作胀,加莱菔子、山楂消食除痞。患者湿热渐退,病情平稳,嘱适饮食,慎起居,不适随诊。

按语:此案取得良好临床疗效的关键,一是紧扣湿热伏邪深伏营络之病机,所谓久病入络；二是治疗立法以清热化湿、凉营透邪为主，重视透解法的应用；三是顾护脾胃之气，以扶正托邪。

医案 22　新加黄龙汤加减治疗便秘

便秘属气血不足证型，以新加黄龙汤加减治疗，治以补气养阴，润肠通腑。

李某，女，49 岁。2019 年 3 月 30 日初诊。

主诉：便秘 20 余年。

初诊：患者诉 20 年来大便干结，呈羊粪状，难以排出，伴肛门胀痛不适，严重时 1 周 1 行，时有腹痛。偶头晕，颈项不适，手指麻木，干呕。舌质暗红，苔白润，脉缓弱。该患者辨证为气阴不足，腑气不通，故便秘。诊其为便秘，证属气阴不足，治以补气养阴，润肠通腑，方用新加黄龙汤加减。处方：党参 20 g，太子参 20 g，升麻 10 g，柴胡 6 g，黄芪 20 g，白术 10 g，火麻仁 10 g，沙参 10 g，石斛 10 g，枳壳 20 g，厚朴 10 g，生甘草 6 g，槟榔 10 g，天麻 10 g。14 剂，水煎服，每日 1 剂，分 3 次服。

二诊（2019 年 4 月 13 日）：患者便秘较前好转，服药期间大便 1 日 1 行，呈羊粪状，伴肛门胀痛。停药后症状有所反复，现大便 1 日未解，腹痛，痛甚则汗出、晕厥感，排便后腹痛稍解。仍头晕，手指麻木。舌质红，苔薄干，脉缓弱。守上方加玄参 20 g、菊花 10 g、木香 6 g。14 剂，水煎服，每日 1 剂，分 3 次服。

按语：本案患者病程日久，便秘以大便干结、难排，伴肛门胀痛为主要表现，辨证考虑气阴不足，气虚则推动无力，阴虚则肠道失润，腑气不通，糟粕内停，致大肠传导功能失常而便秘。气虚不行，经气不利，则头晕、颈项不适、手指麻木；干呕为胃气上逆之象，亦为气行失序所致。治以新加黄龙汤加减，取《温病条辨》原方之意，更重补气养阴以治本，少佐润肠通便对症治疗。方中以党参、太子参、黄芪补中益气，柴胡、升麻、槟榔理气行气，沙参、石斛养阴清热，枳壳、厚朴、白术健脾燥湿，火麻仁润肠通便，另加天麻祛风逐湿。二诊时患者便秘较前好转，排便次数增多，停药则症状有所反复，体格检查示舌质转红，苔转干，考虑邪热渐盛，加菊花清热，玄参、木香行气止痛。

医案 23 温阳法治疗便秘

便秘属阳气不足,无以温煦证型,以温阳法治疗。

胡某,女,53 岁。2019 年 5 月 18 日初诊。

主诉:排便困难 6 年。

初诊:患者诉近 6 年大便排出不畅,便干,如羊粪状,2 日 1 行,颈项不适。舌质暗淡,边有齿痕,苔薄白。中医诊断:排便困难,阳气不足,无以温煦。治以温阳通便。处方:附片 10 g,桂枝 10 g,肉苁蓉 20 g,麦冬 10 g,枳壳 10 g,火麻仁 10 g,黄芩 20 g,川芎 10 g,白芷 10 g,威灵仙 30 g,天麻 10 g,白术 10 g,生甘草 10 g。7 剂,水煎服,每日 1 剂,分 2 次服。后随访,排便困难好转。

二诊(2019 年 10 月 19 日):患者口唇起皮,口苦,咽中不适,觉口中总有口水上泛,便秘,肠镜检查后现大便 1 日 3～4 次,纳可,眠可,小便可。2019 年 10 月 11 日电子肠镜检查:结肠镜检查未见异常。肝胆脾胰检查示肝实质弥漫性均匀性改变,考虑轻度脂肪肝,舌质暗红,边有齿痕,苔薄润,双脉沉弱,此为阳气不足,气化失司,津不上承,挟肝经郁热上扰。方用苓桂术甘汤合杞菊地黄丸。处方:茯苓 50 g,桂枝 10 g,白术 10 g,炙甘草 10 g,枸杞子 20 g,菊花 10 g,生地黄、熟地黄各 20 g,泽泻 10 g,牡丹皮 10 g,淮山药 30 g,麦冬 10 g,石斛 10 g,赤芍、白芍各 20 g。14 剂,水煎服,每日 1 剂,分 2 次服。

按语:初诊时患者主要为阳气不足,失于温煦推动,而致排便困难,治以温阳通便,疗效佳。舌质暗淡,边有齿痕,苔薄白,均为阳气不足之象。后由于各种原因而致阳气不足,气化失司,津不上承,挟肝经郁热上扰,故改方而用。抓住其阳气不足,无以推动温煦为主要病机是关键。

医案 24 补中益气汤合葛根芩连汤加减治疗泄泻

泄泻属湿热蕴阻肠道,脾胃不足证型,以补中益气汤合葛根芩连汤加减治疗,治以清利湿热,补益脾胃。

刘某,女,50 岁。2019 年 6 月 1 日初诊。

主诉：大便稀溏伴脓血便 1 周。

初诊：患者诉 1 周前进食蛋糕后腹痛、肠鸣、腹泻，3 天前出现下腹部剧烈疼痛，状如针刺，脓血便 1 日 1～3 次，脓多血少，腹胀肠鸣，厌食纳差，食后欲呕，头晕乏力，眠差，夜尿。舌质淡红，苔白厚，脉弦滑。中医诊断：泄泻，湿热蕴阻肠道，脾胃不足证。治以清利湿热，补益脾胃。方用补中益气汤合葛根芩连汤加减。处方：炙黄芪 30 g，焦白术 20 g，茯苓 30 g，柴胡 6 g，升麻 6 g，厚朴 10 g，葛根 10 g，黄芩 10 g，蒲公英 30 g，黄连 10 g，鸡内金 6 g，枳壳 10 g。14 剂，水煎服，每日 1 剂。

二诊（2019 年 7 月 6 日）：患者大便潜血试验阳性，舌质淡红，苔白，脉弦。守上方加仙鹤草 30 g、乌贼骨 30 g、槐花 10 g、败酱草 10 g。14 剂，水煎服，每日 1 剂。

三诊（2019 年 8 月 3 日）：患者仍有大便脓血，量减少，伴有腹部疼痛，腹部胀气，大便次数偏多。舌质暗红，苔白厚，脉弦。守上方加吴茱萸 3 g、木香 10 g。14 剂，水煎服，每日 1 剂。

按语：泄泻多由饮食不节等外因与脾胃不足等内因共同作用而致，为比较常见的胃部疾病。其有腹痛，腹泻，肠鸣，大便次数增多、质稀，伴大便脓血、厌食纳差等症状。本案患者因饮食不节而出现腹痛、腹泻，因过食甘伤脾，甘能助湿、生湿，脾失健运，素体脾虚，湿邪内生，故见腹痛、腹泻、肠鸣、厌食纳差。湿热蕴阻肠道，使血热肉腐，故见脓血便，脓多血少即为湿多热少，多为湿郁化热。治以清利湿热，补益脾胃，用补中益气汤健脾益胃，合用葛根芩连汤清利肠道湿热。标本兼治，攻补兼施。

医案 25 王氏连朴饮加减治疗口中异味

口中异味属脾胃郁热，湿浊熏蒸，上泛于口，兼痰热蕴肺，肺失肃降证型，以王氏连朴饮加减治疗，治以清热燥湿，化痰止咳。

张某，女，44 岁。2017 年 12 月 30 日初诊。

主诉：口中异味反复发作半年。

初诊：患者自诉近半年来口中异味反复发作，伴腹胀、反酸，1 个月前受风寒后咳嗽久而未愈，现咳痰量少色黄，无恶寒、发热，纳食一般，眠可，二便常，舌质略红，苔腻略厚，脉缓弱。中医诊断：①异味症；②咳嗽。证属脾胃郁热，湿浊熏蒸，上泛于口，兼痰热蕴肺，肺失肃降。治以清热燥湿，化痰止咳。方用王氏连朴饮加减。处方：黄连 10 g，厚朴 20 g，栀子 10 g，淡豆豉 10 g，陈皮 10 g，茯苓 30 g，焦白术 10 g，生牡蛎 20 g，瓦楞子 20 g，藿香 10 g，蒲公英 20 g，鱼腥草 30 g，枇杷叶 30 g，款冬花 20 g，前胡 10 g，生甘草 10 g。14 剂，水煎服，每日 1 剂，分 2 次服。

二诊（2018 年 1 月 13 日）：患者服药后口中异味较前好转，腹胀、反酸减轻，咳嗽、咳痰消失，纳食一般，眠可，二便常，舌质略红，苔腻，脉缓弱。守上方去鱼腥草、枇杷叶、款冬花、前胡，加佩兰 10 g。服药 14 剂后口中异味、腹胀、反酸等症状消失。

按语：清代李用粹《证治汇补·上窍门》口病篇云："有热积心胸之间，脾气凝滞，不能运化，浊气熏蒸而口臭者，此脏气移热为病也。"本案患者因脾胃升降失常，以致清不得升，浊不得降，湿不得运，食不得化，郁而生热，熏浊于上，秽浊上逆，发为口臭。脾胃郁热，升降失职，故腹胀、反酸；患者无恶寒、发热，提示表证消失；风寒之邪入里化热，痰热蕴肺，肺失肃降，故咳痰量少色黄；结合舌苔、脉象，辨证为脾胃郁热，湿浊熏蒸，上泛于口，兼痰热蕴肺，肺失肃降；治疗予王氏连朴饮辛开苦降、清热燥湿；加陈皮、茯苓、焦白术健脾祛湿，瓦楞子、生牡蛎制酸消胀，藿香辟浊化湿，蒲公英清热利湿，鱼腥草、枇杷叶清肺止咳化痰，款冬花、前胡降气止咳化痰，生甘草清热解毒、调和诸药。服药 14 剂后口中异味缓解，咳嗽、咳痰消失，故守上方去鱼腥草、枇杷叶、款冬花、前胡，加佩兰醒脾辟浊化湿，14 剂后诸症消失，疗效佳。

医案 26　王氏连朴饮加减治疗口臭

口臭属湿热蕴阻中焦，胃失和降证型，以王氏连朴饮加减治疗，治以清热化湿，行气和胃。

罗某,男,29 岁。2019 年 8 月 16 日初诊。

主诉:口中异味 10 余年。

初诊:患者自诉 10 余年前出现口中异味,伴有口干、口苦,口干不欲饮,平素多温饮,口苦晨起严重,吃甜食后口苦、口臭严重。偶有胃脘烧灼感,无反酸,无腹胀。夏季以来纳食减少,大小便可。2019 年 4 月检查^{14}C-尿素呼气试验(＋),7 月服用四联疗法药物两周,症状无改善。舌质略红,散在红点,苔薄腻,左脉弦滑,右脉缓。中医诊断为口臭,西医诊断为非口源性口臭。治以清热化湿,行气和胃,方用王氏连朴饮加减。处方:黄连 10 g,厚朴 10 g,竹茹 10 g,栀子 6 g,蒲公英 30 g,焦白术 10 g,茯苓 30 g,生甘草 6 g,瓦楞子 20 g,乌贼骨 20 g,佩兰 10 g,藿香 10 g。14 剂,水煎服,每日 1 剂,饭前服药。

二诊(2019 年 8 月 31 日):患者口苦、有异味,口干,晨起为重,进食甜食后症状加重,大便黏腻,小便黄,偶有胃脘烧灼感,纳差。舌质淡红,苔薄黏,左脉弦滑,右脉缓中带滑。守上方加苍术 10 g、炒二芽各 20 g。14 剂,水煎服,每日 1 剂,饭前服药。

三诊(2019 年 9 月 21 日):患者胃脘烧灼感消失,眠可,食欲一般。舌质淡红,苔薄微黏,脉滑。守上方,21 剂,水煎服,每日 1 剂,饭前服药。

按语:本案患者舌质略红,散在红点,苔薄腻,左脉弦滑,右脉缓,为湿热蕴内之象,湿热蕴阻中焦,脾胃升降失常,运化失司,湿热秽浊之气上泛于口,发为口臭。进食甜食后又助湿生热,则口苦、口臭加重。湿热阻滞中焦,津不上承则口干、口苦,二诊时,湿热胶结于肠道,则大便黏腻。方用王氏连朴饮加减以清热化湿,行气和胃。二诊时患者仍诉口中异味,加苍术燥湿健脾、炒二芽消食。三诊时诸症好转,守前方继服以巩固疗效。

医案 27　甘露消毒丹加减治疗口中异味

口中异味属脾胃湿热证型,以甘露消毒丹加减治疗,治以清热解毒,理气化湿。

戚某,男,26 岁。2016 年 1 月 16 日初诊。

主诉:感冒后口中异味 4 天。

初诊:患者诉 4 天前感冒基本痊愈后出现口苦,喜唾涎沫,自觉口中臭味,午后尤甚,伴齿龈出血。舌质红,苔微腻,脉滑数。该患者辨证为胃热炽盛,胃火上炎,故口中异味、喜唾。诊其为口中异味,证属胃火上炎,治以清热利湿,清胃滋阴。方用玉女煎加减。处方:生石膏 10 g,熟地黄 15 g,生地黄 15 g,麦冬 15 g,知母 10 g,川牛膝 10 g,地骨皮 10 g,栀子 10 g,茯苓 30 g,泽泻 10 g。7 剂,水煎服,每日 1 剂,分 3 次服。

二诊(2016 年 1 月 23 日):患者诉服上方后前症未见明显改善,舌质稍红,苔微腻,脉滑数。考虑上方疗效欠佳,重新辨证,考虑脾胃湿热,熏蒸于口,故口中异味、喜唾。诊其为口中异味,证属脾胃湿热,治以清热解毒,理气化湿。方用甘露消毒丹加减。处方:茵陈 15 g,黄芩 10 g,薄荷 6 g,滑石 10 g(另包),连翘 10 g,射干 10 g,豆蔻 10 g,厚朴 10 g,藿香 20 g。5 剂,水煎服,每日 1 剂,分 3 次服。

三诊(2016 年 1 月 29 日):患者诸症缓解,仍口苦,舌苔、脉象基本同前。守上方加黄连 5 g、郁金 12 g。5 剂,水煎服,每日 1 剂,分 3 次服。随访患者诉服药 3 剂后口苦消失,余未诉特殊不适。

按语:口苦、口臭多责之胆胃火盛,本案患者初诊辨证为胃火上炎,故以玉女煎加减清热利湿,清胃滋阴,然收效不佳。二诊时患者仍口苦、口中臭味,喜唾,伴齿龈出血,热象稍退,辨证考虑病机属脾胃湿热,熏蒸于口。叶天士在《温热论》中提到,舌上白苔黏腻,吐出浊厚涎沫,口必甜味也,为脾瘅病,湿热气聚与谷气相搏,其理类同。故以甘露消毒丹清热解毒,加豆蔻、藿香行气开胃,重用藿香燥湿和中。三诊时患者诉诸症缓解,仍口苦,故加黄连以增清热之力,加郁金理气行气,以运化痰湿。本案之获效,贵在知常达变也。

医案 28　龙胆泻肝汤加减治疗胁痛

胁痛属肝胆热盛,肝胃不和证型,以龙胆泻肝汤加减治疗,治以清泻肝胆实火,调和肝胃。

患者,男,52 岁。2012 年 12 月 3 日初诊。

主诉:胁痛,胃十二指肠息肉切除术后。

初诊:患者诉胁痛,眼睛干涩,晨起口燥咽干,口苦,睡眠欠佳,小便黄,手心潮湿,头昏,干呕欲吐,偶泛酸。舌质红,苔薄根腻,脉弦细滑。有肝内胆管结石病史,胃十二指肠息肉切除术后间断服药中。辨证为肝胆热盛,肝胃不和。中医诊断为胁肋痛,西医诊断为胁痛。治以清泻肝胆实火,调和肝胃,方用龙胆泻肝汤加减。处方:龙胆草 10 g,黄芩 10 g,知母 10 g,生地黄 20 g,栀子 10 g,茯苓 20 g,泽泻 10 g,枳壳 10 g,延胡索 10 g,海金沙 20 g,夏枯草 10 g,郁金 10 g,生甘草 20 g,乌贼骨 20 g,酸枣仁 20 g。7 剂,水煎服,每日 1 剂。

二诊(2012 年 12 月 10 日):服上药后,患者胁痛消失,无干呕及泛酸,口苦减轻,仍有眼睛干涩,晨起口干,手心潮湿,小便黄。另诉颠顶作胀,指麻,舌质暗红,苔薄白微腻,脉弦细。此时热势稍缓,肝经郁滞。处方:守上方加吴茱萸 10 g、旋覆花 10 g、丹参 20 g、枸杞子 20 g、决明子 20 g,去茯苓、生甘草。7 剂,水煎服,每日 1 剂。

三诊(2012 年 12 月 17 日):服药一周后,患者诸症减轻,手心时有潮湿,口干,舌质红,苔薄白,脉弦细。处方:守上方加玄参 10 g、地骨皮 20 g。7 剂,水煎服,每日 1 剂。服药后,患者症状消失,未诉特殊不适。

按语:《杂病源流犀烛》中言:"胠胁肋痛,肝经病也,盖肝与胆二经之脉,布胁肋,肝火盛,木气实,故流于胠胁肋间而作痛。"本案患者胁痛伴有口苦、咽干、干呕欲吐,舌质红,苔薄根腻,为肝经实火犯胃,导致肝胃不和。肝经热盛,肝胆失去疏泄条达之功,引起胁痛。故用龙胆泻肝汤清泻肝胆实火,加用夏枯草、知母、海金沙加强清肝泻火作用;并用延胡索、郁金行气疏肝止痛。火热易伤阴,患者复诊时疼痛消失,火热之邪减轻,阴伤症状渐显,遂加用清热养阴之药如丹参、枸杞子、地骨皮等,寓清于补,防止阴伤热复,病情进展。

医案 29 益气养阴清热利湿法治疗肝硬化失代偿期

肝硬化失代偿期属气阴不足,湿热蕴毒,兼瘀阻肝络证型,治以益气养阴,清热利湿,兼活血化瘀,利水消肿。

王某,女,62岁。2018年9月15日初诊。

主诉:肝功能异常6年。

初诊:患者诉双下肢水肿,乏力,口干喜温饮,夜晚尤甚,偶有右上腹隐痛,上半身胀满,大便黏腻不成形,1日2～3次。2018年7月3日于外院住院治疗24天,7月6日腹部增强CT扫描示符合肝硬化、脾大、门静脉高压症表现;7月24日肝功能检查:AST 134 U/L,总胆红素 69.6 μmol/L↑,结合胆红素 7.0 μmol/L↑;出院诊断为自身免疫性肝硬化。舌质暗红,苔白厚,左脉弱,右脉弦细滑;证属气阴不足,湿热蕴毒,兼瘀阻肝络。处方:党参10 g,太子参20 g,麦冬10 g,焦白术10 g,乌梅10 g,赤芍、白芍各10 g,茵陈20 g,山楂10 g,丹参20 g,生甘草10 g,陈皮10 g,泽泻20 g,猪苓10 g,土鳖虫10 g。14剂,水煎服,每日1剂,分2次服。

二诊(2018年10月6日):患者出现肝硬化腹水,小便通畅,舌质暗红,苔白黄厚,左脉缓弱,右脉滑,仍属气阴不足,湿热挟瘀酿毒。处方:太子参20 g,麦冬10 g,石斛20 g,五味子20 g,焦白术10 g,丹参20 g,三棱20 g,莪术20 g,泽泻30 g,猪苓20 g,土鳖虫15 g,山楂20 g,大腹皮20 g,茯苓30 g,枳壳10 g,肉豆蔻10 g,补骨脂20 g,白花蛇舌草30 g。14剂,水煎服,每日1剂,分2次服。

三诊(2018年10月27日):患者近期低热、腹胀,肝酶活性有所上升,口干,踝关节水肿,舌质红绛,苔剥脱,脉滑,为阴虚内热,水热互结,予玉女煎合猪苓汤加减。处方:生地黄20 g,玄参20 g,麦冬10 g,石斛10 g,太子参10 g,炙黄芪20 g,知母10 g,猪苓20 g,泽泻20 g,大腹皮10 g,丹参20 g,芦根30 g,金钱草30 g,车前草、车前子各20 g。14剂,水煎服,每日1剂,分2次服。

四诊(2018年11月10日):患者下肢水肿,皮肤瘙痒,舌质红绛,苔剥脱,左脉缓弱,守上方加苦参10 g、红景天20 g、五味子10 g;另激素、利尿剂缓停,在医生指导下停药。14剂。

五诊(2018年12月1日):患者腹水减轻,手指时痒,舌质暗红,苔白,左脉缓,右脉滑,守上方加茵陈20 g、红花3 g。14剂。

按语：当肝硬化到达失代偿期时，肝细胞受损，肝脏合成蛋白、分解毒素功能减弱，出现大量腹水以及全身水肿，此阶段大多存在阴虚、湿阻、瘀毒的病理表现，故治疗以益气养阴、清热利湿、活血化瘀、利水消肿为主，在本案患者中四种治法均得到不同程度的体现。临证时需根据患者症状，调整各类药物所占比例。

医案 30　香砂六君子汤加减治疗胃癌术后双下肢水肿

水肿属脾虚不足，水湿蕴阻证型，以香砂六君子汤加减治疗，治以益气健脾，化湿利水。

邬某，女，71 岁。2019 年 11 月 1 日初诊。

主诉：双下肢水肿 3 天。

初诊：2019 年 10 月 16 日患者因胃癌行胃切除手术，于 2019 年 10 月 25 日出院，纳尚可，大便 4～5 日 1 行，质干，难解，3 日前开始出现双下肢水肿，口干喜温饮，眠可，无夜尿，精神差，现手术伤口及胃脘疼痛。舌质暗红，苔滑黏，脉缓。中医诊断为水肿，证属脾虚不足，水湿蕴阻。治以益气健脾，化湿利水。方用香砂六君子汤加减。处方：香附 6 g，砂仁 6 g，党参 10 g，焦白术 10 g，茯苓 50 g，泽泻 20 g，白扁豆 10 g，火麻仁 20 g，枳壳 10 g，炙甘草 6 g，白芍 20 g。7 剂，水煎服，每日 1 剂，分 2 次服。

二诊（2019 年 11 月 22 日）：患者服药后精神转佳，下肢水肿基本消失，余症同前，食欲不佳。舌质暗红，苔薄润，脉缓。守上方加焦三仙各 15 g、延胡索 20 g。水肿基本消失，继服 7 剂调理。

按语：患者行胃切除术后，脾虚不足，水湿蕴阻，故出现水肿。脾主运化，胃主受纳，胃切除后气血无源化生，中焦虚弱，运化失司，津液输布失常，津停不行，聚于肌肤之间则发水肿。水湿蕴阻，气机不畅，津不上承，故口干，肠道失于津液濡润，故大便质干、难解。治以益气健脾、化湿利水佐以行气润肠，方用香砂六君子汤加减，同时加强利水渗湿、行气润肠之功。7 剂后效果显著，双下肢水肿基本消失。

二、肺系病证

医案 1 三子养亲汤合柴胡温胆汤加减治疗顽固性干咳

顽固性干咳属痰热蕴阻,肺失肃降,太少同病,肺阴不足证型,以三子养亲汤合柴胡温胆汤加减治疗,治以和解表里,清热化痰,降气止咳。

严某,女,63 岁。2019 年 8 月 17 日初诊。

主诉:干咳 1 年余。

初诊:患者诉于 2018 年 7 月开始出现咳嗽,干咳为主,后咳嗽症状逐渐加重。2019 年 6 月 2 日肺部 CT 检查示双肺支气管炎表现,肝内胆管结石或钙化灶。2019 年 5 月 3 日胃镜检查示糜烂性胃炎 1 级,甲状腺彩超示甲状腺多发结节,2 月冠脉造影示前降支心肌桥。患者自诉有反流性食管炎,肺功能检查示轻度阻塞,肺通气功能障碍,服用多种药物症状无改善。现咳嗽以夜间为甚,干咳少痰,伴有咽痛、咽干、烧灼感,大便 1 日 3 次,成形,小便频,夜尿 3 次,后背冷,足底冰凉,纳可,眠差,平素性情急,易生闷气,怕冷,咽部充血。两乳作胀。舌质淡红,苔根黄白腻,中间剥脱少苔,脉缓。中医诊断:干咳,痰热蕴阻,肺失肃降,太少同病,肺阴不足。治以和解表里,清热化痰,降气止咳。方用三子养亲汤合柴胡温胆汤加减。处方:莱菔子 10 g、葶苈子 10 g、黄芩 50 g、白芥子 10 g、柴胡 6 g、郁金 10 g、牛蒡子 6 g、玄参 20 g、马勃 10 g、法半夏 10 g、陈皮 10 g、远志 20 g、生牡蛎 20 g、生甘草 6 g、沙参 20 g、焦白术 10 g。14 剂,水煎服,每日 1 剂。

二诊(2019 年 8 月 31 日):患者诉服药前 3 天干咳明显好转,后因吃泥鳅干咳加重,咽痛好转,咽干已好,大便 1 日 4~5 次,成形,夜尿 3 次,饭后有呃逆,食物反流,后背痛,足底凉,纳可,眠差。舌质暗红,苔白黄黏,中间少苔,脉缓。此为痰热蕴肺。守上方加旋覆花 30 g、杏仁 10 g、化橘红 20 g、百部 10 g、款冬花 20 g、桑叶 20 g。7 剂,水煎服,每日 1 剂。

按语：本案患者咳嗽以夜间为甚，干咳少痰，伴有咽痛、咽干、烧灼感，大便1日3次，成形，小便频，夜尿3次，后背冷，足底冰凉，纳可，眠差，平素性情急，易生闷气，怕冷，咽部充血；两乳作胀；舌质淡红，苔根黄白腻，中间剥脱少苔，脉缓。患者因反复咳嗽，痰热蕴阻，肺失肃降，太少同病，肺阴不足，故见上症。治以和解表里，清热化痰，降气止咳，先用三子养亲汤合柴胡温胆汤加以利咽之品。后因饮食不节，阻结脾胃，导致痰热蕴肺，故加化痰降气之品。

医案 2 清燥救肺汤加减治疗难治性咳嗽

难治性咳嗽属温燥伤肺证型，以清燥救肺汤加减治疗，治以清燥润肺，养阴益气。

胡某，女，42岁。2007年4月初诊。

主诉：间断咳嗽5个多月，加重1周。

初诊：患者自述2006年秋季患病，曾注射阿奇霉素等抗菌化痰西药以及化痰燥湿止咳中药，症状未见明显改善，衣原体检查呈弱阳性。既往无其他病史。患者咽痒咳嗽，咳少量泡沫样痰，鼻燥，口干咽燥，纳食可，二便调，睡眠一般，舌质红，少苔，脉细。辨证：温燥伤肺。治则：清燥润肺，养阴益气。方用清燥救肺汤化裁治疗。处方：党参20 g，枇杷叶20 g，阿胶10 g，杏仁10 g，麦冬10 g，桑叶10 g，火麻仁10 g，射干10 g，沙参10 g，牛蒡子10 g，生甘草10 g。7剂，水煎服，每日1剂。

二诊（2007年4月）：7剂后患者诉咳嗽及咽干症状明显减轻，偶咳少许清痰，舌质淡红，苔薄白，脉细。守上方加紫苏子、紫苏梗各10 g。又服7剂，以资巩固。随访未见复发。

按语：清燥救肺汤出自《医门法律·伤燥门》，由清代医家喻嘉言所创，有清燥润肺之功。喻氏原文谓："自制清燥救肺汤，治诸气膹，诸痿喘呕。"辨方证要点为舌质红，少苔，口舌干燥，肺胃气逆而咳、喘、哕、呕。吕文亮教授认为，本证之咳嗽"不可见咳治咳"，而应先辨咳嗽性质，方可辨方证治疗。

医案 3 定喘汤合泻白散加减治疗咳嗽

咳嗽属痰热蕴肺证型,以定喘汤合泻白散加减治疗,治以宣肺止咳,理气化痰。

陈某,男,55 岁。2018 年 7 月 28 日初诊。

主诉:晨起咳嗽、咳痰 8 年。

初诊:患者 8 年前无明显诱因开始出现咽中不适,晨起咳嗽,咳吐黄色脓痰,难以咳出,无胸痛、胸闷、气短等不适,另诉偶有腹中"胀气感",大便常,饮食可。既往有肺结核、慢性支气管炎、慢性咽炎病史。舌质暗红,苔薄黄黏腻,脉弦滑数。该患者辨证为痰热蕴肺,肺失宣肃,故咳嗽、咳吐黄痰。诊其为咳嗽,证属痰热蕴肺,治以宣肺止咳,理气化痰,方用定喘汤合泻白散加减。处方:葶苈子 10 g,白果 10 g,炙麻黄 10 g,桑白皮 30 g,地骨皮 10 g,焦白术 10 g,杏仁 10 g,枇杷叶 30 g,黄芩 20 g,紫苏子 10 g,泽泻 20 g,蒲公英 20 g,海蛤粉 10 g,板蓝根 10 g,枳壳 10 g,莱菔子 20 g,败酱草 30 g,茯苓 20 g。14 剂,水煎服,每日 1 剂,分 3 次服。

二诊(2018 年 8 月 11 日):患者诉咳嗽稍缓,仍咳吐黄痰,乏力,眠差,未诉腹胀。舌质红,苔黄腻,脉滑数。守上方改茯苓 20 g 为茯神 50 g,加化橘红 10 g、浙贝母 10 g、丹参 15 g。7 剂,水煎服,每日 1 剂,分 3 次服。

三诊(2018 年 9 月 15 日):患者诉睡眠较前好转,偶咳嗽、咳痰,胸脘痞闷不舒。舌质暗红,苔薄黄腻,脉弦细滑。守上方去白果、茯神,加沉香 3 g、槟榔 10 g。14 剂,水煎服,每日 1 剂,分 3 次服。

四诊(2018 年 10 月 6 日):患者诉咳嗽减轻,仍胸闷不畅,口干。舌脉同前。守上方去槟榔,加郁金 10 g、柿蒂 10 g。

按语:本案患者以痰热蕴肺,肺失宣肃为主要病机,查诸症舌脉,辨证确切,不再赘述。方用定喘汤合泻白散加减,理气化痰以治痰热之本的同时,兼用泻肺、清肺、润肺、敛肺四法以治肺。方中以枳壳、莱菔子、紫苏子理气,以焦白术、泽泻、茯苓燥湿,黄芩、板蓝根、败酱草、蒲公英清热,共达清化痰热之功,以葶苈子、桑白皮泻肺，炙麻黄、地骨皮、海蛤粉清肺，杏仁、枇杷叶润肺，白果敛肺，治肺止咳。二诊时患者诉咳嗽稍缓，另诉乏力、眠差，舌脉较初诊无明显变化，考虑痰热仍为起病之本，内扰心神而眠差，改茯苓 20 g 为茯神 50 g 以化痰安神，加化橘红 10 g、浙贝母 10 g、丹参 15 g 以增强行气化痰之力。三诊时患者诉睡眠、咳嗽、咳痰较前好转，胸脘痞闷不舒，舌苔转薄，考虑痰湿渐去，现以气滞为主，故加沉香、槟榔行气。四诊时患者胸闷未见明显好转，另诉口干，恐前方槟榔有辛温伤阴之嫌，去槟榔，加苦平之柿蒂、苦寒之郁金以增强理气之力。

医案 4　甘露消毒丹加减治疗咳嗽

咳嗽属湿热中阻证型，以甘露消毒丹加减治疗，治以宣肺畅中，清热化湿。

蒋某，男，58 岁。2002 年 8 月 6 日初诊。

主诉：咳嗽、咳痰半年。

初诊：患者半年前无明显诱因开始咳嗽、咳痰，反复口服中药（麻杏石甘类）、西药（具体不详）治疗，疗效欠佳。现咳嗽，痰黏量多，入夜加剧，咳甚不能平卧，伴胸闷、纳差、溲黄。患者为渔民，偏嗜烟酒。舌质红，苔黄腻，脉浮滑。该患者辨证为脾胃内伤，湿热蕴阻中焦，肺气不利，故咳嗽、咳痰。诊其为咳嗽，证属湿热中阻，治以宣肺畅中，清热化湿，方用甘露消毒丹加减。处方：茵陈 15 g，黄芩 10 g，薄荷 6 g，滑石 10 g（另包），连翘 10 g，射干 10 g，竹茹 10 g，杏仁 15 g，陈皮 10 g，桑白皮 10 g。7 剂，水煎服，每日 1 剂，分 3 次服。

二诊（2002 年 8 月 10 日）：患者服上方 3 剂后咳喘、胸闷症状减轻，仍纳差，舌质红，苔黄厚，脉滑。守上方加焦三仙各 10 g、炒白术 10 g。7 剂，水煎服，每日 1 剂，分 3 次服。1 个月后随访诸症未见复发。

按语：患者长期工作、生活于湿重之地，外感湿热之邪，复因嗜酒致脾胃内伤，以致湿热蕴阻中焦，肺气不利，治节不行，肃降乏权，故见咳喘无度、胸闷，此外，湿困中焦，脾运乏力则纳差，溲黄则为湿热下注之象。治以宣通肺气、条畅中焦、清热化湿，以甘露消毒丹加杏仁、桑白皮止咳平喘，陈皮燥湿化痰。咳喘多责之肺、肾二脏，然湿热内蕴，三焦气机不畅，致肺失治节亦可引起。本案以清热化湿、宣解透邪解毒之方,而奏镇咳定喘之功,贵在辨证准确。已故名医秦伯未评价甘露消毒丹"清化中有宣透渗利作用,兼能解毒",可见此方功效甚多,不可简单定义为湿温酿毒之方。二诊时患者咳嗽、咳痰较前缓解,仍纳差,予焦三仙、炒白术健脾开胃化痰。

三、心系病证

医案 1　黄连温胆汤加减治疗胸痹

胸痹属痰热扰心证型,以黄连温胆汤加减治疗,治以清热化痰通痹,兼以安神。

胡某,男,29 岁。2019 年 8 月 31 日初诊。

主诉:胸闷 1 个月。

初诊:患者自诉 1 个月前出现头晕、胸闷、乏力,无气喘、咳嗽,加班熬夜后右侧胸闷明显,曾于本院急诊治疗,服药后好转,停药后仍胸闷。另诉近期眠差,易惊醒,复睡难。平素汗多,动则尤甚,饮食可,二便常。长期颈椎酸,血脂、胆固醇水平偏高。舌质红,苔薄黄腻,右脉缓中带数。中医诊断为胸痹、不寐。西医诊断为胸闷、失眠。方用黄连温胆汤加减,治以清热化痰通痹,兼以安神。处方:黄连 10 g,法半夏 10 g,陈皮 10 g,远志 20 g,竹茹 20 g,生牡蛎 30 g,合欢皮 20 g,枳壳 10 g,厚朴 10 g,丹参 20 g,桑叶 30 g,浮小麦 30 g,生甘草 6 g。14 剂,水煎服,每日 1 剂。

二诊(2019 年 9 月 14 日):患者诉服药后诸症好转,第 2 周偶感胸闷,无其他症状,2019 年 9 月 8 日查得血脂、胆固醇水平偏高。舌质红,苔薄黄腻,脉缓。处方:守上方加檀香 10 g、白花蛇舌草 30 g,改黄连为 15 g。14 剂,水煎服,每日 1 剂。

三诊(2019 年 10 月 12 日):患者诉无特殊不适,欲巩固治疗,调血脂。舌质红绛,苔薄微黄,脉滑。处方:守上方加茵陈 30 g、山楂 10 g。14 剂,水煎服,每日 1 剂。

按语:本案患者平素易熬夜加班,多思伤脾,加之肥甘厚味食之过多,西医检查血脂、胆固醇水平升高即为佐证,脾失健运,痰浊内生,日久化热困阻胸阳,气机不通,则见胸闷。痰热阻滞,清阳不升,浊阴不降,则头晕。痰热迫津外出则见汗多。心主神明,痰热内扰,神不安宅,则见失眠、易惊醒、复睡难。二诊时患者诸症好转,然偶感胸闷,痰热仍在,气机郁滞,加檀香行气宽中,加大黄连清热燥湿之功。二、三诊时患者均诉血脂高,加白花蛇舌草、茵陈、山楂以降脂。

医案 2　生脉散合温胆汤加减治疗心悸

心悸属心气阴不足,痰湿内蕴,心神受扰证型,以生脉散合温胆汤加减治疗,治以益气养阴,燥湿化痰。

张某,男,33 岁。2019 年 10 月 18 日初诊。

主诉:间断心中悸动不安半年。

初诊:患者诉 2019 年 4 月因腹泻后饮酒开始出现心慌,伴气短。行动态心电图及肺部 CT 检查,未见明显异常,电子胃镜检查示浅表性胃炎;心脏彩超示左室舒张功能减低,左室壁各节段运动幅度在正常范围内。患者于 2019 年 5 月自行开始节食减肥,6 月开始恢复饮食。现觉间断心慌,无胸痛、全身不适。平素性情急躁,纳可,眠可,大便不易解,时干时稀,小便黄。晨起口干,口中黏腻。舌质暗淡,边有齿痕,苔白厚黏。中医诊断为心悸,西医诊断为心慌。治以益气养阴,燥湿化痰,方用生脉散合温胆汤加减。处方:太子参 20 g,麦冬 10 g,五味子 10 g,红景天 10 g,桂枝 10 g,生牡蛎 20 g,法半夏 10 g,陈皮 10 g,远志 20 g,茯苓 20 g,石菖蒲 20 g,郁金 10 g,川芎 20 g,黄连 6 g。7 剂,水煎服,每日 1 剂。

二诊(2019 年 11 月 1 日):患者服上方后心慌稍有缓解,血压、心率均正常,未诉其他不适。舌质暗淡,边有齿痕。苔薄微腻,脉缓。处方:守上方加丹参 10 g、红花 3 g。7 剂,水煎服,每日 1 剂。

三诊(2019 年 11 月 29 日):患者诉心慌已好转。

按语:因患者尚有胸闷、气短,结合舌脉,综合分析其病机为心气阴不足、痰湿内蕴、心神受扰。患者因腹泻后饮酒,伤及阴津,损伤心之气阴,心神失养,出现心中悸动不安。节食减肥后恢复饮食,饮食不调,损伤脾胃,痰浊内生,留伏于内,上迫于肺,故气短,下行于肠,则大便不易解,时干时稀。二诊时气虚日久,阴寒内生,血液凝滞而为瘀;阴虚则津液不足,血液黏稠,血行不畅而成瘀,加用丹参、红花以行瘀。

医案3 生脉散合归脾汤、温胆汤加减治疗失眠

失眠属心脾不足,痰湿内蕴,气血郁阻证型,以生脉散合归脾汤、温胆汤加减治疗,治以养心补血通脉,疏肝健脾祛湿。

巩某,女,56岁。2019年4月20日初诊。

主诉:眠差,心悸伴怔忡月余。

初诊:患者诉大便次数减少,但肛周有坠胀感,腹痛,左脉细弱,右脉弱,睡眠不安稳,心中不适,舌质暗,苔白黏。中医诊断:不寐,心脾不足,痰湿内蕴,气血郁阻。治以养心补血通脉,疏肝健脾祛湿,方用生脉散合归脾汤、温胆汤加减。处方:党参20 g,麦冬10 g,浮小麦30 g,五味子5 g,炙黄芪20 g,焦白术10 g,苍术10 g,陈皮10 g,法半夏10 g,丹参20 g,川楝子10 g,郁金10 g,吴茱萸3 g,枳壳10 g,厚朴10 g,茯苓50 g,炙甘草10 g,葛根30 g,黄连6 g,补骨脂20 g。14剂,水煎服,每日1剂。

二诊(2019年5月18日):患者眠差稍好转,心悸,怔忡,肛门坠胀,时口干,舌质暗红,苔薄粉,左脉细滑,右脉细数。此为心肝阳虚,心气不足,痰湿内蕴,治以补气养血安神,清热化痰,方用柏子养心丸合温胆汤加减。处方:柏子仁20 g,茯苓30 g,茯神30 g,郁金10 g,远志20 g,竹茹20 g,法半夏10 g,菊花10 g,赤芍10 g,生牡蛎20 g,煅龙骨20 g,龙胆草10 g,生甘草6 g,蒲公英30 g,乌梅6 g。7剂,水煎服,每日1剂。

按语:患者大便次数减少,但肛周有坠胀感,腹痛,左脉细弱,右脉弱,睡眠不安稳,心中不适,舌质暗,苔白黏,此为心脾不足,痰湿内蕴,气血郁阻,治以养

心补血通脉、疏肝健脾祛湿,方用生脉散合归脾汤、温胆汤加减。后又心肝阳虚,心气不足,痰湿内蕴,治以补气养血安神、清热化痰,方用柏子养心丸合温胆汤加减。随证调整用方。

医案4 柏子养心丸合温胆汤加减治疗失眠

失眠属心气不足兼有痰热证型,以柏子养心丸合温胆汤治疗,治以益气养血安神,清热化痰。

曾某,男,30岁。2018年3月3日初诊。

主诉:失眠、心慌1周。

初诊:患者近1周来无明显诱因出现失眠、多梦、心慌、心胸不适,在相对密闭的环境中及受外界影响时心慌明显。小便黄,喜冷饮,颜面烘热。舌质淡红,边有齿痕,苔薄黏,脉缓。中医诊断为不寐、心悸,证属心气不足兼有痰热,治以益气养血安神,清热化痰,方用柏子养心丸合温胆汤加减。处方:柏子仁30 g,郁李仁20 g,茯神50 g,远志30 g,麦冬10 g,煅牡蛎30 g,党参20 g,法半夏10 g,竹茹10 g,陈皮10 g,淡竹叶20 g,合欢皮20 g,炙甘草10 g。14剂,颗粒剂,开水冲服,每日1剂,分2次服。

二诊(2018年3月17日):患者心慌、失眠症状较前明显好转,夜间睡眠较前安稳,多梦较前好转。诉昨夜夜间足心汗出,自觉疲劳,咽中不适,纳可,小便偏黄,大便不成形,1日1行。舌质淡红,边有齿痕,苔薄白,脉弱。守上方加牡丹皮10 g,太子参15 g、牛蒡子10 g,继服12剂,诸症好转,后继续调理。

按语:本案属心气不足,痰热内蕴。心气不足,推动无力,心失所养则心慌、失眠。气不足则津液输布失常,痰湿内蕴,郁而化热,则见小便黄,喜冷饮。再者痰热上扰也可致心慌、失眠、心胸不适。舌质淡红,边有齿痕,苔薄黏,脉缓乃心气不足兼痰湿之象。故以柏子养心丸益气养血安神,温胆汤燥湿化痰。二诊时患者心慌、失眠症状明显好转,但足心汗出,咽喉不适,大便不成形,故继续守方调理,加牡丹皮、太子参、牛蒡子对症治疗。

医案5 四君子汤合王氏连朴饮、温胆汤加减治疗失眠

失眠属湿热蕴阻,脾胃不足,湿热上扰心神,郁阻气机证型,以四君子汤合王氏连朴饮、温胆汤加减治疗,治以益气健脾,清热利湿。

喻某,男,37岁。2019年12月6日初诊。

主诉:失眠、乏力间断发作10年。

初诊:患者10年前淋雨后出现眠差、乏力、纳差症状。6年来凡饮食不慎,饮酒、疲劳后则出现眠差、乏力、纳差等症状。发作时头发油腻,胸闷气短,口干、口苦,纳差,腹胀,小便黄,大便干结。入睡困难,易醒多梦。舌质淡红,边有齿痕,苔厚滑,左脉细滑,右脉缓。中医诊断为不寐,证属湿热蕴阻,脾胃不足,湿热上扰心神,郁阻气机,治以益气健脾,清热利湿,方用四君子汤合王氏连朴饮、温胆汤加减。处方:党参10 g,白术10 g,茯苓50 g,生甘草6 g,黄连10 g,厚朴10 g,枳壳10 g,法半夏10 g,陈皮10 g,远志20 g,石菖蒲20 g,合欢皮20 g,补骨脂20 g,薏苡仁30 g,泽泻20 g。14剂,水煎服,每日1剂,分2次服。

二诊(2019年12月21日):患者诸症较前好转,现感精力转佳,头部偶有困重感,无心慌、胸闷,无口干、口苦,纳可,二便常。舌质淡红,苔薄黏,两脉缓弱,守上方加白芷10 g。7剂,水煎服,每日1剂,分2次服,继续调理。

按语:患者10年前淋雨后出现眠差、乏力、纳差等症状,外邪入里,湿邪郁伏体内,困阻阳气,故乏力,上扰心神则眠差、多梦,郁阻气机则可见胸闷气短。湿邪蕴阻,郁久化热,故口干、口苦。因其感邪较久,湿为阴邪,日久伤阳,中焦不足,脾胃不运,则纳差;阳气不足,酿生水湿,郁阻气机,如此循环,湿热蕴阻,脾胃不运,症状反复发作,故治以益气健脾,辛开苦降,健运中焦,清热利湿。方用四君子汤合王氏连朴饮、温胆汤加减,三方合用,共奏健脾开泄化湿之功。同时吕文亮教授嘱患者忌游泳,平日饮食可吃大枣、莲子、山药等健胃化湿之品,还可配合腹部保健,顺时针按摩腹部,调理中焦。

医案6 柏子养心丸合温胆汤加减治疗失眠

失眠属心脾不足,痰湿内蕴证型,以柏子养心丸合温胆汤加减治疗,治以健脾养心,燥湿化痰。

李某,女,47岁。2019年9月21日初诊。

主诉:眠差20余年。

初诊:患者诉20余年来眠差,难以入睡,梦多,晚上1点才能入睡,早晨6点即醒。平素感困倦乏力,感冒后难以恢复。大便1日1～2次,偶不成形,小便正常,纳可,口中和。近日偶有干咳,晨起偶有指尖发麻。既往有2型糖尿病史,目前血糖控制可;高脂血症;甲状腺功能减退病史,目前服用左甲状腺素钠片;支气管炎;肝功能异常。舌质暗淡,边有齿痕,苔白腻,脉缓弱。中医诊断为不寐,西医诊断为失眠。方用柏子养心丸合温胆汤加减,治以健脾养心,燥湿化痰。处方:柏子仁20 g,陈皮10 g,远志20 g,酸枣仁20 g,黄芪20 g,法半夏10 g,竹茹20 g,茯苓50 g,防风6 g,化橘红10 g,生甘草6 g。21剂,水煎服,每日1剂。

二诊(2019年10月12日):患者睡眠有明显改善,精神好转,近1个月出现咽中异物感,咽干,无咽痛,咽部轻度充血,大便偶不成形,小便可。月经紊乱。舌质淡,苔薄白,左脉略滑,右脉弱。守上方加当归20 g,赤芍、白芍各10 g,川芎10 g。14剂,水煎服,每日1剂。

三诊(2019年11月9日):患者睡眠质量好转,易早醒,咽干、咽部充血较前好转。偶有便秘。末次月经2019年10月27日,经行4日,量极少,色暗。舌质暗红,苔厚略黄,左脉细滑,右脉弱。守上方去防风,改茯苓为茯神30 g,加益母草20 g、桔梗10 g。14剂,水煎服,每日1剂。

按语:本证多因脾胃功能失调,气血生化乏源,难以濡养心神。脾虚日久,无力运化水湿,湿滞生痰,痰浊上泛而扰乱心神,进而导致失眠。脾主肌肉,脾气亏虚,则感困倦乏力。卫气由脾胃之水谷精微所化生,脾气虚、卫气不足时,难以驱邪外出,则感冒后迁延难愈。本案患者舌脉均是痰湿内蕴之象。故予柏子养心丸合温胆汤加减治疗,治以健脾养心,燥湿化痰。二诊时痰湿阻滞中焦,脾胃气机不利,津不上承,咽喉失润,则咽干。痰结咽喉,气道不利,则出现咽中异物感。月经紊乱,加当归、赤芍、白芍、川芎以养血、行血调经。三诊时改用茯神以加强安神之功,加益母草以行血调经,加桔梗以利咽。

医案 7 生脉散合补阳还五汤加减治疗失眠

失眠属心气不足,心神失养,血脉郁滞证型,以生脉散合补阳还五汤加减治疗,治以益气养阴,补气活血。

徐某,女,47 岁。2018 年 5 月 5 日初诊。

主诉:眠差、多梦 4 年。

初诊:患者 4 年前无明显诱因出现眠差、多梦。患者于 2013 年行左乳切除术,术后觉凉感明显。口中和,平素倦怠,大小便正常。舌质暗淡,边有齿痕,苔中少,根黄微腻,双脉沉弱。中医诊断为不寐,西医诊断为失眠。治以益气养阴,补气活血,方用生脉散合补阳还五汤加减。处方:党参 20 g,麦冬 10 g,五味子 10 g,茯神 30 g,远志 20 g,酸枣仁(打)20 g,赤芍、白芍各 20 g,川芎 10 g,当归 20 g,黄芪 20 g,生甘草 10 g。7 剂,水煎服,每日 1 剂。

二诊(2018 年 5 月 19 日):患者失眠、多梦较前好转,精神欠佳,易疲倦,右臂外侧凉感明显,小便正常,大便先干后稀、1 日 1～2 次,纳食可,口中和。舌质淡红,舌尖散在红点,苔白,脉缓弱。处方:守上方加柴胡 10 g、淡竹叶 20 g、太子参 10 g。14 剂,水煎服,每日 1 剂。

三诊(2018 年 6 月 9 日):患者失眠、多梦较前好转,稍有难入睡,精神可,服药期间大便偏稀、1 日 2 次,纳食可,口中和,余未诉特殊不适。舌质淡红,边有齿痕,苔薄,脉缓弱。处方:守上方改太子参为 20 g,改赤芍、白芍各为 10 g,加刺五加 20 g、红景天 10 g、合欢皮 20 g,去黄芪。14 剂,水煎服,每日 1 剂。

四诊(2018 年 6 月 30 日):患者失眠好转,仍多梦,服上药后大便 1 日 1～2 行,排便困难,大便不爽或不成形,纳食欠佳,余无不适。舌质淡,边有齿痕,苔薄。处方:守上方加枳壳 10 g、焦三仙各 10 g、香附 10 g、黄芩 10 g。14 剂,水煎服,每日 1 剂。

按语：患者舌质暗淡，双脉沉弱，为心气不足之象。患者行左乳切除术后，耗损正气，心气不足，心神失养，神志不得安宁，神魂不时外游，则见眠差、多梦。心气是推动血液在脉管中运行的根本动力，心气不足，行血无力，血脉郁滞，则觉凉感明显。予生脉散合补阳还五汤加减，治以益气养阴，补气活血。二诊时患者感右臂外侧凉，为少阳经气郁滞，加柴胡以疏通少阳经气；舌尖散在红点，加淡竹叶以清心火；加太子参益气健脾以加强脾胃运化功能。三诊时患者仍存心肝不足，加刺五加、合欢皮、红景天以安神；大便偏稀，去滋腻碍脾之黄芪。四诊时患者纳食欠佳，加焦三仙健脾消食；排便困难，大便不爽或不成形，加枳壳、香附以行气，黄芩以清热燥湿。

医案 8　归脾汤加减治疗失眠

失眠属心脾两虚，心神失养证型，以归脾汤加减治疗，治以益气健脾，养血安神。

林某，女，25 岁。初诊时间不详。

主诉：失眠半个月。

初诊：患者诉半个月来因思虑而失眠，表现为难以入睡和醒后难以再睡，伴纳差，舌质淡，苔薄，脉细数。中医诊断为不寐，证属思虑太过，心脾两虚，心神失养，肝气郁滞。治以益气健脾为主，解郁养血安神，气血同调，标本兼治。方用归脾汤加减。处方：党参 10 g，白术 10 g，黄芪 20 g，龙眼肉 10 g，合欢皮 10 g，夜交藤 20 g，茯神 30 g，远志 10 g，川芎 10 g，熟地黄 10 g，白芍 10 g，郁金 10 g，生牡蛎 20 g，珍珠母 20 g。7 剂，水煎服，每日 1 剂，分 2 次服。

二诊（时间不详）：患者入睡较易，胃口较前佳，舌质红，苔薄，脉缓。守上方，去生牡蛎、珍珠母。7 剂，水煎服，每日 1 剂，分 2 次服。

三诊（时间不详）：患者夜寐转宁，精神转佳。继守方调理告愈。

按语：患者心脾两虚，心神失养，兼有肝气郁滞，方用合欢皮、夜交藤、郁金解郁安神；生牡蛎、珍珠母潜摄敛神；白芍、龙眼肉补心养血安神；党参、白术、黄芪益气健脾；茯神宁心安神；远志、夜交藤养阴安神。全方以益气健脾为主，气血同调,标本兼治。

医案9　温胆汤合菖蒲郁金汤加减治疗失眠

失眠属痰湿内扰,心神不宁证型,以温胆汤合菖蒲郁金汤加减治疗,治以化痰祛湿,开窍宁神。

刘某,女,55岁。初诊时间不详。

主诉:失眠1周。

初诊:患者诉近1周失眠,服地西泮后才能入眠,口干,恶闻噪声;舌质暗淡,边有齿痕,苔薄,脉滑略数。2005年患者行子宫全切术。中医诊断为不寐,证属痰湿内扰,心神不宁。治以化痰祛湿,开窍宁神,方用温胆汤合菖蒲郁金汤加减。处方:陈皮10 g,法半夏10 g,胆南星10 g,石菖蒲10 g,合欢皮10 g,丹参20 g,茯苓30 g,三七粉5 g,苍术、白术各10 g,夜交藤20 g,生牡蛎20 g,郁金10 g,甘草10 g,浮小麦30 g。7剂,水煎服,每日1剂,分2次服。

二诊(时间不详):患者失眠症状略有改善,舌质淡红,边有齿痕,苔薄,脉滑。守上方去三七粉。14剂,水煎服,每日1剂,分2次服。

三诊(时间不详):患者睡眠渐佳,不用服地西泮也能入眠,再以上方加减继服。半个月后,诸症消失。

按语:本案病机为痰湿内扰、心神不宁,治以化痰祛湿、开窍宁神,方用陈皮、法半夏理气化痰;合欢皮、郁金解郁安神;丹参活血除烦安神;石菖蒲开窍宁神;苍术、白术、茯苓健脾燥湿,治生痰之源,另配夜交藤、生牡蛎潜镇安神而奏效。

医案10　温胆汤合甘麦大枣汤加减治疗失眠

失眠属痰湿内蕴化火,心脾不足,心神失养证型,以温胆汤合甘麦大枣汤加减治疗,治以燥湿化痰,宁心安神,固气养阴。

吕某,男,21岁。2014年3月1日初诊。

主诉:失眠3年余。

初诊：患者诉近 3 年来睡眠欠佳，易惊善恐，多噩梦，偶有眼睛作胀，时觉皮肤、肌肉瞤动，伴口中异味，大便尚可，小便色黄或呈深褐色。舌质淡红，苔白厚腻微黄，左寸关稍弱，尺脉常。中医诊断为不寐，证属痰湿内蕴化火，兼心脾不足，心神失养。治以燥湿化痰，宁心安神，固气养阴，方用温胆汤合甘麦大枣汤加减。处方：陈皮 10 g，姜半夏 10 g，茯神 50 g，竹茹 10 g，枳壳 10 g，大枣（自备）10 g，炙甘草 10 g，郁金 10 g，远志 15 g，浮小麦 10 g，生牡蛎 30 g，石菖蒲 15 g，焦白术 10 g，防风 10 g。7 剂，水煎服，每日 1 剂，分 2 次服。

二诊（2014 年 3 月 8 日）：患者睡眠欠佳与易惊善恐明显好转，口微干，口气仍重。舌质转红，苔转薄，脉弦细。守上方加黄连 6 g、藿香 6 g，去陈皮、防风。7 剂，水煎服，每日 1 剂，分 2 次服。

按语：此案属痰湿内蕴化火，心神受扰，同时心脾不足，心神失养，故见睡眠欠佳、易惊善恐、多噩梦；痰湿郁阻肌肤经脉，则觉皮肤、肌肉瞤动，痰热上泛则口中异味，下注则小便色黄。左寸关稍弱，乃心脾不足之象，故用温胆汤清热燥湿化痰以治其标，兼以甘麦大枣汤养阴，合远志、石菖蒲宁心安神，焦白术、防风以固气虚，是治本。该方组合严谨，寓有温胆汤、甘麦大枣汤、玉屏风散、四君子汤之意，从痰湿角度入手治疗本证，消补并用，足见温病辨证用药之妙。二诊时患者口微干，苔转薄，提示痰湿渐去，但口气仍存，当减温燥之药，加化湿之品。遂处方以前方加黄连 6 g、藿香 6 g，去陈皮、防风。

四、肾系病证

医案 1 知柏地黄丸加减治疗淋证、虚劳

淋证、虚劳属肾气不足，痰热蕴阻证型，以知柏地黄丸加减治疗，治以清热燥湿通淋，兼以补肾。

谭某，男，47 岁。2018 年 6 月 2 日初诊。

主诉：体倦数年余。

初诊:患者自诉 2017 年夏季至今体倦疲乏,伴腰膝酸软,视物模糊、视力下降,夜尿频,小便黄。有慢性前列腺炎病史。舌质暗红,苔黄黏,脉缓。诊其为淋证、虚劳,证属肾气不足,痰热蕴阻。治以清热燥湿通淋,兼以补肾。方用知柏地黄丸加减。处方:知母 10 g,黄柏 10 g,生地黄、熟地黄各 20 g,郁金 10 g,茯苓 30 g,泽泻 20 g,牡丹皮 10 g,三七粉 10 g,刘寄奴 10 g,徐长卿 10 g,丹参 20 g,土鳖虫 10 g,败酱草 20 g,黄芩 10 g。14 剂,水煎服,每日 1 剂,分 2 次服。

二诊(2018 年 6 月 16 日):患者服药后诸症明显好转,舌质暗红,苔转薄润,右脉缓滑。守上方加菟丝子 20 g,杜仲 20 g,改三七粉为 5 g(自备)。14 剂,水煎服,每日 1 剂,分 2 次服。

三诊(2018 年 6 月 30 日):患者诉诸症明显好转,舌质暗红,苔薄黄,脉缓。守上方去茯苓、杜仲,加车前草、车前子各 20 g,改三七粉为 6 g(另包)。14 剂,水煎服,每日 1 剂,分 2 次服。

按语:本案患者为中年男性,男子以肾为先天之本。肾气亏虚则四肢肌肉失养,全身倦怠乏力;肾主骨,腰为肾之府,肾气不充,腰督失养则腰膝酸软;肝主目,肾主水,滋水涵木,肾虚无以滋养肝体,则视力下降;肾主水,肾气不足则夜尿频。本案病机属本虚标实,虚实夹杂,以肾虚为本,以痰热为标。结合舌苔、脉象,辨证为肾气不足,痰热蕴阻。方用知柏地黄丸加减治疗,疗效佳。

医案 2 附桂八味丸合半夏白术天麻汤加减治疗肾结石、头晕

肾结石、头晕属肾气不足,气化失司,痰热上扰证型,以附桂八味丸合半夏白术天麻汤加减治疗,治以补益肾气,清热化痰。

吴某,女,50 岁。2019 年 7 月 13 日初诊。

主诉:左侧后腰痛 1 周。

初诊:患者诉 1 周前出现左侧后腰痛,前往当地医院检查,2019 年 6 月当地医院 B 超检查示双肾结石并左肾积水,左侧输尿管上段结石并扩张,行抗炎治疗。现症状好转,既往有肾结石病史,曾行手术治疗。现感头昏,偶口干、口苦,大便成形。舌质暗淡,苔白厚,根微厚,脉缓弱。中医诊断为石淋、眩晕。西医

诊断为肾结石、头晕。治以补益肾气，清热化痰，方用附桂八味丸合半夏白术天麻汤加减。处方：附片 10 g，桂枝 10 g，生地黄 10 g，茯苓 30 g，泽泻 20 g，葛根 20 g，牡丹皮 10 g，淮山药 20 g，白术 10 g，天麻 10 g，川芎 20 g，金钱草 30 g，海金沙 20 g，石韦 20 g，瞿麦 10 g，淡竹叶 20 g，陈皮 10 g。14 剂，水煎服，每日 1 剂。

二诊（2019 年 8 月 3 日）：患者诉服药后诸症缓解，无明显不适，纳眠可，二便调。舌质暗红，苔薄黏，脉缓。处方：守上方加薏苡仁 30 g，车前草、车前子各 20 g。14 剂，水煎服，每日 1 剂。

三诊（2019 年 8 月 17 日）：患者诉腰痛、头昏、口干、口苦症状均消失，大便 1 日 1～2 次，成形，小便正常。舌质暗淡，苔薄，脉缓细。处方：守上方，14 剂，水煎服，每日 1 剂。

按语：本案患者舌质暗淡，苔白厚，根微厚，脉缓弱，结合舌脉，为肾虚气化失司，下焦有浊，肾气虚则膀胱气化功能失司，影响尿液排泄，日久蕴而化热，煎熬水液，日积月累，痰热内生，聚为砂石。结石阻滞日久，进一步耗伤肾气，使肾虚益甚。结石瘀结尿路，郁滞不得下泻，致气血运行不畅，壅遏不通，不通则痛，故左侧后腰痛。痰热化火，火热生风，风痰火夹扰动清窍则见头昏。三诊时，患者湿邪渐去，守前方以巩固疗效。金钱草、海金沙、石韦、瞿麦、车前子均为甘寒或苦寒之药，有清热利水、化石通淋之功，为治结石之要药。本案患者正气虚弱，又考虑到邪实内阻，故消补结合。

医案 3　甘露消毒丹加减治疗热淋

热淋属膀胱湿热证型，以甘露消毒丹加减治疗，治以清热利湿，利尿通淋。

刘某，女，39 岁。2002 年 6 月 14 日初诊。

主诉：发热伴排尿频急、热痛 2 天。

初诊：患者诉 2 天前无明显诱因开始出现发热，汗出而热不解，口渴引饮，饮不解渴，伴排尿频急、热痛，腰痛，全身酸楚不适。门诊尿常规示白细胞（＋＋＋）。舌质红，苔黄腻，脉滑数。该患者辨证为湿热交蒸，留恋气分，阻结膀胱，故发热,排尿频急、热痛。诊其为热淋,证属膀胱湿热,治以清热利湿,利尿通淋,方用甘露消毒丹加减。处方:茵陈 15 g,黄芩 10 g,薄荷 6 g,滑石 10 g(另包),连翘 10 g,射干 10 g,竹茹 10 g,金银花 10 g,蒲公英 10 g,赤茯苓 30 g。7剂,水煎服,每日 1 剂,分 3 次服。

二诊(2002 年 6 月 19 日):患者诉服上方 4 剂后诸症缓解,体温正常,舌质红,苔薄干,脉细数。守上方去蒲公英、黄芩,加猪苓 15 g、天花粉 10 g,再服 4剂痊愈。

按语:《诸病源候论》指出:"诸淋者,由肾虚而膀胱热故也。"本证乃湿热交蒸,留恋气分,阻结膀胱所致。热邪留恋气分,则发热难退;湿热阻于膀胱,气化失司,则见排尿频急、热痛,膀胱不能分清泌浊,则出现尿液白细胞(＋＋＋);腰痛,全身酸楚不适,乃湿热蕴结,气机不行,经气不利之故。患者苔黄腻,乃湿热为患之明征,甘露消毒丹对此类病症疗效满意,无论湿重于热,还是热重于湿,或是湿热并重,皆可加减运用。因苦寒过甚易致热邪遏伏,过用既辛燥又有助热伤阴之弊,故用药时应注意化气行水,并注重阴液,本证治疗后期加猪苓、天花粉,即寓此意。

五、气血津液病证

医案 1　王氏连朴饮加减治疗汗症

汗症属湿热内蕴,迫津外泄证型,以王氏连朴饮加减治疗,治以清热燥湿止汗。

付某,男,27 岁。2018 年 2 月 24 日就诊。

主诉:盗汗 1 个月。

初诊:患者自诉 1 个月前出现入睡后汗出,醒后汗止,口干不欲多饮,纳食一般,小便短黄,大便偏溏,偶心胸烦闷,舌质暗红,苔略厚干,脉浮滑。诊其为汗症,证属湿热内蕴,迫津外泄。治以清热燥湿止汗。方用王氏连朴饮加减。处方:黄连 10 g,厚朴 15 g,栀子 10 g,淡竹叶 20 g,生牡蛎 30 g,煅龙骨 20 g,浮小麦 30 g,牡丹皮 20 g,合欢皮 20 g,丹参 10 g。14 剂,水煎服,每日 1 剂,分 2 次服。另嘱患者清淡饮食。

按语:《明医指掌·自汗盗汗心汗证》指出:"盗汗者,睡而出,觉而收,如寇盗然,故以名之。"本案患者为青壮年男性,素体湿热偏盛,以致湿热内盛,邪热郁蒸,迫津外泄而致此病。湿热阻滞气机,津液不能上承则口干,湿邪内留,则所饮不多;湿热困脾,脾不升运,湿浊下迫,小肠泌别失司,故大便溏,小便短黄;湿热熏扰心胸则烦闷;湿性黏滞易阻脉道而致血行郁滞,故舌质暗红,叶天士在《临证指南医案》中提出:"初病在经,久病入络,以经主气,络主血。"患者素体湿热偏盛,体质壮胜,故脉浮滑。四诊合参,辨证为湿热内蕴,迫津外泄,治疗予王氏连朴饮辛开苦降、清热燥湿;加淡竹叶清热除烦利尿;加生牡蛎、煅龙骨收敛固涩以止汗;加浮小麦固表止汗;加牡丹皮、丹参、合欢皮凉血通络。患者服药后湿热除、汗液止、瘀血化,故而诸症消失,疗效佳。

医案 2　黄连温胆汤合肾气丸加减治疗汗症

汗症属痰热上扰,肾气不足,上实下虚证型,以黄连温胆汤合肾气丸加减治疗,治以清热化痰敛汗,补益肾气。

黎某,男,57 岁。2018 年 3 月 31 日初诊。

主诉:盗汗 1 个多月。

初诊:患者自觉夜间汗出,醒后即止。眠差,醒后不易入睡。平素手足冰凉,纳食可,口中和,二便常。舌质暗红,苔滑根厚,左脉沉弱,右脉缓。中医诊断为汗症,西医诊断为盗汗。治以清热化痰敛汗,补益肾气,方用黄连温胆汤合肾气丸加减。处方:黄连 10 g,法半夏 10 g,陈皮 10 g,茯苓 30 g,泽泻 20 g,竹茹 10 g,远志 10 g,石菖蒲 20 g,淮山药 20 g,肉桂 10 g,熟地黄 20 g,牡丹皮 10 g,附片 10 g,浮小麦 30 g,桑叶 30 g,麻黄根 20 g。7 剂,水煎服,每日 1 剂。

二诊(2018 年 4 月 7 日):患者诉夜间汗出好转,睡眠转佳,夜尿 2 次,手足冰凉有所改善,纳食一般,小便正常,大便偶有黏腻感。舌质淡红,苔薄根腻,左脉沉弱,右脉缓。守上方加薏苡仁 30 g。7 剂,水煎服,每日 1 剂。

三诊(2018 年 4 月 14 日):患者诸症减轻,大便时黏。舌质暗红,苔薄腻,左脉弱,右脉沉弱。守上方加苍术 10 g、白术 10 g,去熟地黄。7 剂,水煎服,每日 1 剂。

按语:该患者舌质暗红,苔滑根厚,左脉沉弱,右脉缓,多因积湿生痰,蕴久化热,痰热蕴阻,夜寐之时,痰热迫津外泄而致汗出。痰热上扰,心神不宁,故眠差。患者手足不温,左脉沉弱,且苔根厚,是由下焦有浊、肾虚气化失司所致。痰热上行于头部,肾气不足在下,形成上实下虚之证。浮小麦、麻黄根固表止汗;远志养心安神,交通心肾,常与石菖蒲同用。春季就诊患者中常用桑叶来疏散风热。二诊时痰热停于大肠,则大便偶有黏腻感,加薏苡仁健脾渗湿。三诊时痰热渐去,加苍术、白术健脾燥湿,并去滋腻之熟地黄,以巩固疗效。

医案 3　清热化湿养阴生津法治疗口腔干燥综合征

口腔干燥综合征属湿热蕴中,兼有心阴不足证型,治以清热化湿和中,滋养心阴以安神。

兰某,女,74 岁。2019 年 11 月 23 日初诊。

主诉:口干舌燥 1 年余。

初诊:患者于 2015 年因子宫内膜癌行子宫摘除术,后每日饮灵芝茶,1 年前无明显诱因出现口唇干燥,饮水不得缓解,伴口唇灼热火辣感,曾口服清热解毒软胶囊稍有缓解。食欲欠佳,大便 1 日 1 行,先干后软,排便欠顺畅,入睡难,眠浅易醒。舌质红,苔黄干,脉弦细。辨证为湿热蕴中,心阴不足,治以清热化湿,养阴安神,方用生脉散合黄连温胆汤加减。处方:太子参 20 g,麦冬 10 g,生地黄、熟地黄各 20 g,玉竹 10 g,茯苓 30 g,白术 10 g,黄连 10 g,厚朴 10 g,薏苡仁 20 g,合欢皮 20 g,生牡蛎 20 g,煅龙骨 20 g,黄柏 10 g,生甘草 6 g。7 剂,水煎服,每日 1 剂,分 3 次温服。

二诊(2019 年 11 月 30 日):患者服药后口干以夜间为主,唇干改善,眠差易醒,大便通畅,偶咽中有痰,饮食可。舌质暗红,苔黄腻,左脉弦细滑,右脉滑。守上方加竹茹 20 g、淡竹叶 30 g、牡丹皮 10 g。7 剂,水煎服,每日 1 剂。

三诊(2019 年 12 月 7 日):患者诸症好转,口干饮水明显减少,夜寐早醒,饮食可,大便少,矢气多。舌质瘀暗,苔黄黏,两脉弦细滑。证属痰热挟瘀,扰及心神,搏结咽喉。守上方加牛蒡子 10 g、玉蝴蝶 10 g、桔梗 10 g、马勃 10 g、丹参 20 g、胆南星 10 g、地龙 10 g,去淡竹叶、熟地黄。14 剂,水煎服,每日 1 剂。

四诊(2019 年 12 月 21 日):患者口干明显缓解,仍感唇干,紧绷感,纳食可,二便常,睡眠改善,但醒后仍难以再睡,自觉舌苔黄厚,欲调理。舌质红绛,苔黄厚干,左脉弦滑,右脉滑。辨证为心胃两经郁热,阴液不足,方用清胃散加减。处方:黄芩 20 g,黄连 10 g,知母 10 g,生石膏 20 g,赤芍、白芍各 20 g,生甘草 6 g,生地黄 20 g,乌梅 10 g,合欢皮 20 g,生牡蛎 20 g,煅龙骨 20 g,玄参 20 g。7 剂,水煎服,每日 1 剂,分 3 次温服,最后 1 次服药时间为临睡前。

五诊(2019 年 12 月 28 日):患者口干、唇干明显好转,睡眠欠佳,二便可。舌质红绛,苔黄厚腻,两脉滑数。守四诊方加车前草、车前子各 20 g,滑石 20 g,生甘草 6 g;去白芍。7 剂,服法同四诊方。因患者热象仍存,故加用车前草、车前子与滑石使热从小便而出,白芍养阴效果佳,但敛阴作用亦强,故去掉。

按语:口腔干燥综合征初多因风热、风寒、燥邪伤肺,耗损机体津液,病位在上焦肺,治宜轻宣润燥之品;表邪入里化热,伤及中焦脾胃,治宜益胃生津;热邪入里,病及下焦肾,治宜滋阴补肾祛邪。本案患者从始至终伴随着舌质红、苔黄、脉弦或滑数,一派实热津伤之象,故处方以清热药、养阴药为主,加用安神药对症治疗,着重病位亦从上焦转至中焦,最后兼顾下焦,取得良好疗效。

医案 4 三仁汤加减治疗虚劳

虚劳属湿热蕴阻三焦,气机郁滞证型,以三仁汤加减治疗,治以清热除湿,宣畅气机。

陈某,女,52 岁。2019 年 5 月 18 日初诊。

主诉:倦怠乏力,困重感 10 余年。

初诊:患者诉倦怠乏力,困重感,晨起咽中有痰,不咳,饮食欠佳,喜汤水米面,大便偶不成形,月经可有不规则状物,偶腰酸,背部胀痛,白带如常。舌质暗红,边有齿痕,苔白黄略厚,脉沉滑,2018 年 12 月行刮宫术。中医诊断:湿热蕴阻三焦,气机郁滞。治以清热除湿,宣畅气机,方用三仁汤加减。处方:藿香 10 g,杏仁 10 g,豆蔻 10 g,薏苡仁 30 g,滑石 20 g,生甘草 6 g,黄连 10 g,厚朴 10 g,蒲公英 30 g,淡竹叶 20 g,茯苓 20 g,泽泻 20 g,白术 10 g,黄柏 20 g,茵陈 20 g,仙鹤草 20 g,败酱草 10 g。14 剂,水煎服,每日 1 剂。

二诊(2019 年 6 月 1 日):患者服药后面部油脂分泌减少,头发油,脱发,颜面潮红,睡眠欠佳,感整日疲倦,双下肢酸软无力,脾气大,自行刮宫术后每于用力时有咖啡色血流出。大便不成形、1 日 1~2 次,口干不苦,喜温饮,咽部不适,喜半流质饮食,无吞咽梗阻感。舌质暗红,苔白滑,脉缓。此时湿热渐去,主要治本。病机为肝肾不足,痰湿内蕴,方改杞菊地黄丸加减。处方:枸杞子 10 g,菊花 10 g,生地黄 10 g,茯苓 50 g,泽泻 20 g,牡丹皮 10 g,法半夏 10 g,陈皮 10 g,远志 20 g,蒲公英 20 g,牛蒡子 10 g,焦白术 10 g,合欢皮 20 g,生牡蛎 20 g。14 剂,水煎服,每日 1 剂。

按语:本案患者初诊时重在祛湿热之邪,二诊时邪渐去,则重在治本虚不足之证,治疗方案着眼整体,湿热之邪去,方可补益正虚,否则滥投补益之剂则易助邪。湿热内蕴,湿重困脾,脾主四肢,故见倦怠乏力、困重感。患者咽中有痰,大便不成形,全身困重感,可见湿邪随气机升降,蕴阻三焦,阻滞气机。

医案 5　归脾汤合黄连温胆汤治疗虚劳

虚劳属心脾不足证型,以归脾汤合黄连温胆汤加减治疗,治以补气健脾,清热利湿。

肖某,女,42 岁。2019 年 11 月 9 日初诊。

主诉:神疲乏力 3 年。

初诊：患者诉近 3 年自觉易神疲乏力，工作量大时头痛，甚则头重如裹。纳可，眠浅，易惊醒，复睡可，多梦，夜间口干喜饮。小便可，大便 3～5 日 1 行，排便不畅，质如羊粪，色褐。月经 30 日一潮，量适中，色暗红，夹大量血块，6 天净，经前乳房胀痛，灼热感，行经消失，小腹坠胀。舌质暗红，胖大，苔黄腻，脉弱。该患者辨证为心脾不足，痰湿内蕴，故神疲乏力。诊其为虚劳、失眠、便秘、经行乳房胀痛（经前期综合征），证属心脾不足，治以补气健脾，清热利湿，方用归脾汤合黄连温胆汤加减。处方：黄芪 20 g，党参 10 g，白术 10 g，陈皮 10 g，法半夏 10 g，枳壳 10 g，竹茹 20 g，黄连 10 g，生牡蛎 30 g，丹参 20 g，郁金 10 g，牡丹皮 10 g，黄芩 20 g，生甘草 6 g。14 剂，水煎服，每日 1 剂，分 3 次服。

二诊（2019 年 12 月 7 日）：患者服上方后头痛、头重如裹改善，仍神疲乏力、眠浅多梦。服药期间大便 1 日 1 行，排便畅，停药后大便复前。末次月经 2019 年 11 月 17 日，前 3 天经量较前增多，血块减少，小腹坠胀感较前好转，仍经前乳房胀痛。舌质偏红，苔黄微腻，两脉缓弱。守上方去黄芪，改党参为 20 g，加太子参 20 g、茵陈 20 g、延胡索 10 g。14 剂，水煎服，每日 1 剂，分 3 次服。

三诊（2020 年 1 月 10 日）：患者诸症较前好转，现颈部稍僵硬，活动正常，仍眠浅多梦，大便 2 日 1 行，质干，纳可，月经正常，近期测量血压 150/100 mmHg，未服降压药，曾出现一次视物模糊，无头晕。舌质淡胖，苔黄腻，两脉弱。守上方加刘寄奴 20 g、天麻 10 g、钩藤 20 g、杏仁 10 g、火麻仁 20 g。7 剂，水煎服，每日 1 剂，分 3 次服；另以上方 10 倍量熬膏 1 剂。

按语：本案患者辨证为心脾不足，痰湿内蕴，舌脉为之佐证。心主血，脾生血，心脾不足则生化乏源，脑髓失养，故神疲乏力、眠浅易醒、多梦；脾虚生痰，则津液气血受阻：清阳不升则发为头痛、头重，气郁不行则经前乳胀、经行腹痛，津液上不能滋润口腔，下不可濡润肠道，则口干、便秘，血瘀胞宫则行经夹大量血块。方以归脾汤之人参、黄芪、白术、甘草健脾补气，取党参易原方之人参，乃考虑其健脾补气而不过温燥的特性，正如张山雷在《本草正义》中云党参"力能补脾养胃，润肺生津，健运中气，本与人参不甚相远。其尤可贵者，则健脾运而不燥，滋胃阴而不滞，润肺而不犯寒凉，养血而不偏滋腻，鼓舞清阳，振动中气而无刚燥之弊"。又合黄连温胆汤之法半夏、陈皮、竹茹、枳壳、黄连清热燥湿,行气化痰,另加黄芩增强清热之力,生牡蛎安神定志,郁金、丹参行气活血止痛。二诊时患者诸症缓解,仍神疲乏力、经前乳房胀痛,考虑病机,去黄芪以防久用甘温滋腻生痰,并将党参加量至 20 g,加太子参补气健脾、茵陈利湿、延胡索行气止痛。三诊时患者诸症好转,稍便秘,另诉颈部稍僵硬、血压偏高,故加刘寄奴、天麻、钩藤祛风降压,杏仁、火麻仁润肠通便,并熬膏用于后续调理。

医案 6 当归地黄汤合翘荷汤治疗发热

发热属相火内盛,燥邪外袭,引动相火证型,以当归地黄汤合翘荷汤治疗,治以养血除燥,引火下行。

张某,男,14 岁。2018 年 9 月 15 日初诊。

主诉:午后燥热、口干 3 周。

初诊:患者诉近 3 周午后燥热,口干喜冷饮,唇干,记忆力不佳,纳眠可,小便正常,大便偶偏干,遗精(上周 3 次)。舌质暗红,苔薄,脉细滑。中医诊断为发热,证属相火内盛,燥邪外袭,引动相火,治以养血除燥,引火下行,方用当归地黄汤合翘荷汤。处方:柏子仁 20 g,当归 10 g,生地黄 20 g,熟地黄 20 g,黄柏10 g,黄连 6 g,川牛膝 20 g,芡实 20 g,生牡蛎 30 g,煅龙骨 30 g,连翘 10 g,薄荷6 g,桑叶 10 g,麦冬 20 g。7 剂,水煎服,每日 1 剂,分 2 次服。

二诊(2018 年 9 月 22 日):患者燥热、口干较前减轻,遗精 1 次,余未诉特殊不适,纳眠可,二便常。舌质暗红(较上次转淡),舌尖红,苔薄,脉缓。守上方继服 14 剂巩固疗效。

按语:本案患者处于少年时期,相火内盛,复感燥邪,引动相火。就诊时为 9月,燥气渐生,故感午后燥热,口干喜冷饮、唇干。相火内盛,燥邪引动,迫精外泄,则遗精;相火内耗,则阴亏。故治以养血除燥,引火下行,方用当归地黄汤合翘荷汤。当归、熟地黄益阴血,黄柏、黄连泻相火,上四味配伍,补而不滞,泻而不伤阴,四者相合,相辅相成;川牛膝引火下行;连翘、薄荷清宣燥热;桑叶、麦冬甘寒清润肺经燥热;再者,桑叶、连翘轻清辛散可透邪外出;芡实、生牡蛎、煅龙骨收敛涩精。吕文亮教授标本兼顾,注重天人相应,诊病时结合时令辨证论治,7 剂后疗效明显,舌质渐转淡,继服 14 剂调理巩固。

医案 7　甘露消毒丹加减治疗发热

发热属中焦湿热证型,以甘露消毒丹加减治疗,治以清热解毒,祛湿化痰。

吴某,女,46 岁。1998 年 10 月 9 日初诊。

主诉:反复发热 17 天。

初诊:患者诉 17 天前无明显诱因开始出现发热,当地卫生所予以青霉素静滴及西药(具体不详)口服治疗,未见明显疗效。肌内注射对乙酰氨基酚后汗出,热势略减,旋即复热。现发热日轻暮重,汗出热不退,神疲倦卧,脘痞呕恶、溲黄、便结。舌质红,苔腻,脉数。该患者辨证为湿蕴中焦,郁久化热,故发热难退。诊其为发热,证属中焦湿热,治以清热解毒,祛湿化痰,方用甘露消毒丹加减。处方:茵陈 15 g,黄芩 10 g,牛蒡子 6 g,薄荷 6 g,滑石 10 g(另包),连翘 10 g,射干 10 g,生大黄 6 g,竹茹 10 g。7 剂,水煎服,每日 1 剂,分 3 次服。

二诊(1998 年 10 月 11 日):患者服药 2 剂后热退,诉纳差,守上方去生大黄,加薏苡仁 10 g、焦三仙各 10 g。4 剂,水煎服,每日 1 剂,分 3 次服。

三诊(1998 年 10 月 16 日):患者诉诸症消失,以甘淡调养之品善后。

按语:本案乃湿热蕴结中焦日久,湿蕴久伏,故发热久而不退。发热日轻暮重,乃机体正气至暮渐衰,无力抗邪之故;汗出热不退,盖因痰热未去,难从汗解;神疲倦卧,脘痞呕恶、溲黄、便结,为湿热蕴结中焦,气机不利所致。方中黄芩、射干、连翘清热解毒,透热达表;茵陈、竹茹、滑石祛湿,薄荷、牛蒡子疏解透邪,并佐生大黄通腑泄热。诸药合用,三焦气机宣畅,邪从二便而解,病自然有向愈之机。二诊时患者诉热退,纳差,考虑由湿热中阻、脾运乏力所致,加薏苡仁 10 g 以增强祛湿化痰之力、焦三仙各 10 g 以健脾消食。三诊时患者诸症较前明显改善,未诉明显不适,故以甘淡调养之品养阴扶正,恢复胃气。

医案 8　柴胡温胆汤合桂甘龙牡汤加减治疗汗症

汗症属痰热蕴阻,肝气失疏,心神失宁证型,以柴胡温胆汤合桂甘龙牡汤加减治疗,治以疏肝泄热,镇惊安神。

孙某,男,46岁。2018年4月14日初诊。

主诉:烦躁、易汗数年。

初诊:患者诉数年来脾气易躁,汗出,口干,睡眠可,易惊醒,纳食可,大小便正常。既往有高血压、高脂血症、甲状腺结节病史。舌质淡胖,苔白,脉缓。中医诊断为汗症、惊悸。证属痰热蕴阻、肝气失疏、心神失宁,治以疏肝泄热,镇惊安神。方用柴胡温胆汤合桂甘龙牡汤加减。处方:柴胡10 g,黄芩10 g,法半夏10 g,陈皮10 g,竹茹10 g,茯苓50 g,桂枝10 g,甘草10 g,煅龙骨20 g,生牡蛎30 g,远志10 g,桑叶30 g,夏枯草30 g。14剂,水煎服,每日1剂,分2次服。

二诊(2018年4月28日):患者汗出、烦躁、易惊醒好转,另诉鼻塞易感。舌质淡红略胖,无齿痕,苔薄白,脉缓,提示湿热渐去,心气渐复。守上方加白芍10 g、大枣10 g、生黄芪20 g。14剂后诸症好转,继续调理。

按语:患者多年来烦躁易汗,属痰热蕴阻,肝气失疏,心神失宁之证。肝主情志,主条达疏畅,痰热蕴阻肝经,肝失疏泄则烦躁易怒;痰热蕴结于肝经循行即甲状腺部位,痰凝气聚则生甲状腺结节。痰热蕴阻于心经,汗为心之液,则汗出,心神受扰则易惊醒。舌质淡胖,苔白,脉缓乃痰湿之象。方用柴胡温胆汤化痰热疏肝气,桂甘龙牡汤镇惊安神,振奋因痰热郁阻的心阳。同时生牡蛎合夏枯草可软坚散结,桑叶疏肝经郁热,助柴胡疏肝之功。二诊时患者汗出、烦躁、易惊醒好转,舌质淡红略胖,无齿痕,苔薄白,即湿热渐去,心气渐复。因其烦躁易汗多年,故加白芍调阴阳,加大枣、生黄芪顾护正气。

医案 9　李氏清暑益气汤加减治疗消渴

消渴属气阴耗伤证型,以李氏清暑益气汤加减治疗,治以益气养阴,健脾化湿。

周某，女，29 岁。2014 年 3 月 15 日初诊。

主诉：口干伴乏力 1 周余。

初诊：患者自诉口干严重，疲倦乏力，易饥饿，少气懒言，胸中烦闷，月经量少、周期长，嗜睡，偶有腰痛，小便色黄。舌质淡，苔根薄少，脉见缓象。中医诊断为消渴，证属气阴耗伤。外感湿热之邪入里耗损气阴，或脾胃气阴不足导致津不上乘，故口干与乏力并见。当以益气养阴之法治其虚，以健脾化湿之剂祛其邪。方用李氏清暑益气汤加减。处方：炙黄芪 20 g，茯苓 20 g，陈皮 10 g，党参 10 g，苍术 10 g，白术 10 g，当归 10 g，葛根 10 g，生甘草 10 g，五味子 10 g，沙参 10 g，黄芩 10 g，枳壳 10 g，淡竹叶 10 g。7 剂，水煎温服，每日 1 剂。

二诊（2014 年 3 月 22 日）：患者诸症大减，口微干，舌质淡红，苔薄白，脉缓有力。守上方，加天花粉 20 g、桑叶 10 g。续服 7 剂，巩固疗效。

按语：薛生白《湿热病篇》云："湿热证，湿热伤气，四肢困倦，精神减少，身热气高，心烦溺黄，口渴自汗，脉虚者，东垣用清暑益气汤主治。"外感湿热，入里伤津耗气，有如中暍，然本案患者 3 月所得之证，非王氏清暑益气汤所能主。湿热之邪碍胃伤脾，热久耗伤气阴，故见口干、乏力。诚如薛氏所言，湿热由外入里，停留中焦，当从李氏清暑益气汤治中焦脾胃，湿困脾，热伤阴，遂加茯苓、淡竹叶渗湿于热下，湿去热孤也。消补并用，气阴得补，湿热亦除。二诊时加桑叶透余热、天花粉生津润燥。方以清补为主，祛邪为辅，证因同治。

医案 10 柴胡温胆汤加减治疗发热

发热属湿热蕴阻少阳，枢机不利证型，以柴胡温胆汤加减治疗，治以和解少阳，分消走泄，兼以益气固表。

张某，女，53 岁。2019 年 6 月 8 日初诊。

主诉：低热 2 个多月。

初诊：患者诉每天于下午 4 时左右发热，汗出后头痛，燥热，夜寐欠安，口干不喜饮，夜尿，饮食一般，大便正常，已绝经 3 年。2019 年 4 月 15 日医院出院小结：半个月前患者有布鲁氏菌接触史，不排除感染。舌质暗红，苔白厚，左脉沉缓,寸弱,右脉缓。中医诊断为发热、汗症;证属湿热蕴阻少阳,枢机不利,方用柴胡温胆汤化裁。处方:柴胡 15 g,黄芩 20 g,郁金 10 g,党参 20 g,太子参 15 g,竹茹 20 g,青蒿 10 g,地骨皮 20 g,薏苡仁 30 g,淡竹叶 30 g,厚朴 10 g,甘草 6 g,瓜蒌 10 g,陈皮 10 g,杏仁 10 g,丹参 20 g。14 剂,水煎服,每日 1 剂,分 2 次服。

二诊(2019 年 6 月 22 日):患者体温维持在 37.2 ℃左右,恶风,怕冷,汗多,眠差,倦怠。2 日前有腹泻,现好转,易烦躁,失眠明显。舌质红绛,苔厚微腻,脉缓中带滑,守上方加生牡蛎 20 g、远志 20 g、煅龙骨 20 g、牡丹皮 10 g,去杏仁、瓜蒌、丹参。14 剂,水煎服,每日 1 剂,分 2 次服。

按语:午后潮热汗出,多见于阳明腑实、阴虚、气虚或湿热、瘀血等有形实邪阻滞,本案患者既未见痞满燥实腑实证,也未见少苔、脉细数等明显的阴虚或舌质瘀暗、爪甲青紫、脉涩等瘀血内阻之征。《医宗金鉴》云:"感冒病时触惊异,心惊胆怯睡不安,身热烦躁面青赤,疏解散与凉惊丸,和以柴胡温胆剂,宁神定志效通仙。"初诊时以湿热为主,郁阻于少阳,故以柴胡温胆汤和解少阳,分消走泄,兼以益气固表,二诊时湿热渐去,气虚症状突出,加用生牡蛎、煅龙骨既能收敛止汗又能安神助眠。患者曾出现腹泻,故去杏仁、瓜蒌等滑肠之品。

医案 11　三仁汤加减治疗汗证

汗证属中焦湿热证型,以三仁汤加减治疗,治以宣上、畅中、渗下。

刘某,男,31 岁,白露发病。2017 年 9 月 22 日初诊。

主诉:多汗 1 年。

初诊:患者诉动辄汗出,进食后明显,出汗量为旁人数倍,如从水中浴,自觉周身困重、口臭,无盗汗,无口干,睡眠一般,纳食尚可,小便调,大便黏腻臭秽。身体壮实,舌质红,舌苔中根部黄腻,脉濡,右关脉滑。诊断:汗证,中焦湿热。治法:宣上、畅中、渗下。方用三仁汤加减。处方:杏仁 10 g,薏苡仁 20 g,砂仁 6 g,豆蔻 6 g,通草 3 g,法半夏 9 g,陈皮 12 g,滑石 10 g,黄连 6 g。7 剂,水煎服,每日 1 剂,分 3 次服,餐后服用,禁食甜食及辛辣食物。

二诊(2017年9月29日)：患者诉汗出明显减轻,仅较旁人稍多。效不更方,再进7剂,其后患者舌苔变薄,大便顺畅,减滑石,共服用28剂而愈。

按语：患者痰湿中阻,故周身困重、口臭、大便黏腻臭秽、舌质红、苔黄腻,这些均提示痰湿已有化热之势,湿热交蒸故汗出如雨,但患者口不渴,则说明湿热未伤阴,故处方以三仁汤加陈皮行气化湿,佐砂仁温化湿邪、通阳行气,以黄连之苦寒制约砂仁之温性,虽为汗证,但未用一味敛汗药物而汗自止。

六、肢体经络病证

医案 1　补阳还五汤合黄连温胆汤加减治疗痹证

痹证属心气不足,痰湿内蕴证型,予补阳还五汤合黄连温胆汤加减治疗,治以益气活血通络,祛湿止痹。

吴某,男,40岁。2019年11月23日初诊。

主诉：左侧肢体针刺样疼痛7年。

初诊：患者诉7年前开始出现胸部针刺样疼痛,后逐渐放射至后背,现左侧肢体针刺样疼痛,以前胸、肩胛区以及腰部连及阴部为主,左侧肩胛区有串珠状脂肪瘤。2年前患者开始出现性欲减退,子时后盗汗,汗出量多,浸湿枕巾。口唇干燥,舌边麻木感,口中和,纳可,二便可。既往有先天性冠状动脉心肌桥病史,舌质暗淡,苔白厚,两脉沉弱,此为心气不足、痰湿内蕴所致,方用补阳还五汤合黄连温胆汤加减。处方：黄芪20 g,太子参20 g,赤芍、白芍各20 g,地龙10 g,当归20 g,黄连10 g,法半夏10 g,陈皮10 g,茯苓30 g,泽泻20 g,茵陈20 g,薏苡仁30 g,生甘草6 g。7剂,水煎服,每日1剂,分2次服。

二诊(2019年11月30日)：患者诉服药后心慌、盗汗明显好转,其间出现2次大便稀,纳眠可。舌质暗淡,边有齿痕,苔黄白厚,两脉缓,仍属心气不足,心脉瘀阻,痰热蕴中。守上方加炙甘草15 g、瓜蒌10 g,太子参改为30 g。7剂,水煎服,每日1剂。

三诊(2019年12月7日):患者诸症好转,其间曾停药一晚,症状反复,继服后缓解,现背心胀痛,自汗,因盗汗而睡眠欠佳。舌质暗淡,苔黄滑,两脉缓。守二诊方加桂枝10 g、石菖蒲10 g。7剂,水煎服,每日1剂,分2次服。

四诊(2019年12月14日):患者出汗略减,背心仍有胀痛,舌质暗红,苔薄微腻,两脉弱。守三诊方去赤芍、白芍,改黄芪为30 g,加川芎20 g。10剂,水煎服,每日1剂,分2次服。

按语:方中太子参、黄芪补益心气,推动气血运行;黄连燥湿化痰;陈皮、茯苓、法半夏、薏苡仁健脾祛湿;祛湿不利小便,非其治也,泽泻就是使痰湿从小便而去;赤芍、当归养血活血;地龙活血通络,预防久病入络;白芍配伍生甘草调和营卫,患者子时后盗汗,子时乃阳气升发之时,多由阳不入阴,阴阳不相顺接导致,且有自汗,故调和营卫而汗自止,三诊时加用桂枝亦是此理。

医案2 归脾汤合丹参饮加减治疗痹证

痹证属心脾不足,心经郁滞证型,以归脾汤合丹参饮加减治疗,治以补益心脾,活血通络。

陈某,女,42岁。2019年10月12日初诊。

主诉:肩、肘疼痛2个月。

初诊:患者诉近2个月自觉右侧肩、肘疼痛,与天气无关,劳累后加重,偶有双侧胸部刺痛,全身多发游走性刺痛,精神欠佳,食欲较前下降,多梦,大便1日1～2行,便黏。小便偏黄,月经、白带可。既往有荨麻疹病史、鼻炎病史、慢性胃炎病史5年。舌质暗淡,边有齿痕,苔滑,脉弱。中医诊断为痹证,证属心脾不足,心经郁滞,治以补益心脾,活血通络,方用归脾汤合丹参饮加减。处方:党参20 g,白术10 g,黄芪20 g,茯苓50 g,法半夏10 g,陈皮10 g,丹参20 g,檀香6 g,旋覆花20 g,合欢皮20 g,生牡蛎20 g,川芎20 g。14剂,水煎服,每日1剂,分2次服。

二诊(2019年11月2日):患者服药后诸症改善,肩、肘疼痛较前减轻,周身刺痛基本消失,精神尚可,多梦,饮食正常,大便1日1行、不成形,小便调,月经周期正常,色暗,有血块,末次月经 2019 年 11 月 1 日。舌质暗淡,边有齿痕,苔黏,两脉弱。痰湿不化,守上方加竹茹 20 g、胆南星 10 g。14 剂,颗粒剂,开水冲服,每日 1 剂,分 2 次服。

按语:患者肩、肘疼痛,全身多发游走性刺痛,辨证为心脾不足,心经郁滞。心脾不足,气血生化乏源,关节失养,故发疼痛,即不荣则痛,劳累后耗伤气血,故劳累后症状加重。心气不足,推动无力,心血瘀滞于胸部,经脉不通,故发刺痛,即不通则痛。心脾不足,心神失养,故多梦;脾土运化乏力,故食欲下降;中焦失运,水停湿滞,脾不升清,清气在下则生飧泄。舌质暗淡,边有齿痕,苔滑乃脾虚水湿之象。治以补益心脾,活血化瘀止痛,故方用归脾汤合丹参饮,方中加入川芎以活血行气,合欢皮、生牡蛎以加强安神之功。二诊时患者疼痛好转,刺痛基本消失,瘀滞渐消,但大便仍不成形、多梦,仍属于心脾不足、痰湿不化,加入竹茹、胆南星以加强化痰祛湿之力。

医案 3　附桂八味丸合半夏白术天麻汤加减治疗痿病

痿病属脾肾不足证型,以附桂八味丸合半夏白术天麻汤加减治疗,治以温肾健脾,燥湿化痰。

朱某,男,60 岁。2019 年 4 月 13 日初诊。

主诉:双腿乏力 5 个多月。

初诊:患者诉 5 个月前在因外耳道炎住院期间无明显诱因出现双腿乏力,站地不稳,行走不便,经西医治疗(具体不明)未见明显改善。饮食可,眠浅易醒,口干,喜热饮,夜尿 1～2 次,大便调。舌质暗、胖大,苔滑,脉缓。该患者辨证为脾肾不足,气化失司,筋骨不足,故双腿乏力。诊其为痿病,证属脾肾不足,治以温肾健脾,燥湿化痰,方用附桂八味丸合半夏白术天麻汤加减。处方:附子 10 g,桂枝 10 g,山茱萸 10 g,茯苓 50 g,泽泻 30 g,牡丹皮 10 g,法半夏 10 g,白术 10 g,远志 20 g,天麻 10 g,生牡蛎 20 g,合欢皮 10 g,石菖蒲 20 g。7 剂,水煎服,每日 1 剂,分 3 次服。

二诊(2019 年 4 月 20 日):患者双腿乏力较前好转,双下肢酸软。眠浅,多梦,夜尿1～2次。另诉多汗,动辄汗出,咽中有痰,头昏。舌质暗淡、胖大、边有齿痕,苔滑,左脉缓,右脉弱。守上方加连翘10 g、桔梗10 g,去附子。14剂,水煎服,每日1剂,分3次服。

三诊(2019年5月4日):患者双膝乏力好转,双小腿腓肠肌酸软乏力,倦怠,眠浅。舌质暗淡、胖大、边有齿痕,苔滑,左脉缓、尺脉弱,右脉缓。守初诊方加木瓜30 g、川牛膝20 g、苍术30 g、连翘15 g、补骨脂30 g,改茯苓为茯神50 g,去牡丹皮、法半夏、石菖蒲。14剂,水煎服,每日1剂,分3次服。

四诊(2019年6月1日):患者诸症减轻,偶双腿酸软,纳眠可,口中和,大便调,夜尿。舌质淡胖、边有齿痕,苔薄,左脉缓弱。守三诊方改川牛膝为30 g,加肉苁蓉20 g、鹿角霜20 g。14剂,水煎服,每日1剂,分3次服。

按语:本案辨证为脾肾不足,气化失司,筋骨不足。详论之,则以肾阳虚为主,脾虚为辅。肾、脾分别为先、后天之本,相互影响。脾胃受损,则气血精微生化不足,筋脉失其滋煦,故发为痿病;肾精不足,髓枯筋痿,肌肉亦随之不用。肾虚气化失司,津液难以上承,则口干,喜热饮;阳气虚衰、肾关失固,则夜尿;脾失运化、肾失藏精,则眠浅易醒。方以附桂八味丸合半夏白术天麻汤。患者眠差,故以桂枝易附桂八味丸原方之肉桂调和阴阳,合半夏白术天麻汤健脾化痰定风。患者虽无头眩等风痰上扰表现,但考虑其发病正值外耳道炎治疗期间,仍属风痰扰于清窍。二诊时患者双腿乏力较前好转,另诉多汗,动辄汗出,咽中有痰,头昏,舌脉基本同前。守前方加连翘10 g、桔梗10 g,宣肺清热止咳,透邪于外,去附子防久用伤阴。三诊时患者未诉咳嗽咳痰、汗出,余症基本同前,左尺脉弱,考虑肾气虚弱,故在初诊方基础上去清热活血之牡丹皮,改法半夏、石菖蒲为木瓜、苍术以燥湿祛痰,加补骨脂、川牛膝以补肾温阳。四诊时患者诸症减轻,左脉缓弱,考虑患者仍肾虚,故改川牛膝用量至30 g,加肉苁蓉20 g、鹿角霜20 g以补肾温阳。

医案4　独活寄生汤合桂枝汤加减治疗痹证

痹证属督脉经气不足证型,以独活寄生汤合桂枝汤加减治疗,治以散寒除湿,温补筋骨。

汪某,女,54 岁。2019 年 6 月 28 日初诊。

主诉:颈项不适,冷痛感 2～3 年。

初诊:患者诉 3 年前冬季颈项冷痛不适,2019 年始夏季冷痛,腰背不适,大便不成形,眠差,呃逆。舌质暗淡,边有齿痕,脉缓。中医诊断:颈项痹证,督脉经气不足,筋骨不适,治以散寒除湿,温补筋骨,方用独活寄生汤合桂枝汤加减。处方:独活 10 g,桑寄生 20 g,杜仲 10 g,威灵仙 30 g,鹿角霜 30 g,补骨脂 20 g,川芎 30 g,桂枝 10 g,白芍 10 g,生姜 10 g(自备),大枣 10 g,紫苏子、紫苏梗各 10 g,远志 20 g,茯神 50 g。7 剂,水煎服,每日 1 剂。后电话回访,诸症好转。

按语:颈项和背部均为督脉循行之处,督脉为阳脉之海,经络辨证与脏腑辨证结合是本案之关键。本案患者为冬季受寒,则寒邪侵袭经络,邪滞则经络不通,不通则痛,故见颈项、背部冷痛不适。寒邪易伤脾肾之阳,故有大便不成形,舌质暗淡,边有齿痕,脉缓之象。故本例循经用药,内外兼治,攻补兼施。

医案 5　柴胡温胆汤加减治疗痹证

痹证属湿热痹阻证型,以柴胡温胆汤加减治疗,治以清热利湿,散瘀通经。

陈某,男,66 岁。2018 年 12 月 22 日初诊。

主诉:肢麻、舌麻 20 余年。

初诊:患者诉 20 余年前无明显诱因出现舌麻、肢麻,口苦,纳眠可,大小便正常。既往有高脂血症病史 6 年。舌质暗红,苔白干,脉滑。该患者辨证为痰热内蕴,胆火内郁,少阳枢机不利,故肢麻、舌麻。诊其为痹证,证属湿热痹阻,治以清热利湿,散瘀通经,方用柴胡温胆汤加减。处方:柴胡 10 g,黄芩 20 g,郁金 10 g,法半夏 10 g,陈皮 10 g,竹茹 10 g,丹参 20 g,川芎 10 g,僵蚕 10 g,土鳖虫 10 g,滑石 20 g,生甘草 6 g。14 剂,水煎服,每日 1 剂,分 3 次服。

二诊(2019 年 1 月 5 日):患者诉眼睛干痒,余症较前好转。舌质红绛,苔薄根腻,左脉细滑。守上方加密蒙花 20 g、夏枯草 20 g、决明子 20 g、牡丹皮 20 g。7 剂,水煎服,每日 1 剂,分 3 次服。

按语:本案病机辨为痰热内蕴,胆火内郁,少阳枢机不利。李东垣云:"麻木,气不行也。"痰热互结,少阳经脉不利,气、血、津液均运行受阻,舌麻、肢麻责之气血不能荣养,苔白干则为痰湿兼津液失于濡润之象。足少阳胆火上炎,其味上溢则口苦。舌质暗红,脉滑,既往有高脂血症病史6年,均为痰热内蕴之象。方用柴胡温胆汤加减,方中柴胡、黄芩、法半夏、郁金取小柴胡汤之意,和解少阳、疏利气机;陈皮、竹茹、滑石、生甘草取温胆汤之意,清热利湿;此外,加僵蚕祛风化痰、土鳖虫活血散瘀通经,增强推动之力,使气血运行。二诊时患者诉眼睛干痒,舌质转为红绛,乃热象略盛,苔薄根腻,湿热较前稍去,故在原方基础上加用夏枯草、牡丹皮、密蒙花、决明子清热凉血明目。

医案6　三仁汤加减治疗痛风

痛风属脾肾不足,湿热酿毒痹阻关节证型,以三仁汤加减治疗,治以清热利湿、通络止痛、兼补脾肾。

朱某,男,20岁。2018年12月22日初诊。

主诉:关节疼痛3年就诊。

初诊:患者自诉3年来指关节、肘关节、足跟疼痛隐隐,局部皮肤温度升高,口干,饮食可。眠差,时小便黄。既往有高血压、痛风病史。舌质暗红,胖大,苔腻,脉弱。诊其为痹证,证属脾肾不足,湿热酿毒痹阻关节。治以清热利湿,通络止痛,兼补脾肾。方用三仁汤加减。处方:补骨脂20 g,杏仁6 g,藿香10 g,豆蔻6 g,泽泻30 g,薏苡仁30 g,滑石20 g,生甘草6 g,车前子20 g,车前草20 g,徐长卿20 g,连翘20 g,白花蛇舌草20 g,虎杖20 g,威灵仙30 g,合欢皮20 g,杜仲20 g,刘寄奴20 g。14剂,水煎服,每日1剂,分2次服。

二诊(2019年1月5日):患者服药后关节隐痛,舌质暗红,苔薄黄微腻,脉滑缓。守上方加土鳖虫10 g、桂枝10 g。14剂,水煎服,每日1剂,分2次服。

三诊(2019年1月19日):患者诉关节隐痛较前好转,口中和,舌质暗淡,边有齿痕,苔薄少润,脉缓弱。守上方去藿香、杏仁、滑石、生甘草,加川芎10 g、白术10 g。7剂,水煎服,每日1剂,分2次服。

四诊（2019 年 1 月 26 日）：患者诉诸症缓解，以上方 10 倍用量加工成水蜜丸 1 剂。

按语：本案患者为青年男性，由于先天禀赋不足，脾肾亏虚，肾为先天之本，属水，主津液，肾气亏虚则水湿排泄不及；脾为后天之本，主运化，脾气亏虚则健运失司，致使水湿痰浊内阻。湿郁化热，湿热毒邪郁于关节，阻碍气血运行，血滞为瘀，不通则痛。舌脉俱为佐证。治以清热利湿、通络止痛、兼补脾肾，方用三仁汤加减，疗效佳，后以水蜜丸巩固疗效。

医案 7　地黄饮子合四妙散加减治疗强直性脊柱炎

强直性脊柱炎属肾虚督空，痰湿挟瘀，痹阻筋骨证型，以地黄饮子合四妙散加减治疗，治以补肾强督，清热燥湿，活血止痛。

孙某，男，31 岁。2018 年 9 月 22 日初诊。

主诉：颈、胸、腰背部强直 9 年。

初诊：患者自诉 9 年前户外运动扭伤腰部后出现腰腿不适，自行缓解，后逐渐出现颈、胸、腰背部僵痛。2016 年疼痛加剧，于外院确诊为强直性脊柱炎。经口服洛索洛芬钠片及白芍总苷控制，现以颈项部僵痛为主，阴雨天加剧，近来坐骨、骶骨部亦疼痛，活动后疼痛缓解。大便 1 日 1 行，偶成形，小便可，精神、饮食、睡眠可。2017 年 6 月外院 CT 检查示双侧骶髂关节骨质改变，考虑强直性脊柱炎可能，双侧股骨头及髂骨坐骨神经支结高密度影，考虑骨岛。舌质暗红，舌尖散在瘀点，苔薄润滑，左脉弦细，右脉缓中带滑。诊其为痹证，证属肾虚督空，痰湿挟瘀，痹阻筋骨。治以补肾强督，清热燥湿，活血止痛。方用地黄饮子合四妙散加减。处方：山茱萸 20 g，生地黄、熟地黄各 20 g，补骨脂 20 g，杜仲 20 g，石菖蒲 20 g，远志 10 g，苍术 10 g，白术 10 g，川牛膝 20 g，黄柏 10 g，威灵仙 30 g，土鳖虫 15 g，老鹳草 30 g，赤芍 20 g，白芍 20 g，浙贝母 10 g，葛根 20 g。14 剂，水煎服，每日 1 剂，分 2 次服。

二诊（2018 年 10 月 6 日）：患者诉病情稳定，仍诉颈项、腹背不适，颈部侧转时明显，口中和，纳一般，腹胀。舌质暗淡，苔白，左脉弦细，右脉缓弱。守上方去生地黄,加厚朴 10 g、川芎 10 g、红花 6 g。14 剂,水煎服,每日 1 剂,分 2 次服。

三诊(2018 年 10 月 20 日):患者诉病情稳定,另诉咳嗽时臀部不适,肠胃不适,仍腹泻,大便不成形,左臂疼痛。舌质暗红,苔薄黄腻,脉缓中带滑,湿中蕴热,去熟地黄,加薏苡仁 30 g、透骨草 20 g、桑枝 20 g、虎杖 20 g、防己 15 g,改黄柏为 20 g。14 剂,水煎服,每日 1 剂,分 2 次服。

按语:本案患者素体禀赋不足,肾元亏虚为本,肾虚督空便是容邪之所,故风寒湿侵袭机体为标。肾虚督空,气血不行,不通则痛。《类证治裁》提出,久痹,必有湿痰、败血瘀滞经络,故见舌质暗红、舌尖散在瘀点。辨证为肾虚督空,痰湿挟瘀,痹阻筋骨。方用地黄饮子合四妙散加减以补肾强督,清热燥湿,活血止痛。疗效佳。

医案 8 柴胡温胆汤加减治疗尾骶部疼痛

尾骶部疼痛属痰湿蕴阻证型,以柴胡温胆汤加减治疗,治以清痰化湿,疏肝健脾止痛。

患者,男,45 岁。2013 年 12 月 17 日初诊。

主诉:尾骶部疼痛,偏头痛。

初诊:患者诉尾骶部疼痛,右侧偏头痛,咽中不适,睡眠欠佳,双下肢欠温,大小便正常,时有少腹疼痛,牵掣阴囊部,肝区胀闷不适。舌质淡红,边有齿痕,苔薄腻,脉沉弱。辨证为痰湿蕴阻。中医诊断为痹证,西医诊断为尾骶部疼痛,治以清痰化湿,疏肝健脾止痛,方用柴胡温胆汤加减。处方:柴胡 10 g,茯苓 50 g,法半夏 10 g,陈皮 10 g,甘草 10 g,吴茱萸 10 g,蜈蚣 1 条,九香虫 10 g,川芎 10 g,桂枝 10 g,牛蒡子 10 g,马勃 10 g,旋覆花 10 g,香附 10 g。7 剂,水煎服,每日 1 剂。

二诊(2013 年 12 月 24 日):患者头痛好转,时有少腹疼痛,睡眠可,舌质淡红,苔薄微腻。处方:守上方加败酱草 20 g、延胡索 20 g、蒲公英 20 g,改茯苓为 20 g。7 剂,水煎服,每日 1 剂。

三诊（2013 年 12 月 31 日）：患者服药一周后，诸症好转，未诉不适。

按语：患者尾骶部疼痛，少腹疼痛牵掣阴囊部，偏头痛，疼痛部位均在肝胆经循行部位，而患者苔腻，肝区胀闷不适，为痰湿内阻征象。柴胡温胆汤由小柴胡汤和温胆汤合方而成，其中小柴胡汤之功重在足少阳胆，而温胆汤之治偏于足阳明胃，故柴胡温胆汤肝胆脾胃同治，用于痰湿内阻、少阳枢机不利所引起的痛证。本案患者痰湿内阻，不通则痛，痰湿日久化热，痰热湿相互搏结，单纯燥湿化痰，则热郁而痰湿难以尽去，故在柴胡温胆汤的基础上加入牛蒡子、蒲公英、败酱草以清热解毒、消肿止痛。全方辨病与辨证相结合，共奏清痰化湿，疏肝健脾止痛之功效。

医案 9　温经汤加减治疗风湿性关节炎

风湿性关节炎属肝肾不足，经脉失养证型，以温经汤加减治疗，治以补益肝肾，温经散寒。

患者，女，52 岁。2014 年 11 月 1 日初诊。

主诉：夜间下肢疼痛。

初诊：患者自述夜间下肢疼痛、拘挛，畏冷。饮食可，睡眠差，口干、口苦，咽中有痰。舌质暗红，苔白厚，有剥脱，脉沉细。辨证为肝肾不足，经脉失养，中医诊断为痹证，西医诊断为风湿性关节炎。治以补益肝肾，温经散寒，方用温经汤加减。处方：吴茱萸 10 g，桂枝 10 g，当归 10 g，川芎 10 g，白芍 10 g，牡丹皮 10 g，阿胶 10 g，麦冬 10 g，党参 15 g，黄芩 15 g，黄柏 10 g，怀牛膝 10 g，杏仁 10 g，茯神 30 g。5 剂，水煎服，每日 1 剂。

二诊（2014 年 11 月 5 日）：服药后，患者症状好转，继续以上方治疗。

按语：患者下肢疼痛、拘挛，畏冷，为冲任虚寒，血不养经；舌质暗红提示患者体内有瘀象存在，故以温经汤为主方，调补肝肾，温养冲任。冲任和则痛自除。患者口干、口苦，咽中有痰，苔白厚、有剥脱，表明血瘀日久化火，符合温经汤寒热虚实兼夹、以瘀血为中心的病机特点。咽中有痰，选黄芩清肺中虚火。下肢拘挛，仿三妙丸以黄柏、怀牛膝清热燥湿，并以怀牛膝补肝肾，引药下行。

全方合用,温经散寒而清瘀热,患者服药后症状明显好转,继续服药 1 个月后,诸症尽除。

医案 10　当归六黄汤加减治疗全身酸痛

全身酸痛属相火内盛,湿热内蕴证型,以当归六黄汤加减治疗,治以滋阴清热利湿,兼以止痛。

患者,男,56 岁。2014 年 3 月 16 日初诊。

主诉:全身酸痛,精神倦怠。

初诊:患者自诉身体酸痛,颈椎、腰椎疼痛不适,精神倦怠,易疲劳。晨起口苦不干,大便干,失眠,多梦。舌质淡红,苔薄黄黏,脉濡缓。既往有高血糖、高血压、高脂血症,乙肝小三阳。今晨测得空腹血糖为 7.3 mmol/L。辨证为相火内盛,湿热内蕴。中医诊断为痹证、虚劳,西医诊断为全身酸痛,治以滋阴清热利湿,兼以止痛,方用当归六黄汤加减。处方:当归 10 g,生黄芪 20 g,生地黄 20 g,黄连 6 g,黄芩 10 g,黄柏 10 g,珍珠母(打)10 g,磁石(打)10 g,夏枯草 15 g,藿香 10 g,豆蔻 10 g,滑石 10 g(另包),生山楂 10 g,茺蔚子 20 g,生甘草 10 g,葛根 20 g。7 剂,水煎服,每日 1 剂。

二诊(2014 年 3 月 23 日):患者大便正常,睡眠略差,全身酸痛好转,口苦,泛酸。舌质红,苔薄微黄,左脉细滑,右脉濡缓。辨证仍属相火内盛。守上方加三七粉 10 g、威灵仙 20 g、川牛膝 20 g、瓦楞子 20 g,去珍珠母。7 剂,水煎服,每日 1 剂。

三诊(2014 年 3 月 30 日):服药一周后,患者回报精神好转,颈椎、腰椎疼痛明显减轻,未诉特殊不适。

按语:当归六黄汤原本为治疗汗证而立。张景岳曾说:"阳证自汗或盗汗者,但察其脉证有火,或夜热烦渴,或便热喜冷之类,皆阳盛阴虚也,宜当归六黄汤为第一。"可见当归六黄汤是治疗阴虚火旺的基本方,吕文亮教授在临证用药时常说:"凡阴虚有火者,皆可用当归六黄汤。"本案患者失眠,多梦,为阴虚内热、营卫不调、虚火上扰所致,辨证为阴虚内热,以当归六黄汤为主方,同时患者兼有"三高"等基础疾病，故在当归六黄汤滋阴清热的基础上，以夏枯草、豆蔻、藿香、滑石加强清热利湿止痛之功，清补兼顾，疗效显著。

医案 11　炙甘草汤加减治疗关节炎

关节炎属气阴不足，痰气内阻证型，以炙甘草汤加减治疗，治以补益气阴，清热化痰止痛。

患者，女，72 岁。2013 年 11 月 19 日初诊。

主诉：关节疼痛数月。

初诊：患者诉关节游走性疼痛，气短，胸闷不适，咳嗽有痰，胃中不适，时有呃逆。舌质淡红，苔薄少，边有剥脱，脉细。辨证为气阴不足，痰气内阻。中医诊断为痹证，西医诊断为关节炎，治以补益气阴，清热化痰止痛，方用炙甘草汤加减。处方：炙甘草 15 g，麦冬 10 g，太子参 10 g，天花粉 10 g，玉竹 10 g，鳖甲 10 g，龟板 15 g，知母 10 g，海风藤 10 g，川牛膝 10 g，杏仁 10 g，黄芩 10 g，丹参 20 g，茯苓 50 g，法半夏 10 g，紫苏梗 10 g。7 剂，水煎服，每日 1 剂。

二诊（2013 年 11 月 26 日）：患者诉饮食不消化，时有腹泻，关节疼痛好转，咽中不适，舌质暗红，苔薄，脉细。处方：守上方加老鹳草 20 g、焦三仙各 10 g、莱菔子 10 g、桔梗 10 g，去天花粉、知母、玉竹。7 剂，水煎服，每日 1 剂。

三诊（2013 年 12 月 3 日）：服药一周后，患者症状好转。

按语：患者气短，舌质淡红，苔薄少，边有剥脱，可判断为气阴两虚；胸闷不适，咳嗽有痰，时有呃逆，关节游走性疼痛，可认为是在气阴两虚的基础上，引起痰气互阻，不能通达四肢则关节游走性疼痛，气机不畅则胸闷。以炙甘草汤补益气阴，患者阴虚较重，而气虚不甚，以太子参代替甘温之人参，防其温燥伤阴，并以黄芩、知母、天花粉、玉竹等清热药，配伍鳖甲、龟板等养阴药，寓清凉于补益中。全方合用，补气阴而清热化痰止痛，标本兼顾，重在治本。

医案 12　羌活胜湿汤合三仁汤加减治疗痹证

痹证属风寒湿三气杂感，痹阻关节，湿中蕴热证型，以羌活胜湿汤合三仁汤加减治疗,治以祛风除湿,清利关节。

熊某,男,52岁。2019年1月5日初诊。

主诉:全身畏寒6年。

初诊:患者诉6年前无明显诱因出现周身畏寒,恶风,周身关节冷痛,汗少,易感冒,夏天较重,睡眠欠佳。羊屎状大便,1日1次,小便可,纳可,口中和。既往有双肾结石、高脂血症病史。舌质暗红,舌尖红,苔白,脉浮中带滑。病机为风寒湿三气杂感,痹阻关节,湿中蕴热,方用羌活胜湿汤合三仁汤加减。处方:羌活10 g,独活10 g,川芎10 g,蔓荆子10 g,藁本10 g,防风10 g,杏仁6 g,豆蔻10 g,薏苡仁30 g,威灵仙30 g,合欢皮20 g,延胡索10 g,生甘草6 g,土鳖虫10 g,焦白术10 g,茯苓30 g。14剂,水煎服,每日1剂,分2次服。

二诊(2019年1月26日):患者周身关节仍畏风疼痛,眠可,大便转软,舌质暗红,苔白黏,中裂纹,脉缓。守上方加附子20 g、桂枝10 g、山茱萸10 g,去蔓荆子、藁本、羌活。14剂,水煎服,每日1剂,分2次服。

三诊(2019年8月17日):患者症状较前减轻,仍有怕冷、恶风、周身疼痛,服药时大便可,眠少,小便可。舌质暗红,苔白,脉缓,风寒渐去,痰湿仍存。守上方加黄芩15 g,改川芎为20 g。14剂,水煎服,每日1剂,分2次服。

按语:患者周身关节疼痛6年,周身怕冷恶风,汗少,脉滑,为外感寒湿、寒性收引、湿性重着、痹阻关节所致,夏天疼痛加重,是因冬、春季穿着较厚,关节被裹严实,反而温暖,夏季炎热,关节外露,风邪更易侵袭。风为百病之长,常兼夹他邪致病,苔白、脉浮为风邪致病之象,但患者亦有湿热内蕴,故而舌质暗红,舌尖红。湿热下迫大肠,则大便秘结;上扰心神,则睡眠不安,以羌活胜湿汤合三仁汤加减祛风除湿,通痹止痛。二诊时,患者寒象突出,热渐去,故放心加用附子、桂枝、山茱萸等辛温之品来温通关节,去掉蔓荆子、藁本、羌活等祛风除湿的引经药。

医案13　宣痹汤加减治疗强直性脊柱炎

强直性脊柱炎属正气虚弱、肾精不足证型,以宣痹汤加减治疗,治以益肾壮督,清热解毒,祛湿活血。

宋某,男,33 岁。2007 年 9 月 5 日初诊。

主诉:腰背痛半年余。

初诊:患者诉半年前无明显诱因出现腰背痛,西医确诊为强直性脊柱炎,住院期间用非甾体抗炎药后疼痛稍缓解,但由于此类药物副作用较大,患者不愿长期服用,近期因腰背疼痛加剧,遂来就诊。诊见:腰背疼痛,转侧困难,颈项汗出,精神欠佳,睡眠差,二便调,舌质淡红,苔灰白微腻,脉滑数。仿《温病条辨·中焦篇》宣痹汤,治以益肾壮督,清热解毒,祛湿活血。处方:土茯苓 30 g,忍冬藤 10 g,桑寄生 10 g,杜仲 20 g,茯苓 50 g,赤芍、白芍各 10 g,白花蛇舌草 20 g,丹参 20 g,川牛膝 20 g,续断 10 g,片姜黄 10 g。14 剂,水煎服,每日 1 剂。

二诊(2007 年 9 月):患者诉腰背痛减轻,颈项汗出好转,睡眠佳,精神可,舌质淡红,苔灰,脉滑。守上方加土鳖虫 10 g、草豆蔻 10 g。又服 7 剂后腰背痛明显缓解,但有轻度板直感,颈项无汗出,舌质淡红,苔灰,脉缓。继以上方 10 剂制丸,每日 3 次,每次 10 g 服用。连续服用 3 个月,并嘱患者适当锻炼。随访半年,患者病情稳定,未诉疼痛等不适。

按语:强直性脊柱炎属中医骨痹、痹等范畴,临床多以腰背痛、腰椎各方向活动受限为主要表现,西医治疗缺乏特效药。吕文亮教授认为"本虚标实"为其病机,肾精不足,湿热循经入络,伏于络脉,毒瘀互结,经络不通则痛,而致强直。《素问·脉要精微论》曰:"腰者,肾之府。"《难经·二十九难》云:"督之为病,脊强而厥。"可见正气虚弱是本病的内因,而肾虚为本病的关键所在。宣痹汤出自《温病条辨·中焦篇》第 65 条,吴鞠通称此方为"苦辛通法",其原文谓:"湿聚热蒸,蕴于经络……骨骱烦疼,舌色灰滞,面目萎黄,病名湿痹,宣痹汤主之。"对于此类慢性病,由于病程长,吕文亮教授主张用汤剂前期治疗,待取得疗效、病情稳定后,再以丸剂调治,取其"丸者,缓也"之理。

医案 14　补阳还五汤合镇肝息风汤加减治疗眩晕颤证

眩晕颤证属肝风内动证型,以补阳还五汤合镇肝息风汤加减治疗。

胡某,女,67 岁。2019 年 3 月 2 日初诊。

主诉:头摇、手抖数年,加重 2 年。

初诊:患者诉数年前无明显诱因出现头摇、手抖,左手较重,紧张时明显,时有不适。10 余年前右侧头顶部外伤(具体不详),近 1 周于当地行针灸治疗。症状未见明显缓解,现患者口中和,纳可,小便偏黄,夜尿 3～4 次,大便可,眠差。

中医诊断:眩晕颤证,肝风内动证。西医诊断:①脑梗死;②脑白质变性,脑萎缩;③双侧筛窦炎。治以活血行气,息风化痰瘀。方用补阳还五汤合镇肝息风汤加减。处方:赤芍 10 g,白芍 10 g,川芎 20 g,当归 20 g,地龙 10 g,黄芪 3 g,生甘草 6 g,麦冬 10 g,玄参 10 g,龟板 15 g,茵陈 20 g,水蛭 6 g,红花 6 g,法半夏 6 g,胆南星 20 g,石菖蒲 15 g。7 剂,水煎服,每日 1 剂,分 2 次服。

二诊(2019 年 3 月 8 日):患者左手抖、无力稍好转,大便次数多,头顶冷感。舌质暗淡,苔白厚,脉细弱。守上方去龟板、麦冬、白芍,改石菖蒲为 20 g,加生牡蛎 20 g、白蒺藜 10 g、白芷 10 g、吴茱萸 6 g,并较上方 10 倍用量,熬膏,共 7 剂。后随访,手抖好转。

按语:患者曾有外伤史,气滞血瘀,血虚风动兼夹痰瘀,无形之痰四处走窜,阻滞气机,加重风动之象,且伴头昏之象。本案为本虚标实之证,故攻补兼施。

七、皮肤外科病证

医案 1　王氏连朴饮加减治疗脱发

脱发属湿热蕴阻,气滞血瘀,毛发失养证型,以王氏连朴饮加减治疗,治以清热燥湿,行气活血养发。

刘某,男,56 岁。2017 年 8 月 12 日初诊。

主诉:脱发 2 个月。

初诊:患者自诉 2 个月前因情志因素导致脱发,以颠顶为甚,头皮油腻瘙痒,自行口服养血生发胶囊但未见明显好转,口干,但欲漱水而不欲咽,纳眠可,小便黄，大便不成形。舌质暗红，苔黄腻，脉缓而涩。诊其为脱发，证属湿热蕴阻，气滞血瘀，毛发失养。治以清热燥湿，行气活血养发。方用王氏连朴饮加减。处方：黄连 10 g，厚朴 15 g，栀子 10 g，枳壳 10 g，茵陈 30 g，滑石 20 g，山楂 20 g，红花 10 g，当归 30 g，丹参 10 g，白鲜皮 20 g，焦白术 10 g，生甘草 10 g。14剂，水煎服，每日 1 剂，分 2 次服。另嘱患者清淡饮食，保持情志舒畅。

二诊（2017 年 8 月 26 日）：患者服药后脱发较前减轻，口干较前好转，仍头皮瘙痒，小便偏黄，大便不成形，纳眠可，舌质暗红，苔黄稍腻，脉缓。守上方改焦白术为 15 g，加地肤子 10 g。7 剂，水煎服，每日 1 剂，分 2 次服。

三诊（2017 年 9 月 2 日）：患者诸症减轻，仍头皮瘙痒，舌质暗红，苔黄黏，脉缓。守上方去黄连、栀子，加苦参 20 g、薄荷 6 g、茯苓 20 g。14 剂，水煎服，每日 1 剂，分 2 次服。

四诊（2017 年 9 月 16 日）：患者诸症减轻，未诉特殊不适。守上方加车前草、车前子各 20 g，蝉蜕 6 g，桑叶 20 g。14 剂，水煎服，每日 1 剂，分 2 次服。

按语：《黄帝内经·素问》曰："饮食自倍，肠胃乃伤……多食甘，则骨痛而发落。"本案患者头皮油腻瘙痒，小便黄，大便不成形，苔黄腻，均为湿热在里之象；中焦湿热内生，上攻于头，熏蒸发根之血，渐成枯槁，可致脱发。久患湿热，湿性黏滞易阻滞气机，气阻则血液运行不畅而致血瘀，加之近期情志因素影响而导致肝失疏泄，肝气郁结，气血运行不畅，头皮局部血虚，风邪乘虚而入，而引起脱发。王清任在《医林改错》中言："伤寒、瘟病后头发脱落，各医书皆言伤血，不知皮里肉外血瘀，阻塞血路，新血不能养发，故发脱落。"叶天士在《临证指南医案》中亦云："初病湿热在经，久则瘀热入络。"气血运行不畅而血瘀，故舌质暗红，脉缓而涩；血瘀津液不布，不能上濡，故口干，但病由血瘀，并非津亏，故虽口干却只欲漱水而不欲咽。四诊合参，辨证为湿热蕴阻，气滞血瘀，毛发失养，予以王氏连朴饮辛开苦降、清热燥湿；加枳壳行气宽中；茵陈、滑石清利湿热；山楂、红花、当归、丹参活血祛瘀通络；白鲜皮清热燥湿止痒；焦白术健脾祛湿；生甘草清热解毒，调和诸药。用药后症状缓解，故在上方基础上化裁治疗，共服药约 50剂，疗效佳。

医案 2　三仁汤合玉屏风散加减治疗慢性湿疹

慢性湿疹属肺脾不足,湿热内蕴证型,以三仁汤合玉屏风散加减治疗,治以补肺健脾,清热祛湿。

朱某,女,28岁。2017年7月7日初诊。

主诉:湿疹反复发作8年。

初诊:患者自诉近8年来无明显诱因出现湿疹反复发作,曾间断进行中西医治疗均未见明显好转。刻下症见:全身皮肤散在红色丘疹,无明显渗液、瘙痒不适,平素易感,纳可,饭后偶有腹胀不适,大便偶有偏稀,1日1次,小便正常,眠可。舌质暗红,苔白厚腻,脉缓。既往有过敏性鼻炎病史。诊其为湿疹,证属肺脾不足,湿热内蕴。治以补肺健脾,清热祛湿。方用三仁汤合玉屏风散加减。处方:杏仁10 g,豆蔻10 g,薏苡仁30 g,滑石20 g,生甘草10 g,厚朴10 g,生黄芪30 g,焦白术10 g,防风6 g,蝉蜕6 g,辛夷10 g,黄芩20 g,丹参20 g,蒲公英20 g,瓦楞子20 g。14剂,水煎服,每日1剂,分2次服。

二诊(2017年7月21日):患者服药后丘疹明显减少,无瘙痒不适,平素手足欠温,白带量多,色淡黄,月经正常。2017年7月15日乳腺超声检查示乳腺结节。舌质暗红,苔中根部白腻,脉缓。守上方加红花10 g、夏枯草30 g、香附6 g。14剂,水煎服,每日1剂,分2次服。

三诊(2017年8月4日):患者丘疹基本消失,舌质暗红,苔白,脉缓。守上方再进7剂。1年后随访未见复发。

按语:本案患者湿疹反复发作8年,经久不愈,湿为阴邪,其性重着黏滞,湿久郁而化热,湿热胶着,缠绵难解,故而病程较长或反复发作。湿热之邪浸淫肌肤发为湿疹。湿胜有碍脾之运化,脾之运化失司又会加重湿邪的生成。结合患者平素易感及过敏性鼻炎病史,吕文亮教授辨证为肺脾不足,湿热内蕴,方用三仁汤合玉屏风散加减以清利湿热,健脾益肺。两方巧妙结合,疗效显著。

医案 3　甘露消毒丹合麻黄连翘赤小豆汤加减治疗湿疹

湿疹属脾肾不足，痰湿蕴毒，外郁肌肤，太少同病证型，以甘露消毒丹合麻黄连翘赤小豆汤加减治疗，治以宣表除湿，清热解毒。

孟某，男，46 岁。2014 年 4 月 26 日初诊。

主诉：湿疹反复发作 5 年余。

初诊：患者诉脑后及小腿反复出现片状湿疹 5 年余，伴有颈项不适，腰背不舒，右手臂胀痛，舌头溃疡，饮食差，大便或利、不实，小便偶黄，口中和。舌质略红，苔薄黄，边有齿痕，右边可见绿豆大小溃疡，脉沉细。诊其为湿疹，证属脾肾不足，痰湿蕴毒，外郁肌肤，太少同病。方用甘露消毒丹合麻黄连翘赤小豆汤加减，治以宣表除湿，清热解毒。处方：薏苡仁 30 g，茵陈 20 g，葛根 20 g，白鲜皮 20 g，苦参 20 g，当归 20 g，滑石 10 g（冲服），茯苓 20 g，车前草 20 g，车前子 20 g，连翘 15 g，麻黄 10 g，淡竹叶 10 g，豆蔻 10 g，藿香 10 g，木通 10 g，肉桂 10 g，白术 10 g，生甘草 10 g，黄连 6 g，干姜 6 g。7 剂，每日 1 剂，分 3 次温服。

二诊（2014 年 5 月 3 日）：患者诉诸症俱消，另诉左肩疼痛。舌质略红，边有齿痕，脉偏弦。守上方加海风藤 20 g、羌活 10 g。续用 7 剂，祛风通络除湿，诸症悉愈。

按语：湿热蕴毒，泛溢肌肤。在上者，脑后湿疹，兼有腰背颈项不适，乃太阳经湿热困阻。在下者，湿性下趋，出现小腿湿疹。此湿热证，太阳经气不利，当从仲景伤寒治法。湿流下焦，当顺势利导，《湿热病篇》中云："湿热证，数日后自利，溺赤，口渴，湿流下焦，宜滑石、猪苓、茯苓、泽泻、萆薢、通草等味。"遂以处方甘露消毒丹清热利湿解毒。太少合病，表里同治，本证有脾肾之虚，故寒温并用。对于湿热证的治疗，不可过用寒凉，所谓"法应清凉，然到十分之六七，即不可过于寒凉，恐成功反弃，何以故也？湿热一去，阳亦衰微也"。所以吕文亮教授用药顾其阳气，入干姜、肉桂温补脾肾阳气，合用苦参、白鲜皮是经验用药。二诊时可见湿热之邪殆尽，然风邪犹存，以其善动不居，以右易左，更加海风藤、羌活祛风通络。

医案 4　银翘散加减治疗紫癜

紫癜属外感风热,湿邪困阻,风热伤络,迫血妄行之风热表证型,以银翘散加减治疗,治以疏风清热,辛凉解表。

李某,男,15岁。2014年2月15日初诊。

主诉:两侧大腿出现红色斑疹1天。

初诊:患者诉3天前因发热(体温具体不详)在当地医院用激素和头孢治疗,3天后症状未见缓解,两侧大腿密布红色斑疹。诊见:两侧大腿密布紫癜,手触之高出皮肤,有向腰部蔓延之势,手臂微见,胸背未见,小腿肌肉酸胀不已,咳则胸痛,咽部偏红。体温37.3 ℃,白细胞计数$57×10^9$/L。舌质红,苔薄微黄,脉浮数。诊其为外感风热,湿邪困阻,风热伤络,迫血妄行之风热表证。治以疏风清热,辛凉解表。方用银翘散加减。处方:鱼腥草20 g,黄芪15 g,金银花10 g,连翘10 g,生地黄10 g,荆芥10 g,牛蒡子10 g,淡竹叶10 g,芦根10 g,淡豆豉5 g,薄荷6 g,桔梗6 g,生甘草3 g。7剂,水煎服,嘱患者自主煎药,闻其药味。

二诊(2014年2月22日):患者诉上方服2剂后自觉身凉热退,诸症大减,余药未服。体格检查示双下肢紫癜色深,上肢紫癜消失。患者诉小便偶黄,微咳,小腿时有疼痛。舌质淡红,苔转薄腻,脉浮略滑。中医诊为紫癜,辨证为风热、湿毒渐去。处方:守上方去生地黄、淡豆豉、荆芥,加杏仁10 g,川牛膝、桑叶各20 g,三七粉3 g(冲服),水牛角15 g(冲服)。7剂,水煎服。

三诊(2014年3月1日):患者紫癜几乎全部消退,无新发,咳止。

按语:叶天士《温热论》中谓:"在表初用辛凉轻剂,挟风则加薄荷、牛蒡之属,挟湿加芦根、滑石之流。或透风于热外,或渗湿于热下,不与热相搏,势必孤矣。"风热挟湿犯表,郁于肌腠,损伤血络,迫血妄行,以致身热不退,紫癜密布,下肢甚,是因风热之邪偏走表,而湿性趋下也。本案当属风热表证,兼有挟湿,湿热相搏。腿肚酸痛是湿邪阻滞,气血不濡所致。方用银翘散,并寓"入营犹可透热转气"之意,用生地黄清热凉血,金银花、连翘透热解毒。用黄芪能托毒外出，助湿热毒邪向外透散。二诊时可见热毒邪已外透，有咳当用杏仁宣肺降气。加桑叶透肺中余热，兼能润燥养阴；加三七粉活血消斑，加水牛角凉血解毒。银翘散乃名方，对外感风热之证加减效果较优，温病更善专用。

医案 5　宣痹汤加减治疗皮肌炎

皮肌炎属湿热痹证型，以宣痹汤加减治疗，治以清热除湿行痹。

邵某，男，40 岁。2014 年 4 月 12 日初诊。

主诉：四肢关节疼痛、肿胀近 20 天。

初诊：患者自诉 2014 年 3 月 8 日因肺部感染（革兰阳性菌感染）在外院住院用抗生素治疗，后因住院房间装修油漆引起四肢关节疼痛、肿胀近 20 天，转院治疗，怀疑结缔组织病。诊见：四肢关节肿胀、疼痛，有发热感，间断性低热（体温 37.5～38.0 ℃），手指红色，指头红肿如杵，口干喜温饮，咽中有痰，口苦，二便正常。舌质红绛，苔根黄黏，脉滑数有力。诊其为湿热痹证，乃因风热挟湿，湿热蕴毒，阻滞关节所致，方用宣痹汤加减。处方：薏苡仁 30 g、桑叶 30 g、连翘 20 g、黄芩 20 g、淡竹叶 20 g、当归 20 g、丹参 20 g、忍冬藤 20 g、滑石 20 g、蚕沙 10 g、杏仁 10 g、薄荷 10 g、片姜黄 10 g、青风藤 10 g、佩兰 10 g、黄柏 10 g、龙胆草 10 g、枳壳 10 g。14 剂，水煎服，每日 1 剂。

二诊（2014 年 5 月 3 日）：患者诉诸症明显减轻，外院检查怀疑皮肌炎，用环磷酰胺治疗，局部散在红丘疹，口干，眠差，舌质略红，苔薄，脉滑。前方有效，效不更方，处方以上方去佩兰、黄柏，加红花 6 g、夜交藤 20 g、远志 20 g。7 剂，水煎服，以继续清热除湿行痹，减轻患者症状，稳定病情。

按语：吴鞠通在《温病条辨》中言："湿聚热蒸，蕴于经络，寒战热炽，骨骱烦疼，舌色灰滞，面目萎黄，病名湿痹，宣痹汤主之"。宣痹汤能蠲痹除湿，清热利湿，通利关节。本案患者证属湿热蕴毒，闭阻关节。湿痹疼痛明显者，当从"痛甚加片子姜黄二钱，海桐皮三钱"。咽中有痰合并口干、口苦，是湿热伤中、热盛伤津的表现。湿热阻滞，关节血行不利，故加当归、丹参之类活血养血，佐以藤类药祛风湿通络。黄柏、龙胆草苦寒败热，燥湿力强。从复诊效果看，对于皮肌炎等证属现代医学所说的风湿免疫性疾病,病情复杂难治,14剂能使患者症轻痛减当属不易。后加红花活血消肿、夜交藤宁心安神,续用原方维持疗效。

医案6　银翘散加减治疗慢性荨麻疹

慢性荨麻疹属风热挟湿,郁于皮表,营血受热证型,以银翘散加减治疗,治以疏风解表,透热转气。

患者,男,8岁。2014年6月21日初诊。

主诉:全身红斑反复发作2年。

初诊:患者近2年来全身红斑反复发作。刻诊:颜面、周身环形红斑,局部微痒,边缘高起,小便色黄,感冒头痛,未见发热,口干,咽中不适,烦躁易动,精神佳,饮食可,扁桃体无明显红肿充血。舌质略红,苔薄腻,脉细滑。既往鼻窦炎病史。诊其为慢性荨麻疹,风热挟湿,郁于皮表,营血受热。遵叶天士透风与渗湿原则,合用透热转气,孤立热邪,方用银翘散加减。处方:金银花10 g,连翘10 g,淡竹叶20 g,滑石10 g,荆芥6 g,防风6 g,蝉蜕3 g,僵蚕10 g,墨旱莲10 g,茜草10 g,薄荷10 g(后下),生地黄10 g,生甘草10 g,大青叶10 g,薏苡仁20 g,赤小豆10 g,太子参10 g,怀山药10 g,白扁豆10 g,枳壳6 g。7剂,每日1剂,水煎400 mL,清煎温服。

二诊(2014年6月28日):患者颜面以及周身荨麻疹颜色变淡、变浅,舌质略红,苔薄,脉细。守上方加乌梢蛇10 g、丹参10 g、山楂10 g、紫草10 g。7剂,每日1剂。

三诊(2014年7月5日):患者荨麻疹几乎全部消退,下肢有少量斑印,舌质淡红,苔略厚,脉细。守上方改薏苡仁至30 g,加藿香6 g,去荆芥、生地黄。续服7剂。

按语:叶天士《温热论》言:"大凡看法,卫之后方言气,营之后方言血。在卫汗之可也,到气才宜清气,乍入营分,犹可透热,仍转气分而解,如犀角、元参、羚羊等物是也,至入于血,则恐耗血动血,直须凉血散血,如生地、丹皮、阿胶、赤芍等物是也。"本案患者病邪初在卫表,失治误治日久,温邪随寒凉消炎药深入营血分,故见环形斑疹满布周身,但感冒头痛诸卫分证仍在,温邪在卫分、营分、血分矣。金银花、连翘、薄荷疏散风热,兼透营分之热转出气分。营分阶段仍热盛,且营阴大伤,治以清营热、养营阴为主。此期往往存在气机不畅,血脉郁阻,邪闭难消,但营热有向外透散之势,故以宣散透邪之品宣畅气机,透营热外达。"痒自风来,止痒必先疏风",故入防风、僵蚕、荆芥、蝉蜕之类。入血恐耗血动血,须凉血散血,斑疹色红,投以生地黄、茜草、墨旱莲等凉血之品,佐以大青叶凉血消斑。患者烦躁易动,小便色黄,苔腻,为湿热内犯心经,故用淡竹叶、滑石、薏苡仁、赤小豆渗湿于热下。患者兼有鼻窦炎,正虚之证亦不可忽视,遂从清补中焦脾胃之气,培土生金,加太子参、怀山药、白扁豆以助驱邪外出。二诊时可见疗效显著,乘胜追击,加乌梢蛇祛风除湿,合丹参、紫草凉血、化瘀、消斑。本证失治误治,转为慢性而迁延难愈,能以 14 剂使其痊愈当属不易。综上,卫气营血之辨,不可拘泥于固有套路,当辨卫气营血,可单独出现,亦可同时出现,随证加减,足见温病治法之奥妙。

医案 7　桑菊饮加减治疗痤疮

痤疮属肺经风热,兼有阴伤证型,以桑菊饮加减治疗,治以疏风散热,育阴生津。

曾某,女,22 岁,学生。2008 年 4 月 12 日初诊。

主诉:面部痤疮反复发作月余。

初诊:患者面部可见散在痤疮,以唇周、两颊、额部红色痘疹为甚,伴轻微口渴,纳眠可,月经及二便常。舌质淡红,苔薄白,脉细缓。辨证为肺经风热,兼有阴伤。治以疏风散热,育阴生津。方用桑菊饮加减。处方:菊花 10 g,薄荷 10 g,连翘 10 g,栀子 10 g,牡丹皮 10 g,茵陈 10 g,虎杖 10 g,藿香 10 g,麦冬 10 g,知母 10 g,玫瑰花 10 g。7 剂,水煎服,每日 1 剂。

二诊(2008 年 4 月 19 日):上方服用 2 剂后患者痘疹颜色开始变淡,逐渐消退。此次复诊未见明显新发疖疮。守上方加滑石 10 g(另包)、黄芩 10 g、生甘草 10 g,续服直至痤愈。

按语:《景岳全书》中记载痤疮为"肺经素多风热,色为红黑而生齇疱者亦有之",指出此病虽在面部,但内关肺胃。本案恰属肺经风热,兼有肺胃阴伤之证,故方用菊花、薄荷疏散风热;麦冬、知母滋阴生津;连翘、栀子、牡丹皮清热泻火;茵陈、虎杖清热利湿。另,虎杖和茵陈还兼有活血之功。玫瑰花是吕文亮教授治疗面部皮肤病的经验用药。由于前方疗效显著,二诊时谨守前方原则,再调整选用同类清热、化湿之品。

医案 8　银翘散加减治疗痤疮

痤疮属热毒内结于肺胃,循经上犯所致证型,以银翘散加减治疗,治以清热利湿,解表疏风。

夏某,男,18 岁,学生。2008 年 6 月初诊。

主诉:颜面痘疹反复发作 1 年。

初诊:患者诉近 1 年来面部痘疹反复发作,此起彼伏,每于进食辛辣之品后加重,便秘,余无不适。舌质红,苔偏黄腻,脉缓而有力。辨证为热毒内结肺胃,循经上犯。治以清热利湿,解表疏风。方用银翘散加减。处方:薄荷 10 g,牛蒡子 10 g,白芷 10 g,荆芥 10 g,连翘 10 g,栀子 10 g,黄连 10 g,淡竹叶 10 g,板蓝根 10 g,苦参 10 g,藿香 10 g,生甘草 10 g。7 剂,水煎服,每日 1 剂,分 2 次服。

二诊(2008 年 7 月 2 日):患者一部分痘疹消退好转,便秘得到缓解。守上方加麦冬 10 g、玉竹 10 g。7 剂,水煎服,每日 1 剂,分 2 次服。

按语:薄荷、牛蒡子药味辛凉,疏散风热;白芷、荆芥辛温透解;栀子、黄连、板蓝根、苦参、淡竹叶清热解毒;藿香祛湿;生甘草调和诸药。肺与大肠相表里,肺经热移大肠,症见便秘。本案患者刚经历完高考,精神压力大,作息不规律,且嗜食辛辣食品,这些因素会加重痤疮的临床症状。本案患者热象明显,呈阳盛之体,方中加大了清热药物的用量,配以疏散之品,使邪有出路。

医案 9　甘露消毒丹加减治疗痤疮

痤疮属热毒郁结证型,以甘露消毒丹加减治疗,治以清泻肺胃,活血化瘀。

沈某,女,37 岁。2007 年 7 月初诊。

初诊:患者诉头面、颈部长包,天热尤甚。眠差,二便及月经正常。舌质暗红,苔薄白,脉细弱。辨证为热毒郁结于里。治以清泻肺胃,活血化瘀。方用甘露消毒丹加减。处方:菊花 10 g,薄荷 10 g,蝉蜕 10 g,金银花 10 g,连翘 10 g,黄柏 10 g,牡丹皮 10 g,黄芩 10 g,淡竹叶 10 g,藿香 10 g,虎杖 10 g,当归 10 g,白鲜皮 10 g,合欢皮 10 g,生牡蛎(打)10 g。7 剂,水煎服,每日 1 剂,分 2 次服。

二诊(2007 年 7 月 22 日):患者服药 7 剂后显效,续服 7 剂巩固疗效。

按语:菊花、薄荷、蝉蜕疏散风热;连翘、金银花、黄柏、牡丹皮、黄芩清热解毒;藿香清利湿热;虎杖、当归活血通络;合欢皮、生牡蛎安神定志。由于人体禀赋不同,常在人到中年,肺经阳气偏颇,郁而化热,热与血搏,血热入肺窍,发于皮毛而生病矣;或脾胃素有积热,复因嗜食辛辣之品生热化火,肺胃积热上蒸,郁结血分所致,治以清泻肺胃,凉血解毒。

医案 10　柴胡温胆汤加减治疗痤疮

痤疮属湿热蕴结证型,以柴胡温胆汤加减治疗,治以健脾行气,清热祛湿。

雷某,男,24 岁。2018 年 2 月 15 日初诊。

主诉:两侧颈项频发痤疮 8 年。

初诊:患者诉近 8 年来无明显诱因出现两侧颈项痤疮,初深红后转暗红,白色分泌物多。偶有胃脘不适,干呕,纳可,二便常。舌质暗红,苔白厚,脉弦。中医辨证为痰湿郁阻,少阳枢机不利,故颈侧生疮,胃脘不适作呕。诊其为粉刺(痤疮),证属湿热蕴结,治以健脾行气,清热祛湿,方用柴胡温胆汤加减。处方:柴胡 10 g,黄芩 20 g,郁金 10 g,法半夏 10 g,陈皮 10 g,枳实 10 g,生姜 10 g,夏枯草 20 g,茵陈 20 g,紫苏子、紫苏梗各 10 g,冬瓜子 20 g,胆南星 10 g,生甘草 6 g,焦白术 10 g,土鳖虫 10 g,红花 6 g。14 剂,水煎服,每日 1 剂,分 3 次服。

二诊(2018 年 3 月 2 日):患者诉上症好转,近两周左侧颈部新发少量痤疮,原痤疮灶颜色转暗,未见分泌物,未诉胃脘不适及干呕,纳眠可,二便常。舌质暗红,苔白,根部略厚,脉弦。守上方再进 14 剂,水煎服,每日 1 剂,分 3 次服。

按语：目前中医对痤疮病因、病机的认识多责之痰、热、郁，手少阳三焦经支脉从膻中分出上行于颈侧，足少阳胆经外眦部支脉由颈侧下行，两侧颈项痤疮，观色泽及分泌物属湿重于热，为痰湿郁阻少阳经的表现。痰湿蕴阻，气机不畅，影响脾胃生化，胃气上逆则发为干呕。患者舌质暗红，苔白厚，为痰浊内蕴，有化热之兆；《伤寒论·伤寒例》指出"尺寸俱弦者，少阳受病也"，此处脉弦正提示少阳经脉不利。方用柴胡温胆汤加减，柴胡、黄芩、法半夏取小柴胡汤之意和解少阳，考虑已有热兆，故倍用黄芩；去竹茹、茯苓，加茵陈、冬瓜子、胆南星、夏枯草，此取温胆汤之意清热利湿，化痰散结；又加郁金、紫苏子、紫苏梗、焦白术健脾行气；配伍土鳖虫、红花化瘀通络，乃以防久病入络、气血郁滞，此为"既病防变"的预先用药。

医案 11　黄连温胆汤加减治疗痤疮

痤疮属痰湿内蕴酿毒，上扰心神，脾失运化证型，以黄连温胆汤加减治疗，治以清热解毒，化湿健脾。

朱某，男，18 岁。2019 年 1 月 26 日初诊。

主诉：颜面痤疮 3 年。

初诊：患者颜面痤疮 3 年，每于压力大、睡眠不足时加重，诉自幼体形消瘦，纳可，较同龄男生饭量偏少，夜间梦话，眠可，二便可。舌质暗红，舌尖红，苔滑腻，脉细。中医辨证为痤疮，证属痰湿内蕴酿毒，上扰心神，脾失运化，治以清热解毒，化湿健脾，方用黄连温胆汤加减。处方：黄连 10 g，蒲公英 20 g，法半夏 10 g，陈皮 10 g，远志 10 g，竹茹 20 g，茯苓 30 g，佩兰 10 g，生牡蛎 20 g，煅龙骨 20 g，焦白术 10 g，生甘草 6 g，红花 6 g，连翘 10 g，山楂 10 g。14 剂，水煎服，每日 1 剂，分 2 次服。

二诊（2019 年 3 月 9 日）：患者颜面痤疮较前明显好转，两颊散在痘印，现纳食不香，无腹胀、腹痛、泛酸、呃逆等不适，手心潮湿，睡眠欠佳，二便可。舌质暗红，边有齿痕，苔薄，脉细。此时痰热内蕴，脾运不健。守上方改茯苓为 50 g、远志为 20 g，去连翘、黄连。继服 14 剂。

按语：患者颜面痤疮 3 年，舌质暗红，苔滑腻，乃痰湿内蕴酿毒、颜面络脉受损所致。痰湿上扰心神，心神受扰，则梦话多，蕴阻中焦，气机郁滞，脾失健运，故饭量偏少、体形消瘦。压力大或睡眠不足时，阳气耗损，无力鼓邪外出，故痤疮加重。治以清热解毒，化湿健脾，方用黄连温胆汤加减，同时加入蒲公英、连翘清热解毒，红花、山楂活血，生牡蛎、煅龙骨重镇安神。14 剂后痤疮明显好转，苔滑腻转薄，毒邪渐去，去连翘、黄连，防其寒性伤阳碍邪，痰热仍在，脾失健运，纳食不香，前方改茯苓为 50 g、远志为 20 g，加强安神之功。后继调理痰湿脾虚之证。吕文亮教授强调用药随证加减，尤其是对于湿热证类，密切关注湿与热的轻重，即湿胜则阳微，不可过于寒凉。

医案 12　补中益气汤合四妙散加减治疗脱肛

脱肛属中气下陷伴湿热蕴阻证型，以补中益气汤合四妙散加减治疗，治以升阳举陷，清热利湿。

颜某，女，65 岁。2018 年 4 月 14 日初诊。

主诉：间断脱肛数年。

初诊：患者数年前无明显诱因脱肛，常用痔疮栓，现间断脱肛，需用手辅助回纳，下午明显，伴肛周灼热潮湿感，精神倦怠，嗜睡，胸闷，周身燥热，不欲近衣，饮食可，口干喜温饮。舌质暗红，苔薄微黄黏，脉缓。中医诊断为脱肛、胸痹；证属湿热蕴阻，阳气不振；方用补中益气汤合四妙散加减。处方：黄芪 30 g，党参 20 g，白术 10 g，升麻 10 g，柴胡 10 g，茵陈 20 g，川牛膝 10 g，黄柏 20 g，苍术 10 g，红花 6 g，三七粉 6 g（冲服），厚朴 10 g，艾叶 10 g，槐花 10 g，泽泻 20 g，炙甘草 10 g。7 剂，水煎服，每日 1 剂，分 3 次温服。另，煎药后药渣可再煎水坐浴。

二诊（2018 年 4 月 21 日）：患者诸症减轻，仍嗜睡畏风，舌质暗红，苔薄中根黄腻，脉缓。守上方加川芎 20 g、石菖蒲 20 g；7 剂，用法同前。另予补中益气丸 4 瓶，嘱 7 剂汤药服完后再按说明服用丸剂。

按语：老年女性患者脱肛多由中气下陷所致，但同时出现肛周灼热及潮湿感，责之湿热蕴阻下焦；脾主肌肉，脾虚则精神倦怠、嗜睡；清气不升则胸闷；湿热蕴阻于肌肤，则出现燥热而不欲近衣；虽湿与热结，但热势不甚，故口干而喜温饮。予补中益气汤升阳举陷，四妙散清利湿热，同时加用少量红花、三七粉活血化瘀，有气行则血行，血行则湿亦化，助邪外出及防邪入络之意。吕文亮教授治疗脱发、脱肛时常结合中医外治法，嘱患者药渣再煎水洗头或坐浴，往往取得良好效果。

八、妇科病证

医案 1　附桂八味丸合完带汤加减治疗月经愆期

月经愆期属脾肾不足证型，以附桂八味丸合完带汤加减治疗，治以温肾健脾，利湿化瘀。

吴某，女，37 岁。2017 年 7 月 8 日初诊。

主诉：月经愆期伴小腹坠胀 2 年。

初诊：患者诉 2 年前无明显诱因出现月经愆期，量少，4 天即净，夹瘀血块，伴经行下腹部坠胀疼痛、腰酸。偶见白带量多，无异味。既往有多次流产史。舌质淡红而胖，苔白腻，脉缓。中医辨证为脾肾不足，痰湿蕴阻胞宫，故月经愆期。诊其为月经愆期，证属脾肾不足，治以温肾健脾，利湿化瘀，方用附桂八味丸合完带汤加味。处方：附片 10 g，肉桂 10 g，熟地黄 10 g，生地黄 15 g，茯苓 50 g，泽泻 30 g，牡丹皮 20 g，苍术 10 g，白术 10 g，陈皮 15 g，薏苡仁 30 g，菟丝子 20 g，土鳖虫 20 g，生蒲黄 10 g，五灵脂 10 g，川芎 20 g。7 剂，水煎服，每日 1 剂，分 3 次服。

二诊（2017 年 7 月 15 日）：患者诉腰酸、下腹部胀痛较前明显缓解，另诉排尿时稍感涩痛。舌质转红，苔白厚，右脉弱。守上方加金钱草 20 g、海金沙 20

g、败酱草 20 g。7 剂，水煎服，每日 1 剂，分 3 次服。

按语：本案以脾肾不足，痰湿蕴阻胞宫为主要病机。痰阻气滞，则生瘀血，经气不利则冲任失调，瘀血阻于胞宫则血海蓄溢失常，以致月经周期、量、质紊乱，并见下腹部坠胀疼痛。痰湿之生成责之脾运不足，肾气亏虚，本案肾气虚以阳虚为主，故带下失约、经行腰酸、反复流产。方用附桂八味丸合完带汤加减，附桂八味丸乃《金匮要略》中肾气丸改桂枝、干地黄为肉桂、熟地黄而成，更增补肾精温肾阳之力，合完带汤之苍术、白术、陈皮三味健脾化湿，另加川芎以增行气之力，土鳖虫破瘀消症，生蒲黄、五灵脂活血祛瘀。二诊时患者诉前症均有改善，另诉排尿时稍感涩痛，查体舌质转红，恐温肾太过，痰湿化热，蕴结膀胱，故加金钱草、海金沙、败酱草清热通淋。

医案 2　柴枳败酱汤合生脉散加减治疗恶露不净

恶露不净属气阴两伤证型，以柴枳败酱汤合生脉散加减治疗，治以补气养阴，逐痰祛瘀。

刘某，女，29 岁。2017 年 7 月 8 日初诊。

主诉：产后腹痛、恶露不净 20 天。

初诊：患者诉 20 天前行剖宫产术后开始出现少腹疼痛，恶露淋漓不尽，呈红褐色，量多，质稀。眠差，纳呆，动辄汗出，偶烘热汗出，晨起口干，大便可，小便色黄。既往有宫腔积液史。舌质红绛，边有齿痕，见少量瘀点，苔黄腻，脉细滑。中医辨证为产后气阴大伤，湿热蕴毒内阻胞宫，故腹痛、恶露不净。诊其为恶露不净（产后晚期出血），证属气阴两伤，治以补气养阴，逐痰祛瘀，方用柴枳败酱汤合生脉散加减。处方：柴胡 10 g，枳实 10 g，败酱草 30 g，土茯苓 20 g，蒲公英 10 g，桃仁 10 g，香附 10 g，生晒参 6 g（另煎），麦冬 10 g，五味子 6 g，葛根 10 g，冬瓜子 15 g，连翘 10 g，桑叶 30 g。7 剂，水煎服，每日 1 剂，分 3 次服。嘱复诊。

二诊（2017 年 7 月 15 日）：患者诉服前方 4 剂后排出大量红褐色恶露，近 3 日恶露已停，疼痛大减。舌质红，苔净，脉细。守上方加鸡内金 20 g，焦三仙各

10 g，车前草、车前子各 10 g，去柴胡、连翘。7 剂，水煎服，每日 1 剂，分 3 次服。后随访半个月未见复发。

按语：新产血虚，气阴大伤，肝气虚弱，推动无力，疏泄失职，以致瘀血难消，浊液难行，阻于胞宫，故见少腹疼痛，恶露不净。《金匮要略·妇人产后病脉证治》言："所以产妇喜汗出者，亡阴血虚，阳气独盛，故当汗出，阴阳乃复。"患者动辄汗出乃气虚之候，烘热汗出属阴虚之见，阴虚不能涵阳，故夜寐欠安，虚热内灼，故舌质红绛。本案以气阴血虚为本，湿浊瘀血内阻为标，治当以祛实邪为主、补气阴之虚为辅。故以柴胡、枳实、香附行气，桃仁、败酱草行血，重用败酱草、土茯苓、冬瓜子解毒消痈排浊，佐生脉散补养气阴，扶正固本。"叶派之轻以去实，辛凉透邪，用药如桑叶者，治肺也；陆氏之轻以去实，辛凉透邪，用药如葛根者，治胃也。"温病医家善用桑叶、葛根透热治汗，舌体边有齿痕，中焦气虚可证，故以葛根养胃津清热，合用桑叶敛肺阴，兼透在表之热外出。二诊时患者诸症皆减，少用健脾养胃之品，去柴胡等劫阴之药，调理病后以防复发也。

医案 3 柴枳败酱汤加减治疗带下病

带下病属肝郁脾虚证型，以柴枳败酱汤加减治疗，治以疏肝健脾，清热化痰。

吴某，女，24 岁。2017 年 9 月 16 日初诊。

主诉：带下量多、色黄 2 个多月。

初诊：患者诉 2 个多月前开始出现白带量多，色黄，稍有异味，伴经量减少，口干喜温饮，食欲欠佳，大便稀溏，小便色黄，睡眠尚可。舌质红，散在芒刺红点，苔白略厚，脉弦细。中医辨证为肝郁脾虚，痰热蕴阻下焦，故带下量多、色黄。诊其为带下病，证属肝郁脾虚，治以疏肝健脾，清热化痰，方用柴枳败酱汤加减。处方：柴胡 6 g，枳壳 10 g，败酱草 30 g，苍术 10 g，白术 10 g，萆薢 20 g，金钱草 20 g，生蒲黄 20 g，黄芩 20 g，车前草 20 g，车前子 20 g，墨旱莲 20 g，生甘草 20 g。7 剂，水煎服，每日 1 剂，分 3 次服。另予苦参洗液，每日 2 次，每次 30 mL，外洗。

二诊（2017 年 9 月 23 日）：患者带下量较前减少，诉服药期间行经，目前已尽，量少。舌质略红，苔薄微黄，脉弦细。守上方加生地黄、熟地黄各 10 g，川芎 10 g，当归 10 g，去苍术、萆薢、黄芩、金钱草。7 剂，水煎服，每日 1 剂，分 3 次服。

按语：《傅青主女科》云："夫白带乃湿盛而火衰，肝郁而气弱，则脾土受伤，湿土之气下陷，是以脾精不守，不能化荣血以为经水，反变成白滑之物，由阴门直下，欲自禁而不可得也。"辨病机乃肝郁脾虚，痰湿难运，化热蕴阻下焦。脾虚失运，生血乏源，则食欲欠佳、经量减少；痰热蕴阻，津气不行则见口干喜饮、大便稀溏；下焦湿热，则带下量多、色黄，小便色黄，舌脉亦为肝郁脾虚、痰湿内蕴之象。治以疏肝健脾，清热化痰，方中白术、苍术入中焦醒脾燥湿，柴胡、枳壳疏肝行气，黄芩、败酱草、墨旱莲清热凉血，生蒲黄、金钱草、萆薢、车前草、车前子、生甘草清利下焦湿热，使其从小便而出。其中生甘草重用至 20 g，远超常规量，乃取其清热解毒之效。二诊时患者带下量较前减少，苔转薄微黄，故减前方燥湿利水之品，仍经量少，故加四物汤养血以调经。两诊用药之中，前重在去实，后重在补虚，随证而变。

九、儿科病证

医案 1　麻杏石甘汤加减治疗小儿肺炎喘嗽

小儿肺炎喘嗽属痰热蕴阻，肺失肃降证型，以麻杏石甘汤加减治疗，治以清热化痰，降气平喘。

周某，男，4 岁。2019 年 5 月 18 日初诊。

主诉：咳喘 2 年余，加重 2 天。

初诊：患儿 2 年前因感冒而咳嗽，经西医治疗后缓解，但感冒又复发，咳嗽有痰，初起痰稀色白，几日后质稠色黄，难以咳出，患儿咳喘甚时无法平卧，饮食可，眠可，二便调。舌质红，中根部白厚。中医诊断：肺炎喘嗽，痰热蕴阻，肺失肃降。治以清热化痰,降气平喘,方用麻杏石甘汤加减。处方:炙麻黄 6 g,苦杏仁 6 g,知母 6 g,生甘草 3 g,莱菔子 6 g,葶苈子 6 g,茯苓 10 g,化橘红 6 g,枳壳 6 g,炙黄芪 10 g,鱼腥草 10 g,蒲公英 20 g。14 剂,水煎服,每日 1 剂。随访,症状好转。

二诊(2019 年 8 月 24 日):患儿半个月前受凉后出现咳嗽、发热,于当地医院就诊考虑"支气管肺炎",予抗炎化痰治疗,现无发热,仍咳嗽,痰多,偶有喘气,痰不易咳出。体格检查示双肺呼吸音清,未闻及干、湿啰音,咽部充血。舌质略红,舌尖红,中跟部白,脉缓略滑,指纹风关。方用桑杏汤加减。处方:桑叶 10 g,苦杏仁 6 g,连翘 6 g,菊花 6 g,化橘红 6 g,黄芩 15 g,前胡 6 g,太子参 10 g,生甘草 6 g,炒二芽各 10 g,胡黄连 6 g,法半夏 6 g,陈皮 6 g。14 剂,水煎服,每日 1 剂。

按语:支气管肺炎以发热、咳嗽、气促等为主要症状。本案患儿有反复咳喘史,病程较久,着重舌脉,也可参考指纹。痰热内蕴,肺失肃降,故见喘嗽,咳嗽有痰,舌质红,中根部白厚。治以清热化痰,降气平喘。

医案 2 温胆汤合三子养亲汤加减治疗小儿肺炎

小儿肺炎属湿热闭肺证型,以温胆汤合三子养亲汤加减治疗,治以清热利湿,降气化痰止咳。

患儿,女,3 岁。2017 年 3 月 11 日初诊。

主诉:发热、咳嗽 5 天。

初诊:患儿 5 天前进食多个芒果后,开始咳嗽伴喘,夜间及晨起咳嗽剧烈,伴恶心、呕吐白黏痰,咳痰不顺,喉中痰鸣声明显,午后发热,37.5 ℃左右,精神差、纳差,大便黏糊状,1 日 1～2 行,小便调。辅检:血常规示白细胞计数 20.78×10⁹/L,单核细胞比例 11.5%,C 反应蛋白 23.72 mg/L;胸片检查示支气管炎;肺炎支原体抗体(＋)。刻诊:身热不扬,咳嗽,喉中痰鸣,困倦貌,舌边尖略红,满舌覆盖白厚腻苔,中部罩黄。中医诊断为咳嗽,湿热闭肺证,治以清热化湿,降气化痰止咳,方用温胆汤合三子养亲汤加减。处方:陈皮 6 g,法半夏3g,茯苓6g,竹茹6g,鱼腥草6g,炒紫苏子3g,炒白芥子3g,炒莱菔子3g,焦三仙各6g,炒甘草3g。5剂,水煎服,每日1剂,分3次服。

二诊(2017年3月18日):家长代诉服上方1剂后患儿即不再发热,咳嗽减轻,阵咳次数减少,咳出白稠黏痰,第2、3剂后大便逐渐成形变硬,食欲转佳,提示患儿湿邪渐去,病势向缓。现夜间阵咳1次,白天偶咳。刻诊:舌质淡红,舌苔白、中部略黄,继前明显变薄,指纹风关,浮紫。以上提示湿热基本消退,病情向愈。守前方,3剂而愈。

按语:患儿因饮食不慎酿湿生痰,结合舌象,主痰湿蕴阻气分,湿始化热,辨为湿热闭肺证。湿热蕴阻肺胃,肺失宣肃,胃失和降,故发热、咳嗽、呕吐白黏痰。处方温胆汤去枳实行理气化痰、分泄湿热之功,合三子养亲汤以温肺化痰,下气消滞,配鱼腥草加强清热化痰之力,焦三仙消食运脾。方证对应,湿热分消,肺胃和顺则热退,咳轻。3剂后,大便转硬提示湿热消退;舌苔由厚变薄,多为正气来复,内郁之邪得以消散外达。

医案3 桑菊饮合二陈汤治疗小儿肺炎

小儿肺炎属风热挟痰证型,以桑菊饮合二陈汤加减治疗,治以疏风清热,化痰止咳。

患儿,男,2岁7个月。2017年5月20日初诊。

主诉:间断咳嗽月余,加重1天。

初诊:患儿1个月前初上幼儿园后,开始咳嗽伴喘,咳声粗嘎,喉中痰鸣,间断敷贴及雾化治疗(具体不详),好转后2~3天即复发,无发热,纳差,精神可,二便调。昨日受风后,整夜咳嗽。辅检:血常规示白细胞计数12.8×10^9/L,淋巴细胞比例43.2%;胸片检查示支气管肺炎;上呼吸道病毒检测示EB病毒抗体(+)、呼吸道合胞病毒抗体(+),肺炎支原体抗体(+)。刻诊:低热(37.3℃),咳嗽喘促,喉中痰鸣,流黏白涕,精神可。舌胖大边尖红,舌尖有芒刺,舌苔薄黄水滑,中后部白腻罩黄,指纹风关,浮紫。双肺呼吸音粗,闻及痰鸣音。中医诊断为咳嗽,风热挟痰证。治以疏风清热,化痰止咳,方用桑菊饮合二陈汤加减。处方:桑叶9g,菊花9g,苦杏仁6g,连翘6g,桔梗3g,陈皮3g,茯苓9g,竹茹6g,炙枇杷叶6g。3剂,水煎服,每日1剂,分3次服。

二诊(2017年5月22日):患儿服用3剂后,咳嗽明显减轻,夜间阵咳1～2次,白天偶咳。刻诊:夜间不咳,晨起轻咳,喉中痰鸣,无发热、流涕,汗多,精神可。守上方,加紫菀6g、太子参6g。2剂愈。

按语:患儿素体脾虚,喂养失当,宿痰内停,故反复咳喘难愈。现外感风热,引动宿痰,肺失宣肃,则发热、咳喘气急,结合舌象,辨为风热挟痰证。初用桑菊饮辛凉透热,肃肺止咳,配伍二陈汤理脾化痰,后续太子参益气养阴。

十、耳鼻喉病证

医案1 柴胡桂枝汤加减治疗慢性咽炎

慢性咽炎属太少同病,肺卫不足,外邪入里证型,以柴胡桂枝汤加减治疗,治以和解少阳,调和营卫,益气止痛。

患者,女,19岁。2012年10月29日初诊。

主诉:咽喉疼痛反复发作3年。

初诊:患者诉咽喉疼痛,恶寒,发热而有虚汗。晚上眠浅易醒,月经周期正常,易痛经。咳嗽,恶心欲呕,有慢性胃炎病史,大小便正常。左侧腭咽弓轻度充血,双侧扁桃体未见肿大。舌质淡红,苔薄腻,脉细。中医诊断为咽痹,西医诊断为慢性咽炎。治以和解少阳,调和营卫,益气止痛。方用柴胡桂枝汤加减。处方:柴胡10g,桂枝10g,白芍10g,法半夏10g,陈皮10g,黄芩15g,党参20g,茯苓20g,桑叶20g,生牡蛎(打)20g,生甘草10g,酸枣仁20g。7剂,水煎服,每日1剂。

二诊(2012年11月5日):患者服药后,咽痛已缓,无寒热,夜寐尚可,诉运动后易咳嗽,舌质嫩红,苔薄微黄,脉细。处方:守上方去桂枝,加鱼腥草30g、牛蒡子10g、紫苏叶10g。7剂,水煎服,每日1剂。

三诊（2012 年 11 月 12 日）：服药一周后，患者无明显咳嗽，咽痛未发。

按语：患者恶寒、发热、咽喉疼痛，提示表证未愈，而患者易咳嗽，有虚汗，眠浅易醒，结合舌脉，表明患者肺气不足，外邪易于入里，使邪气客于半表半里之间，故引起恶心欲呕、咽痛反复不愈。用柴胡桂枝汤治疗柴胡汤证已显，而外证未去的患者。方中加用生牡蛎制酸止呕。同时，在少阳证中，生牡蛎咸以软坚，散结消痞，可改善患者症状。在秋燥的气候条件下，佐以甘寒之桑叶，不仅可以缓解患者的咳嗽症状，而且可以清气血分之热。二诊时患者表证已去，故去桂枝。舌质嫩红，苔薄微黄，提示患者以热象为主，以鱼腥草、牛蒡子、紫苏叶加强清热解毒的作用，以清代通，达到利咽止咳止痛之功，防止病情复发。

医案 2　玉屏风散加减治疗鼻炎

鼻炎属肺卫不固证型，以玉屏风散加减治疗，治以益气固表，疏风散邪。

陈某，女，10 岁。2017 年 11 月 18 日初诊。

主诉：打喷嚏、流涕数月。

初诊：患者诉有鼻炎，经常打喷嚏、流涕，梦话多，偶有梦游，面色㿠白。舌质淡胖，苔薄滑，脉缓。中医诊断为鼻鼽，证属肺卫不固，治以益气固表，疏风散邪，方用玉屏风散加减。处方：生黄芪 10 g，焦白术 10 g，防风 6 g，茯苓 30 g，藿香 10 g，辛夷 6 g，苍耳子 6 g，生甘草 6 g，合欢皮 10 g，生牡蛎 20 g。14 剂，水煎服，每日 1 剂，分 2 次服。

二诊（2017 年 12 月 2 日）：患者诸症大减，无嚏，眠安，偶涕，余无特殊不适。舌质暗红，苔薄。守上方加益智仁 10 g、芡实 10 g，继服 14 剂。

按语：患者有鼻炎，属肺卫不固证，卫表不固，邪气侵入，肺气失宣，鼻窍不利，则打喷嚏、流涕。“肺者，魄之处也。”肺气虚，神魄无所处，故眠差、梦话多、梦游。舌质淡胖，苔薄滑，脉缓，面色㿠白，乃气虚湿盛之象。中焦为气血生化之源，气虚则营卫生成乏源，卫气固表失司。故宜益气固表，健脾化湿。方用玉屏风散加减，补中寓散，益气固表，疏风御邪。肺卫固则神魄安，同时方中加入茯苓、藿香合焦白术健脾化湿醒脾，合欢皮、生牡蛎合茯苓安神，辛夷、苍耳子辛散通鼻窍。全方以肺卫不固为主证,在益气固表的同时兼顾气虚湿盛之象,益气健脾之时也能培土生金,顾护肺卫。

医案 3　逍遥散加减治疗鼻渊

鼻渊属肝脾不和,湿浊上扰证型,以逍遥散加减治疗,治以调和肝脾,芳香化浊。

方某,女,52 岁。2017 年 10 月 18 日初诊。

主诉:鼻塞、流涕 2 年。

初诊:患者诉 2 年前开始鼻塞,流清涕,量多,伴咽痒不适、烦躁、焦虑、睡眠差,难以入睡,早醒,口不干不渴,不欲饮水。每日流涕几十次,其后病情加重,每日一两百次,完全不能参加社交活动。患者自觉十分痛苦,曾做鼻窦 CT 检查未见明显异常,多次鼻咽镜检查均提示鼻腔黏膜轻度水肿,2 年来多方求治,中西医并用,效果欠佳。患者体形消瘦,焦虑不安,时时悲伤流泪,咽部轻度充血。舌质红,苔薄黄,边有齿痕,脉弦细微数。诊断:鼻渊,肝脾不和,湿浊上扰。治以调和肝脾,芳香化浊。方用逍遥散加减。处方:当归 10 g、白芍 10 g、柴胡 6 g,茯苓、茯神各 15 g、炒白术 10 g、甘草 10 g、薄荷 6 g、赤芍 10 g、连翘 10 g、苍耳子 10 g、白芷 10 g、砂仁 5 g。7 剂,水煎服,每日 1 剂,分 2 次服,饭后服用。

二诊(2017 年 10 月 25 日):患者欣喜不已,诉服用上方后咳吐鼻涕痰涎显著减少,每日漱口,心情大好,其间参加同学聚会,无鼻塞、流涕困扰,舌质红,苔薄,舌边齿痕不显。守上方加牡丹皮 10 g。7 剂,服法同上,鼓励患者积极参加同学聚会等社会活动。

三诊(2017 年 11 月 1 日):患者病情进一步好转,前方改为茶疗方:玫瑰花 10 g、野菊花 10 g、合欢花 10 g,代茶频饮。电话随访,病情稳定。

按语:本案患者本为肝郁脾虚,标为痰浊上扰,经久不愈,肝气不舒。故以逍遥散疏肝健脾,加苍耳子通鼻窍,连翘、薄荷载药上行,白芷入阳明经,砂仁芳香化浊、通行阳气,标本兼治,临床疗效显著。吕文亮教授在临床上遇到湿热证或单湿无热的病证时较喜欢用砂仁。若为湿热则配伍黄连;若为痰湿则配伍陈皮;若为寒湿则配伍附子;若湿邪为患,兼见阳虚,则加桂枝、附子同行。温阳通阳,并行不悖。

医案 4 逍遥散加减治疗头痛

头痛属肺失肃降,肝胃不和,心神受扰证型,以逍遥散加减治疗,治以调和肝胃,宁心安神,兼以宣降肺气。

林某,男,15 岁。2019 年 11 月 2 日初诊。

主诉:间断头痛 1 年。

初诊:患者诉 1 年前无明显诱因出现左侧针扎样头痛。每逢降温则慢性鼻炎加重,鼻痒,流清涕,多打喷嚏。压力大时时发干呕。入睡困难,易醒,多梦。大便 1 日 1 行,偏干,小便偏黄,手足心潮湿。舌质暗红,苔薄,脉弦。中医诊断为头痛、干呕、不寐。西医诊断为头痛、干呕、失眠。治以调和肝胃,宁心安神,兼以宣降肺气,方用逍遥散加减。处方:赤芍、白芍各 20 g,当归 10 g,柴胡 6 g,郁金 10 g,黄芩 15 g,辛夷 6 g,钩藤 10 g,川芎 20 g,白芷 6 g,合欢皮 20 g,生牡蛎 20 g。14 剂,水煎服,每日 1 剂。

二诊(2019 年 11 月 30 日):患者诸症好转,舌质淡红,边有齿痕,苔薄,脉缓。处方:守上方加茯苓 20 g、柏子仁 30 g、桂枝 6 g。14 剂,水煎服,每日 1 剂。

按语:本案患者每逢降温时,外感时邪,风寒之邪犯肺,肺失肃降,气道不利,鼻窍失利,津液停滞,遂致鼻痒、打喷嚏、流清涕。该患者压力大时时发干呕,为肝气郁结,情志不畅,木乘于土导致胃不和,胃气上逆而致。胃气不降,神魂不定,卧而不安,导致失眠。肝气郁滞,气滞日久,血行瘀滞,气血运行不畅,从而发为头痛,且针扎样头痛为有瘀之象。舌质暗红,苔薄,脉弦为肝气失疏之象。予以逍遥散加减,调和肝胃,宁心安神,兼以宣降肺气。二诊时患者诸症好转,然舌边有齿痕,加茯苓淡渗利湿,亦可同柏子仁共奏安魂养神之效。天气寒冷,加桂枝以温肺。

荆楚中医药继承与创新出版工程·
荆楚医学流派名家系列（第一辑）

吕文亮

创新成果

湿热合邪形成的湿热病证是临床常见病之一。随着疾病谱的改变,湿热证及其相关疾病已成为研究热点。多年来,吕文亮教授潜心研究湿热证治规律,在国内具有一定的影响力。在临床实践基础上,吕文亮教授提出湿热伏邪新说、湿热致瘀论、新冠肺炎湿热疫毒论等学术见解,广泛应用于外感热病以及辨治各系统疾病,如慢性消化系统疾病、慢性肾病、糖尿病、慢性肝病等,具有重要的临床指导意义。

吕文亮教授及其团队通过理论研究,采用文献收集、整理、分析的方法,对古代文献进行整理,归纳古代医家对湿热证的认识及辨证规律和清热化湿法的运用特点;对现代文献中清热化湿法的临床及实验研究文献进行统计分析,理清了目前清热化湿法作用机制研究的基本脉络,开展了脾胃湿热证量化诊断标准研究及基于代谢组学的湿热证物质基础研究等一系列研究。

一、诠释温病湿热学说的本义

1. 临床湿热致病的广泛性

湿热病证种类繁多,临床上主要有两大类,外感者,以湿温病为代表;内伤者,涉及临床内科、外科、妇科、儿科及皮肤科各科各系统的湿热证。随着现代环境和生活方式的改变,湿热致病已不分时节和地域,导致湿热病证的发病率升高和覆盖面变广。

2. 湿热致病的复杂性

湿热为患,阴阳两合,蒸蕴缠绵,临床变化多端。因湿与热的孰多孰少,起病可缓可急,病性可似寒似热。因湿热裹结,热蒸湿动,泛溢三焦,以中焦为核心,病位可涉及表、里、上、下。湿热稽伏,湿甚伤阳,热甚耗阴,日久则滞气入络,以致后期虚实错杂,病情迁延,反复发作。

3. 湿热致病——中焦脾胃中心论

温病大家对湿热致病的病因、病机、证治均有具体论述,叶天士在《温热论》

中提到"外邪入里，内湿为合""在阳旺之躯，胃湿恒多；在阴盛之体，脾湿亦不少，然其化热则一"，说明湿热病证病因多为内外合邪，病机涉及湿热交蒸脾胃、湿热病邪与脾胃正气的消长关系，而中焦脾胃阳气的盛衰直接影响湿热病邪的转化。湿热病证的辨治：一辨湿热孰轻孰重；二辨湿热三焦脏腑定位；三辨卫气营血层次。薛生白在《湿热病篇》中认为湿热病证发病为"内外相引"，辨证中以卫气营血为总纲，依据湿热病邪三焦定位立法选药，建立以中焦脾胃为中心的"湿热三焦辨证"体系。

二、湿热理论创新与临床应用

1. 湿热伏邪新说

（1）湿热伏邪理论的提出。

吕文亮教授强调在学术上应重视"内伤伏邪"的临床应用研究。在湿热伏邪的认识方面，他拓宽了伏邪学说的应用范围，结合内伤杂病患者反复发作、遇诱因发作的特点，他认为内伤杂病病情反复的原因在于余邪未净，潜伏于内，遇诱因则动。因此，他将外感潜伏、过时而发的伏邪学说内涵进行了延伸，提出"内伤伏邪"，临证挖掘出湿热伏邪理论。湿热潜伏，胶结于体内，难以速清，缠绵难愈，成为"湿热伏邪"；湿甚则阳微，热甚则耗阴，正气暗亏，更加无力驱邪外出，则致湿热伏邪深藏久稽，每遇诱因则再发。他认为湿热伏邪具有郁热、耗阴、瘀阻、潜伏、缠绵的特点，因此，对该类病证应确立扶正、透邪、除邪的治疗原则，着重"非透不尽""一面泄热，一面透邪"。发病期治以清透湿热，佐以活血通络，扶正透邪；缓解期注重扶助正气，治以健脾养胃，酌情清热化湿，理气活血；结合四时阴阳变化加减化裁，使久羁深伏之湿热外出清解。此外，吕文亮教授认为湿热伏邪与一般脾胃湿热证的湿热病邪停留气分，流连三焦不同，湿热伏邪稽留日久，由气入血，与血搏结，湿热酿毒挟瘀，以致血络瘀阻。因此，湿热胶结，难分难解深伏于内，病程缠绵。平时，湿热内伏，机体可无明显症状，每遇诱因,则症状显现。

（2）湿热伏邪理论的临床具体应用。

应用湿热伏邪理论治疗反复发作的慢性胃炎,治以清透湿热,佐以活血通络,扶正透邪,从而改善患者的顽固症状,降低发病率。幽门螺杆菌作为脾胃湿热证型胃炎的重要致病因子,可以提出幽门螺杆菌为湿热致病因子的假说,此种湿热病邪从口腔、消化道而入,伏藏胃络,日久湿热蕴阻,或致气机中阻,或致热郁损络,形成诸证;或慢性迁移。以伏邪学说阐释湿热疫毒久伏肝络,损伤经络,久而阴液耗损,血脉瘀滞,或血络受损形成离经之瘀血的病机转化,较好地解释了慢性肝炎肝纤维化的病理过程。耐药菌感染性肺炎的基本病机为风痰湿热伏邪阻肺,遇感触发,故确立治法为益气养阴、化痰疏风、祛湿清热。该理论在现代被广泛应用于临床实践,如以伏邪温病论治流行性脑脊髓膜炎、系统性红斑狼疮;以湿热疫毒久伏肝络论治慢性肝炎肝纤维化等。

（3）基于湿热伏邪理论的科学研究。

例如,吕文亮教授的博士研究生段妍君开展的"参杖颗粒调控 Rho/Rho 激酶途径对肝星状细胞活化影响的研究"。该研究依据温病学伏气学说及络病学"毒伏肝络"理论,研究参杖颗粒抗肝纤维化的机制。前期研究揭示了该方抗肝纤维化机制与调控肝星状细胞（hepatic stellate cell,HSC）活化相关,在此基础上,先筛选出最佳的用于抗 HSC 活化的参杖颗粒含药血清浓度,再探讨参杖颗粒对 Rho/Rho 激酶途径的上游激活、中间转导及下游效应的调节作用,以明确该方抗肝纤维化作用的新靶点,为揭示其抗肝纤维化的机制提供新的实验依据。

该研究运用血清药理学方法制备参杖颗粒含药血清,采用流式细胞术、RT-PCR、细胞迁移实验分别从增殖、活化、迁移三个方面综合评估,最终筛选出最佳的用于实验研究的参杖颗粒含药血清浓度。使用筛选出的最佳实验浓度参杖颗粒含药血清干预培养 HSC,应用 Rho/Rho 激酶途径的激动剂溶血磷脂酸（lysophosphatidic acid,LPA）及抑制剂 Y-27632 作为工具药,分别设立正常对照组（C）、激活对照组（CL）、抑制对照组（CY）、药物血清处理组（T）、激活后药物处理组（TL）。运用荧光免疫检测各组 HSC 中 α-SMA 蛋白的表达水平，流式细胞术检测各组 HSC 的细胞周期，细胞迁移实验测定各组 HSC 的迁移能力，ELISA 试剂盒检测各组 HSC 分泌 ET-1 及 TGF-β1 的表达水平；进一步应用免疫印迹法检测各组 p160ROCK（Rho 的靶蛋白）磷酸化水平，应用免疫沉淀检测各组 Rho-GTP 酶活化水平。

结果显示，最适合该研究的参杖颗粒含药血清是运用 10 倍于人体等效剂量给大鼠灌胃所得的含药血清。参杖颗粒通过减少 HSC 合成 α-SMA 蛋白、抑制 HSC 分泌 ET-1 和 TGF-β1、抑制 HSC 增殖和迁移，从而抑制 HSC 的活化；参杖颗粒对 HSC 在合成、增殖、收缩、迁移、分泌等方面的抑制性调节作用是其发挥抗肝纤维化作用的可能机制。参杖颗粒可以抑制活化的 HSC 中 Rho-GTP 酶的活化水平及 p160ROCK 的磷酸化水平；参杖颗粒能够通过抑制 Rho/Rho 激酶途径，从而抑制 HSC 的增殖、收缩、迁移、分泌及活化；Rho/Rho 激酶途径是参杖颗粒抗肝纤维化作用的重要细胞转导途径。

多项研究显示小 G 蛋白 Rho 的多个作用靶点已被发现并证实，包括 ROCK-1（p160ROCK）和 ROCK-2，上述实验结果显示 ROCK 的抑制剂 Y-27632 能明显抑制 HSC α-SMA 的表达，并能抑制 HSC 分泌 TGF-β1、ET-1，而且参杖颗粒含药血清能降低 p160ROCK 的磷酸化程度，同时也能使 Rho/Rho 激酶途径的激动剂 LPA 诱导的 HSC α-SMA 表达量减少、HSC 分泌 TGF-β1 及 ET-1 减少，提示参杖颗粒对 HSC 活化的抑制作用是通过抑制 p160ROCK 磷酸化而实现的；TGF-β1、ET-1 已被证实为 Rho/Rho 激酶途径的激活因子，参杖颗粒导致 HSC 分泌 TGF-β1、ET-1 减少，说明参杖颗粒抑制 HSC 活化的作用可能是通过抑制 Rho/Rho 激酶途径实现的。

多项研究显示，Rho-GTP 酶所介导的信号转导途径在许多种类的细胞中都可以导致细胞增殖、分化、凋亡的改变，在平滑肌细胞中还可引起细胞收缩能力的改变；另有研究显示，该途径也参与 HSC 的活化、收缩和迁移过程。这一结果与该研究的结果一致，显示参杖颗粒通过抑制 HSC 在分子和蛋白水平 α-SMA 的表达来抑制 HSC 的活化；其抑制 HSC 活化的效应与应用 Rho/Rho 激酶途径抑制剂 Y-27632 的效果相似;参杖颗粒对 LPA 活化的 HSC 具有广泛的抑制效应,表现为抑制活化的 HSC 分泌 ET-1、TGF-β1,抑制细胞迁移和增殖,并直接对静息及活化的 HSC 的 Rho-GTP 酶的活化和 p160ROCK 的磷酸化发挥抑制作用。因此,可推测参杖颗粒能够通过抑制 Rho/Rho 激酶途径,从而抑制 HSC 的增殖、收缩和迁移,抑制 HSC 的活化,这是参杖颗粒抗肝纤维化的重要途径之一。

从温病学角度探讨肝纤维化的发病机制可依据伏气学说,从络病学角度则可以概括为两个方面:"正虚日久"及"肝络瘀阻",并认为肝纤维化是"毒伏肝络"的结果。参杖颗粒依据上述病机而立法组方,具有扶正养阴、化瘀通络、清热化湿解毒之功效。LPA 作为 Rho/Rho 激酶途径的激动剂,其对 HSC 的增殖、收缩、分泌等的激活作用可以被参杖颗粒含药血清抑制;参杖颗粒含药血清在抑制 HSC 活化的同时对该途径的上游激活和转导蛋白也有抑制作用;虽然应用该途径的抑制剂可以较大程度地抑制 HSC 的活化,但中药血清治疗组对 HSC 活化的抑制效应优于抑制剂组。实验结果表明,Rho/Rho 激酶途径不仅参与了参杖颗粒抗肝纤维化过程中对 HSC 活化的调节作用,而且是参杖颗粒抗肝纤维化的重要途径之一。

在段妍君的研究基础上,博士研究生刘莹开展了"基于 PD-1 调控肝库普弗细胞分化的参杖颗粒阻断肝纤维化机制研究"。该研究目的在于探讨肝纤维化进展过程中肝库普弗细胞(Kupffer cells,KCs)亚群的分布变化及程序性死亡蛋白 1(programmed cell death protein 1,PD-1)介导的 PI3K-Akt 信号通路对 KCs 亚群分化的调控;体外研究参杖颗粒对 KCs 分化、KCs 表面 PD-1 表达及其对 PI3K-Akt 信号通路的调控,以探索参杖颗粒阻断肝纤维化基于 PD-1 调控 KCs 分化的机制。前期研究已证实参杖颗粒抗肝纤维化与 HSC 的活化调控机制相关,该研究在此基础上进一步明确其抗肝纤维化的新靶点,为其抗肝纤维化的作用机制研究提供新的依据。

该研究内容包括观察大鼠肝纤维化进程中 KCs 亚群及其 PD-1 表达的变化,观察 PD-1 介导的 PI3K-Akt 信号通路对 KCs 亚群分化的调控,观察参杖颗粒对 KCs 分化的调控及细胞因子分泌谱的影响，以及观察参杖颗粒对 KCs 表面 PD-1 表达的影响及其对 PI3K-Akt 信号通路的调控。

该研究结论如下所示。

①在肝纤维化早期，M1 型 KCs 占优势，对细胞的活化和募集发挥主导作用；而 M2 型 KCs 在 M1 型 KCs 的活化作用下持续增多，在肝纤维化后期超过 M1 型 KCs，更直接地促进肝纤维化。KCs 早期 PD-1 表达水平下降引起 M1 型 KCs 早期快速增多，参与了 KCs 亚群的分化和肝纤维化。

②KCs PD-1 表达水平的升高促进 KCs 的分化，引起肝纤维化，其机制与 PI3K 水平下降，Akt、mTOR 磷酸化水平降低，使 PI3K-Akt-mTOR 信号通路受到抑制有关。抑制 PD-1 基因表达可以提高 Akt 和 mTOR 磷酸化水平，激活 PI3K-Akt-mTOR 信号通路，抑制 KCs 的分化，或许可以抑制肝纤维化进程。

③模型鼠不予治疗的情况下，M1 型 KCs 由于没有 CCl_4 刺激，水平下降较快；由于属于慢性炎症后期，M2 型 KCs 水平缓慢降低；参杖颗粒治疗诱导 M2 型 KCs 向 M1 型 KCs 转化。PD-1$^{-/-}$ 大鼠 M1 型 KCs 较多，造模完成后没有 CCl_4 刺激，其水平也会逐渐下降；大鼠不表达 PD-1，导致 M2 型 KCs 转化为 M1 型 KCs，因此 M2 型 KCs 水平也下降较快。PD-1$^{-/-}$ 大鼠叠加参杖颗粒治疗会更快地诱导 M2 型 KCs 向 M1 型 KCs 转化。

④参杖颗粒含药血清会抑制 PD-1 的表达，激活 PI3K-Akt 信号通路；含药血清在 10 倍浓度时效果最佳。

该研究的创新点如下所示。

①长期以来，对于参杖颗粒作用的靶细胞研究，关注的重点仍是肝细胞、血管内皮细胞及 HSC，而对肝纤维化中另一个关键细胞 KCs 研究甚少。该课题组在前期研究中发现，参杖颗粒同样能够减少肝脏中炎症因子的分泌，因此在该研究中，团队将研究靶点放在同为免疫细胞的 KCs 上，以寻找新的治疗靶点，具有一定的创新性。

②PD-1 作为免疫负性调控的明星分子，广泛应用于临床及基础研究。PD-1 对 KCs 功能的调控，多数将 KCs 作为抗原提呈细胞研究，观察 KCs 在抗感染、

抗肿瘤中的作用。而该研究从 KCs 为炎症细胞出发,观察 PD-1 通过 PI3K-Akt 信号通路对 KCs 亚群分化的影响,从而影响肝纤维化进程。

③该研究首次探讨了抑制 PI3K-Akt-mTOR 信号通路是 PD-1 促进肝脏 KCs 分化的一个重要机制。

2. 湿热致瘀论

(1)湿热致瘀论的提出。

《伤寒论》指出:"瘀热在里,身必发黄。"唐容川在《血证论》中强调"病水者,亦未尝不病血也",叶天士的"久病入络"均说明湿热为患可致血分病变。湿热致病日久,则湿性蕴结,三焦壅滞,气机升降失常,以致血行不畅,或湿热日久伤络,营卫不通,血脉不荣,导致脉络瘀滞,基于此,提炼出"湿热致瘀"的观点。

吕文亮教授根据《伤寒论》《血证论》有关理论,《丹溪心法》的"血受湿热,久必凝浊"等观点,结合临床上湿热病证在病理发展过程中常见瘀血证候,提出"湿热致瘀"概念,对湿热病发展过程中出现的瘀阻、络损等病理变化进行了概括。

吕文亮教授指出"湿热致瘀"的形成机制有三条:①因湿致瘀:因湿致瘀系指外湿→内湿→气机阻滞→血瘀→湿瘀交阻的湿邪致病演变途径。②湿热互阻致瘀:湿热类温病中,湿阻与气滞可引起血行不畅,以致血液易聚致瘀;而湿热中的热邪亦可煎灼血液为瘀,又可阻滞湿邪的消散与气的运行。因此,血瘀亦是湿热类温病的基本病理表现之一。③湿热伤血致瘀:湿郁不化,热不得宣,热邪内郁,由气伤血,血分郁热,热伤血络,离经之血成瘀,或湿热化燥,深入营血,血败成瘀。湿热证不同阶段均有瘀血征存在。通过胃镜可观察到,消化性溃疡的胃黏膜主要表现为充血、水肿、炎性变性溃疡形成,胃黏膜的这种病理改变,与脾胃湿热证的湿郁日久、损伤血络,湿热致瘀的病理变化是相吻合的。

该理论的提出是湿热致病理论的创新,亦对湿热病的临床用药有启示,即在治疗湿热病时可灵活运用活血药,截断湿瘀之间的恶性病理循环,提高湿热病诊治的疗效。

（2）湿热致瘀论的临床应用。

在慢性乙型肝炎的治疗中，初期即从湿热、瘀血着手，以清化湿热、疏肝理气化瘀、调理脾胃为法。慢性肝炎肝纤维化病情迁延反复，初则湿热，久则化瘀入络，最终形成"湿热瘀毒蕴结肝脾"，临证以清化湿热配以化瘀解毒法作为基本治法，及时阻断肝纤维化进程。吴进仕等提出湿热和瘀血是慢性肾病的常见病理因素，湿热通过多种途径致瘀而导致病程缠绵。余江毅认为糖尿病肾病肾纤维化的发病机制与湿热致瘀相关，提倡治疗全程贯穿清热利湿化瘀之法。

3. 湿热疫毒论

中医疫病治疗原则是审因论治、审机论治。如对于新冠肺炎，吕文亮教授认为其发展演变以"湿毒化热"为主线，应重视湿邪的祛除，透表散邪，芳香化浊避秽，调理肺脾气机，以给邪毒出路。

三、建立脾胃湿热证量化诊断标准、规范辨证体系

1. 湿热证本质研究

湿热证临床较为多见，除了较为广泛的临床研究外，对该证实质进行的多角度、多层次的研究亦颇多。吕文亮教授对湿热证本质的研究主要从两个方面进行：①病证结合模式：多从某一疾病的湿热证入手，探讨相关特异性指标与湿热证本质的关系，病种主要涉及消化系统。对临床湿热证患者进行相关指标的检测，力图从免疫功能、微量元素水平、自由基水平、代谢组学等层面揭示湿热证的本质。如指导研究生开展脾胃湿热型非萎缩性胃炎、萎缩性胃炎和胃癌的代谢组学研究，从代谢组学的层面探讨了湿热证的部分物质基础。②复制湿热证模型研究湿热证本质：主要是运用动物造模法探讨湿热证的本质，常常采用复合因素造模，即气候因素＋生物因子＋肥甘饮食造模法，该法复制的模型基本能出现湿热证的典型证候。通过对模型从病理、生化、免疫、微量元素等多角

度、多侧面进行研究,探讨湿热证的本质。吕文亮教授带领的团队自 1995 年起即开展脾胃湿热证动物模型的研究,以温病湿热证模型为研究平台探讨湿热证的本质,由最初的生物致病模型(大肠杆菌＋高脂,伤寒杆菌＋高脂),到复合因素(高温高湿＋肥甘饮食＋伤寒杆菌)造模,揭示了脾胃湿热证与胃肠动力紊乱,免疫,TNF-α、IL-1 等促炎因子,以及活化的补体等抗炎因子密切相关。

2. 脾胃湿热证量化诊断标准研究

中医证候诊断标准的标准化,是实现中医现代化的必由之路,证候诊断标准的建立是中医临床疗效评价的基础,同时又是证候本质研究的基础和前提。吕文亮教授认识到,虽然证的本质研究为脾胃湿热证诊断方法学研究提供了思路,但如果单纯依靠动物模型研制这一平台,只能阐释脾胃湿热证的部分问题,且因动物实验的局限性,其无法取代临床研究。此外,关于湿热证客观辨证标准的研究,虽然临床上有多种参考标准,以及来自不同专家的学术观点,但多为宏观诊断标准,在湿热证量化诊断标准方面的研究很少,不利于临床研究。吕文亮教授带领的团队自 2004 年开始在脾胃湿热证的量化诊断标准方面进行了大量的研究工作,注重病证结合和诊断标准的实用性。从临床入手,病证结合,多指标探索,探讨由症状、体征和客观指标构成的脾胃湿热证量化诊断标准。吕文亮教授认为只有病证结合,实现多学科、多层次、多途径的交叉协作,才能真正从源头搭建中医脾胃湿热证量化诊断的操作平台。

脾胃湿热证是临床常见的脾胃实证,流行病学调查发现其患病率在许多地区呈持续增长趋势。在临床流行病学文献中所研究的湿热证型中最常见的类型是脾胃湿热证,涉及 8 个系统的 21 种疾病。

近几十年来,许多研究者以病证结合模式开展该证的证候基础研究。吕文亮教授项目组的研究结论表明,脾胃湿热证与炎症,尤其是活动性炎症关系密切;胃黏膜局部炎症因子活性增强,保护因子活性减弱,胃泌素水平可能升高;脾胃湿热证存在组织细胞物质能量代谢的亢进状态及胃肠道、舌苔微生态失衡;脾胃湿热证还存在免疫异常、胃肠动力障碍等。

例如，吕文亮教授指导研究生开展了"慢性胃炎脾胃湿热证量化诊断标准的初步研究"。该研究的目的是在病证结合的模式下，对 245 例慢性胃炎病例（脾胃湿热证、非脾胃湿热证）进行临床研究，建立由症状、体征构成的脾胃湿热证量化诊断标准和证候程度分级标准，同时探讨微观指标幽门螺杆菌（Hp）、血清胃泌素（GAS）与脾胃湿热证的相关性，为深入开展湿热证临床及本质研究打下基础。

该研究的方法如下所示。

（1）选择 245 例经胃镜确诊的慢性胃炎患者，分甲、乙两组，每组又分为脾胃湿热证和非脾胃湿热证两型，收集临床资料，并填写慢性胃炎脾胃湿热证临床调查表。诊断标准参考《中药新药临床研究指导原则（试行）》。甲组 205 例用于建立脾胃湿热证量化诊断标准及对量化诊断标准进行回顾性检验，乙组 40 例用于量化诊断标准的前瞻性检验。

（2）进行指标检测：①Hp 检测：运用 ^{14}C-尿素呼气试验。②胃泌素检测：采用放射免疫法检测分析。在此基础上观察患者 Hp 阳性率、血清胃泌素的水平，探讨这两种检测方法对诊断脾胃湿热证的参考价值。

（3）数据统计：应用多元统计分析确定相关因素；应用条件概率换算方法建立相关因素赋分表；应用最大似然判别法确定量化诊断阈值，并以此为基础初步建立量化诊断标准，研究其敏感度、特异性、准确度，然后对量化诊断标准进行检验和评价。所有统计均使用 SPSS 13.0 软件进行。

研究结论：①通过临床调查并合理地应用多种统计学方法，最终确定将 24 分作为脾胃湿热证的诊断阈值，并以此为基础初步建立诊断量表，对量表进行回顾性和前瞻性检验，证实了制定的慢性胃炎脾胃湿热证分级量化诊断标准的敏感度、特异性、准确度及阳性似然比都较高，而阴性似然比很低，因此，这是一个较好的诊断标准，具有一定的临床实用性。②Hp 感染与慢性胃炎脾胃湿热证高度相关；血清胃泌素水平升高可能是脾胃湿热证的微观证据之一。

该研究有以下特色：①量化诊断标准建立在慢性胃炎临床病例调查的基础上，因而更能反映慢性胃炎的临床实际；②通过对研究目的和资料的充分分析及对目前中医证候量化诊断标准研究所应用的统计学方法进行全面学习后,选择了合适的统计学方法,以保证应用的统计学方法的科学性;③相关因素的赋分更能反映其对相应证候的贡献程度;④严格按照临床流行病学试验性诊断标准的评价原则在敏感度、特异性、准确度、阳性似然比等方面对建立的评价量表进行了回顾性和前瞻性检验,在方法学上比较严谨;⑤对病证结合的临床研究思路和方法进行了有意义的探索,使人们对脾胃湿热证及其他证候的研究更加科学、规范、标准。该研究所用的统计学方法亦可推广到其他常见疾病和证候的研究中。此外,该研究将宏观的脾胃湿热证与微观的 Hp 及胃泌素结合起来,发现 Hp 感染与慢性胃炎脾胃湿热证高度相关,血清胃泌素水平升高可能是脾胃湿热证的微观证据之一,这为深入开展湿热证临床及本质研究打下基础。

另外,研究生万莹的一项研究亦是在病证结合模式下研究慢性胃炎脾胃湿热证中医临床量化诊断标准。该研究的目的:①在病证结合的模式下研究慢性胃炎脾胃湿热证中医临床量化诊断标准的相关因素;②调查性别、年龄、体重、居住地区、职业、受教育程度以及饮食、饮酒偏嗜等临床流行病学因素对慢性胃炎脾胃湿热证形成的影响;③研究慢性胃炎脾胃湿热证的证候学特征,筛选出脾胃湿热证的特异性症状;④探讨慢性胃炎脾胃湿热证的电子胃镜像,Hp、胃动素等微观实验室指标与建立中医临床量化诊断标准的相关性。

研究方法如下所示。

①理论回顾。对古代文献进行收集、整理、分析,探讨、归纳中医脾胃湿热证的理论源流及辨证规律;对现代文献中慢性胃炎脾胃湿热证的临床及实验研究数据进行统计分析,在此基础上进一步研究慢性胃炎脾胃湿热证流行病学、证候学及量化诊断标准的相关因素,为本研究项目的开展提供文献依据。

②临床研究。纳入 2012 年 5 月至 2012 年 11 月在湖北省中医院消化内科门诊就诊的慢性胃炎患者 105 例,年龄在 20～70 岁。按照有关纳入标准,选择符合条件的病例纳入脾胃湿热证组。其余病例均归入非脾胃湿热证组,并按照《中药新药临床研究指导原则(试行)》中肝胃不和证及脾胃虚弱证的诊断标准

将非脾胃湿热证组中符合条件的分别纳入肝胃不和证组、脾胃虚弱证组、其他组,并与脾胃湿热证组做对照。向纳入研究对象的慢性胃炎患者分别发放流行病学及临床证候调查表,行电子胃镜检查、^{14}C-尿素呼气试验,抽肘静脉血 3～5 mL 测胃动素。将所有数据结果汇总,统计分析性别、年龄、体重、居住地区、职业、受教育程度、饮食偏嗜、喜爱饮酒、胃镜像、Hp、胃动素等因素与慢性胃炎脾胃湿热证的相关性,运用多种统计学方法对结果进行检验,判断各项因素的实际意义以及 4 组之间差异是否有统计学意义。

研究结论:慢性胃炎脾胃湿热证的形成,从流行病学角度分析,与年龄、体重、饮食偏嗜和喜爱饮酒有关。在证候学方面与胃脘痞满、舌质红、苔黄腻、脉滑、脉数这 5 项证候关系密切,与口渴少饮、身困乏力、脉濡这 3 项证候也有一定的相关性。在胃镜像方面与胃黏膜糜烂有关;在微观指标方面,脾胃湿热证组 Hp 感染率明显高于另外 3 组,胃动素均值低于肝胃不和证组及其他组,说明慢性胃炎脾胃湿热证与 Hp 感染和胃动素有相关性。

该研究创新点:该研究在流行病学调查研究方面增添了慢性胃炎脾胃湿热证与饮食偏嗜及喜爱饮酒的关系;在对照组中增加了脾胃虚弱证组、肝胃不和证组,并将相应的证候及临床指标做了组间对照;创新地研究了慢性胃炎脾胃湿热证的胃镜下胃黏膜表现;在之前研究的慢性胃炎脾胃湿热证与胃泌素关系的基础上,提出并研究了慢性胃炎脾胃湿热证与胃动素之间的相关性。

值得一提的是有关慢性胃炎脾胃湿热证胃镜像的研究,慢性胃炎是临床常见疾病,现代医学对于胃病最直观的诊断方法是胃镜检查,但关于慢性胃炎脾胃湿热证与胃镜像之间相关性的研究却并没有太多的文献报道。胃镜像与慢性胃炎脾胃湿热证的诊断标准有怎样的关系,正是本研究探讨的内容。研究结果显示,慢性胃炎脾胃湿热证组胃镜像中局部胃黏膜糜烂出现的频率高于脾胃虚弱证组和其他组,提示慢性胃炎脾胃湿热证与胃黏膜糜烂的胃镜像相关,为慢性胃炎脾胃湿热证诊断标准客观化研究提供了胃镜像方面的依据。

3. 湿热证辨证规范体系

由于中医诊疗往往局限于一法一方的应用及个人经验,因此,制定中医诊断标准时的循证医学证据级别相对较低。国内外至今尚未开展大样本、多中心、随机对照的脾胃湿热证的临床流行病学研究。基于此,吕文亮教授认为,应该厘清湿热证发展源流、演变规律及其与相关因素的关联性,深入探讨当代重大、慢性病与湿热证的关联性,结合大样本临床流行病学调查,形成可指导现代临床实践的统一的湿热证辨证规范体系。

例如,博士研究生张平完成的课题"基于数据挖掘方法的慢性胃炎脾胃湿热证量化诊断标准研究"。该研究在全面收集湿热证古代文献、现代文献,完善方证、药症、药证内容,开展文献学研究的基础上,通过临床流行病学调查,在全国选取了东西南北各 1 所医院、中部 2 所医院进行临床病例的资料收集。病例以多中心、大样本为主,探究各地区之间流行病学和证候、实验室检测的差异性。数据挖掘方面,使用中国中医科学院的 Liquorice 软件对不同关联频度的指标进行可视化处理,得到关系网络图。在统计学方法应用方面主要应用 EpiData、Excel、SPSS 20.0 三种软件。

该研究通过对现代文献中慢性胃炎证型,慢性胃炎脾胃湿热证临床症状、舌象、脉象、方剂、药物、药物加减等资料的数据挖掘,研究慢性胃炎脾胃湿热证的证候特点,并以药测证、以方测证,探讨病证结合模式下脾胃湿热证的辨证规律。临床上通过对全国 6 所医院的慢性胃炎流行病学(饮食偏好、诱发因素)、一般情况(病程、加重时间)和临床证候(症状加重时间、症状、舌质、舌苔),胃镜像、Hp 等数据的挖掘,为慢性胃炎脾胃湿热证量化诊断标准的研究提供依据。

该研究在文献数据挖掘中得到了以下有意义的结论。

慢性胃炎中脾胃虚寒证出现频次最高,其次为肝胃郁热证和脾胃湿热证,明显较其他证型高。各证型中肝胃郁热证发病病例占比最高,为 23%,脾胃虚弱证为 22%,脾胃湿热证为 16%,三证型总计 61%。慢性胃炎脾胃湿热证症状出现频次最高的为口苦。频次在 100 次以上的症状由高到低为口苦、胃脘痞满、小便黄、胃脘胀痛、口臭、恶心、胃脘灼热、纳呆、大便溏。慢性胃炎脾胃湿热证的脉象中,脉滑出现频次最高(97 次),其余由高到低为脉滑数、脉濡数、脉弦、脉弦滑、脉濡缓、脉数。舌象上,出现频次最高的为舌质红(243 次),舌苔黄腻为

189 次,舌苔黄厚为 109 次,舌苔腻为 91 次,舌边尖深红为 63 次。慢性胃炎脾胃湿热证患者选用方剂频次由高到低为王氏连朴饮、半夏泻心汤、黄连温胆汤、三仁汤、藿朴夏苓汤、清化饮。使用频次最高的药物为黄连(244 次)。使用频次在 100 次以上的药物由高到低为黄连、半夏、厚朴、甘草、茯苓、黄芩、陈皮、蒲公英。清热化湿类药物在慢性胃炎脾胃湿热证患者中大量选用,黄连、半夏、厚朴、茯苓、甘草、蒲公英均有较高的使用频次。瓦楞子、厚朴、薏苡仁、竹茹、白花蛇舌草、苍术、莱菔子、佩兰、陈皮、莪术、砂仁、代赭石、枳实、蒲公英、白术等药物在慢性胃炎脾胃湿热证的药物加减上针对性强,使用率高,疗效好。瓦楞子针对反酸症状使用率最高,配合乌贼骨;延胡索针对疼痛使用率最高,常与川楝子配合;大便秘结时大黄使用率最高,恶心呕吐时竹茹、生姜配合使用率高;纳呆时麦芽、鸡内金、神曲、谷芽使用率高,厚朴针对胀满效果好。湿偏甚时藿香、苍术、佩兰使用率高,热偏甚时蒲公英、黄芩使用率高。广东、北京、江苏、福建、山东地区的慢性胃炎脾胃湿热证发病率高于全国其他地区,频次均在 35 次以上。

临床研究结果显示,病程在 2～5 年的患者多以脾胃湿热证为主,加重时间多在 2 周内。慢性胃炎脾胃湿热证患者的饮食偏好上以辛辣刺激食物最为常见,其次为油腻饮食、腌制食品。饮酒、饭后症状明显加重,下午症状更为明显。在慢性胃炎脾胃湿热证患者的主要症状中,出现频次由高到低为脘腹胀满、胃脘疼痛、嗳气、胃脘灼热、食少纳呆、便溏不爽、肢体困重、口苦、睡眠差、呃逆、大便秘结、反酸、口臭、口渴少饮、胃中嘈杂、恶心欲吐、胸闷、小便黄。最终筛选出频次百分率在 50% 以上且具有统计学意义的条目作为慢性胃炎脾胃湿热证诊断量表内容,确定出脘腹胀满、肢体困重、口苦、口渴少饮、口臭、便溏不爽、嗳气、睡眠差 8 项症状为慢性胃炎脾胃湿热证的相关因素。

在综合文献数据挖掘和临床研究的基础上,制定慢性胃炎脾胃湿热证量化诊断内容,主要包括慢性胃炎的特异性症状、慢性胃炎临床症状严重程度分级、脾胃湿热证证候的轻重程度分级。确定主要证候:①胃脘胀满或胃脘胀痛或胃脘灼热疼痛或胃脘隐痛(特异性症状);②肢体困重;③口苦;④口渴少饮;⑤口臭；⑥便溏不爽；⑦纳呆；⑧舌边尖红伴点刺、舌体胖，或舌边尖红伴点刺、舌质老；⑨舌根部苔黄厚，或舌根部苔黄腻，或舌根部苔黄厚腻，或舌中后部苔黄厚，或舌中部、根部苔黄腻，或舌中后部苔黄厚腻；⑩脉滑数，或脉滑，或脉濡数。符合证候①⑧⑨⑩，即慢性胃炎特异性症状1项加舌象、脉象即可诊断慢性胃炎脾胃湿热证。脾胃湿热证证候的轻重程度分级：①轻度为舌边尖红伴少许点刺，舌根部苔黄腻；②中度为舌边尖红伴点刺，舌根部苔黄厚腻，或舌中后部苔薄黄腻；或舌边尖红，舌体胖，舌根部苔厚腻；③重度为舌边尖红绛伴明显点刺，舌质老，舌中后部苔黄厚腻；或舌边尖红绛伴明显点刺，舌质老，全舌苔燥厚腻；或舌边尖红，舌体胖，舌中后部苔厚腻；或舌边尖暗红，舌体胖，舌中后部苔厚腻。

4. 开展临床各科湿热病证"异病同治"研究

湿热为临床各科疾病，尤其是肝胆脾胃相关系统疾病的常见病因。Hp相关性胃炎、溃疡性结肠炎、慢性乙型肝炎、非酒精性脂肪肝是典型的湿热相关疾病，采用清热化湿法治疗常能取得较好的疗效。

目前虽然对单一疾病的临床研究有一定基础，但系统研究不足，且在真实的临床中这类疾病均可能出现转变，如Hp相关性胃炎的"炎癌转化"、慢性乙型肝炎的重症化。湿热相关疾病发生、发展的根本在于病机的转化。中医辨证论治诊疗模式是通过系统的理法方药来实现的，而"理"的阐明即揭示病机。因此，通过审证求因、求机等方法，阐明湿热发病的病因、病机，挖掘上述疾病的共性基本病机及转化的核心病机，在此基础上凝练病机新理论，构建诊疗新体系，体现湿热理论防治现代临床重大疾病的优势和特色是应解决的关键科学问题。

孙易娜博士开展的研究即是基于此进行的。吕文亮教授认为，Hp相关性胃炎的发展存在这样一种病理演进路径：慢性非萎缩性胃炎—慢性萎缩性胃炎—肠上皮化生—不典型增生—癌变。当前许多中医学者认为Hp与脾胃湿热关系密切，从中医学的病因理论看，Hp应当是一种湿热病邪，Hp相关性胃炎与湿热温病关系紧密。叶天士在《临证指南医案》中提出"初病湿热在经，久则瘀热入络"。湿热致病病程绵长,逐渐生变。湿热之邪侵犯人体,其初起病情较为轻浅,但湿热胶结、蕴蒸日久则化瘀化毒、瘀毒互结,入里入络,致使疾病日趋严重。湿热化毒瘀似乎与 Hp 相关性胃炎的病理演变有某种暗合。中医推崇上工治未病,如何从中医温病理论中发掘 Hp 相关性胃炎的发病规律? Hp 相关性胃炎向胃癌发展的过程中是否伴随有湿热化毒瘀的过程? 这种转化存在客观物质基础吗? 该研究围绕这些核心问题展开,在分析中医经典理论和现代中医学者研究的基础上,发掘 Hp 相关性胃炎脾胃湿热病机转化的规律,同时采用代谢组学研究的方法,寻找脾胃湿热及湿热转化的相关物质基础。

该研究采用理论研究与实验研究两种方法。①理论研究:在梳理了中医湿热病的发展与源流后,集中整理了明清温病学家的相关理论,并对现代中医学者有关 Hp 相关性胃炎的研究进行分类总结。②实验研究:收集 2015 年 1 月至 2016 年 1 月在武汉市 5 家医院确诊的慢性胃炎、胃癌患者各 100 例,进行 ^{14} C-尿素呼气试验检测 Hp、胃镜检查等,并进行中医辨证分型。最终入选对象为符合纳入标准的脾胃湿热证型慢性胃炎患者 20 例、脾胃湿热证型胃癌患者 20 例,另选取在武汉市中医医院保健科体检的健康人群 20 例设为健康对照组。收集符合纳入标准的患者及健康志愿者的中段晨尿 10 mL,采集尿液的核磁谱图,对得到的相关数据采用 PCA 和 PLS-DA 进行分析并验证。

该研究结果如下所示。

（1）理论研究结果。

①脾胃湿热病机的主要转化方式:尽管新感温病和伏气温病在发病上有所不同,但在湿热病机的传变方面并没有太大差异。从卫气营血辨证来看,脾胃湿热证会向营血分发展,也可能因治疗得当,在气分而愈。从三焦辨证来看,脾胃湿热证发生在中焦脾胃,可以蕴蒸其中"在一经不移",也可以向下传及下焦之脏肝、肾或下焦之腑大肠、小肠、膀胱;还可以向上传及肺、心包、脑。从经络来看,脾胃湿热证拖延日久,会出现久病入络,合并血瘀证。"实则阳明,虚则太阴",脾胃阳气的强盛与否影响着脾胃湿热证的转化方向。再者,体质影响着脾

胃湿热证的转归结局,阴虚之人出现脾胃湿热容易阴液更亏,最终出现阴虚风动证,阳虚之人的脾胃湿热证最终导致肾阳虚。体质条件对脾胃湿热证的发生、转化和结局有重要的影响。②Hp 相关性胃炎至胃癌的中医病机转化研究:Hp 感染通过不同的作用机制导致慢性胃炎,在疾病的后果及严重程度上除了细菌因素起重要作用外,宿主的免疫反应也是 Hp 相关性疾病发生,特别是胃癌发生的重要决定因素。Hp 在胃黏膜定植后,在其繁殖、孳生、蔓延的过程中分泌毒素,暗耗人体阴阳气血,破坏人体平衡。Hp 所致胃病的发病特点符合温病中伏气温病的特点,发病过程中隐现湿热化毒瘀的病机转化规律。

(2)代谢组学研究结果。

该研究通过对样本的 ¹H-NMR 谱图进行分析,并对其种类进行归类后,找到可以定性、定量的代谢物共 59 种:氨基酸及其衍生物(20 种)、氨基化合物与混合胺(9 种)、糖类(5 种)、有机酸类(15 种)、其他类(10 种)。通过对三组研究对象进行尿液代谢组学检测分析发现,在 PCA 得分图中可以看到健康对照组与胃炎组、健康对照组与胃癌组样本有分开趋势,但胃炎组与胃癌组样本无法分离,进一步通过 PLS-DA 分析方法发现胃炎组与胃癌组样本有分开趋势,胃癌组与健康对照组样本有分开趋势,胃炎组与健康对照组样本分离。通过 VIP图等找到三组尿液中的差异代谢物 11 种,最后筛选出 8 种代谢物差异有统计学意义,分别是岩藻糖、磷酸肌酸、马尿酸、甘油、葫芦巴碱、牛磺酸、氧化三甲胺、N-苯乙酰甘氨酸。通过对脾胃湿热证组和健康对照组进行尿液代谢组学检测分析,在 PCA 得分图中可以看出脾胃湿热证组与健康对照组样本有分开趋势。进一步在 PLS-DA 得分图中可以看出,脾胃湿热证组样本与健康对照组样本明显分离,说明其代谢轮廓相异。通过 VIP 图等,最后筛选出 8 种代谢物为脾胃湿热证的潜在生物标志物:马尿酸、牛磺酸、岩藻糖、甘油、葫芦巴碱、氧化三甲胺、磷酸肌酸、葡萄糖。相较健康对照组而言,脾胃湿热证组中上调的差异代谢物为牛磺酸、岩藻糖、甘油、氧化三甲胺、葡萄糖,下调的差异代谢物为马尿酸、葫芦巴碱、磷酸肌酸。

该研究结论如下所示。①从温病的经典著作和现代中医学者的研究总结来看，Hp 相关性胃炎湿热病机传变在总体上呈现这一趋势：湿热久蕴，正气日损，瘀毒渐生。②Hp 作为致病因素可以归属于湿热伏气，Hp 相关性胃炎更容易形成脾胃湿热证，Hp 的发作与它的毒素基因类型有关，也与宿主的体质紧密相关，阳虚质、气虚质、痰湿质、湿热质患者更易罹患本病；Hp 相关性胃炎的发展与湿热化毒瘀、正气耗损有关。③脾胃湿热证组与健康对照组的代谢组学差异提示脾胃湿热证存在客观物质基础。慢性胃炎脾胃湿热证与胃癌脾胃湿热证的代谢组学差异表明二者病机不尽相同，也说明病机有病的特殊性。病机的转化往往早于证的表现。④中医的优势在于对疾病发生和发展整体性、恒动性的认知和针对患者个体进行差异性的施治。揭示疾病的中医病机，尤其是疾病转化规律，从而找到关键的治疗节点具有重要的临床价值。

该研究的创新点如下所示。①理论创新：在发掘经典的温病理论和整合现代研究成果的基础上首次提出 Hp 为湿热伏邪，Hp 相关性胃炎可归属于伏气温病；对 Hp 相关性胃炎为何会发展为胃癌这一临床课题给出了中医原创性的理论解释，即湿热化毒瘀的病机转化是 Hp 相关性胃炎发展为胃癌的内在机制。②技术创新：采用"异病同证"的分组设计方式，运用基于 ^{1}H-NMR 的代谢组学技术对尿液样本进行检测，找出了脾胃湿热证的潜在生物标志物，表明了脾胃湿热证存在客观的物质基础，并且在一定程度上证实了脾胃湿热证的病机发生了转化。

四、研究湿热治法、探讨共性规律

（一）传承经典，融合新知

1. 湿热治肺，千古定论

湿热治肺具体治法有三：①开肺达邪出表；②宣肺化湿透邪；③肃肺通调水

道。其着眼点有三：一是宣肺气，主一身气机运行，畅水上之源；二是开腠理，使邪从微汗出；三是芳化湿浊，开清窍之郁闭。

2. 两分湿热，湿去热孤

叶天士在《温热论》中，对湿与温合，有"渗湿于热下，不与热相搏，热必孤矣"之语，开湿热分治之先河。因湿热合邪，热舍湿中，故湿热病论治之精髓乃湿热分治，若用药得当，确能缩短病期。至于具体用药，自当根据湿热之偏重、部位之上下，以"开上""畅中""渗下"之法。湿重者，以苦温燥湿为主，方用藿朴夏苓汤类；热重者，当以清热为主，化湿佐之，方用王氏连朴饮、黄芩滑石汤类；湿热并重者，方用甘露消毒丹类。至于湿热蕴阻下焦，当以渗利之法，如茯苓皮汤。薛生白云："湿热两分，其病轻而缓；湿热两合，其病重而速。"其观点与叶天士基本一致。

3. 调理脾胃，着眼气机

薛生白《湿热病篇》中说："湿热病属阳明太阴者居多。"章虚谷注释曰："湿土之气，同类相召，故湿热之邪，始虽外受，终归脾胃。"证之临床，在湿热病病变过程中，中焦气分证候往往持续时间较长，而脾胃湿热证较常见，充分说明湿热病的病变中心在脾胃，是有其生理、病理基础的。有关湿热病发生的流行病学调查发现，由于现代自然环境和人们生活条件的改变，不良的饮食习惯如嗜食肥甘、酒酪之物，极易内伤脾胃，湿热内蕴而形成湿热病。湿热病常病势缠绵，病程较长，究其原因，实与病邪阻遏气机、气血不畅、正气受闭、抗邪能力束缚有很大的关系。可见湿热病的病机以气机阻滞为基本特征，应重视条畅气机，观薛生白《湿热病篇》，治湿热无论湿在表分，或下、中焦，均以畅气机为要；至于具体用药，王孟英提出"分消上下之势，厚朴畅中，茯苓导下"，即为宣畅气机法之用药举例。

（二）清热化湿法研究取得成果，揭示了"湿热分治"的科学内涵

在湿热证的临床治疗方剂研究方面，吕文亮教授重视三仁汤、甘露消毒丹、

王氏连朴饮、黄芩滑石汤、宣清导浊汤、菖蒲郁金汤、半夏泻心汤、薏苡竹叶汤等方在湿热证中的临床应用。同时，他还加强了对湿热证模型、清热化湿法作用机制的研究。

吕文亮教授在提出"脂类代谢异常为湿邪生化物质基础之一""温病湿热证与胃肠动力紊乱、脂质代谢异常相关，清热化湿法作用机制与调控胃肠动力、调控脂类代谢相关"等假说的基础上，设计实验路线，以探讨清热化湿法清解湿邪及恢复脾胃运化功能的作用机制为研究要点，揭示了清热化湿法"湿热分治"治疗理论的部分科学内涵。

大事记

1980 年 9 月　入读湖北中医学院

1985 年 7 月　毕业留校,担任临床课部温病教研室助教

1987 年　发表第一篇学术论文《流行性腮腺炎的中医治疗概况》

1990 年　至湖北南漳县三景乡卫生院基层锻炼,开办乡村医生培训班

1992 年 9 月　担任湖北中医学院附属医院讲师,主治医师

1995 年　协助承担第一项科研课题"温病湿热并重证模型的研制"

1998 年 12 月　晋升为副教授

1999 年　主编《脾胃病证治精要》(科学技术文献出版社),参编《温病条辨精评》(科学技术文献出版社)

2000 年 3 月　担任湖北中医学院中医系副主任

2000 年 6 月　聘为湖北中医学院硕士研究生导师,2001 年开始招收硕士研究生

2000 年 11 月　担任中华中医药学会感染病分会委员

2001 年 12 月　担任中国中西医结合学会湖北省分会血液病专业委员会第二届委员

2002 年　主持湖北省卫生厅课题"燥湿运脾冲剂的药效学研究"

2002 年 6 月　毕业于湖北中医学院硕士生课程班

2002 年 10 月　担任中华中医药学会感染病分会常务委员

2003 年　主持的湖北省教育厅课题"清热祛湿三法对温病湿热证模型作用及其机理的对比研究"(编号:2003A004)获湖北省重大成果

2003 年　主持课题"温病防疫方法筛选与研究"

2003 年　主持课题"儒家文化对中医药大学生人文素质培养的现代价值研究"

2004 年　成为人社部、教育部、国家中医药管理局批准的"国医大师"梅国强教授的首批传承弟子，跟师学习四年

2004 年 11 月　晋升为教授

2005 年 6 月　博士毕业于湖北中医学院（中医临床基础专业）

2006 年　担任湖北中医学院中医系主任

2006 年　主持湖北省科技攻关计划项目"燥湿运脾颗粒的研制"（编号：2006AA402c04）

2008 年　担任湖北中医学院临床医学院院长

2008 年　主持国家级课题"梅国强临床经验、学术思想研究"（"十一五"国家科技支撑计划"名老中医临床经验、学术思想传承研究"项目）

2008 年　主持湖北省教育厅重大项目"基于数据挖掘方法的湿热证量化诊断标准研究"（编号：Z20081602）

2009 年 10 月　担任湖北中医药高等专科学校校长

2010 年　主持湖北省荆州市科技发展计划项目"普济饮颗粒解酒及对肝脏保护作用的研究"（编号：20102P023）

2010 年　主持全国教育科学"十一五"规划 2010 年度单位资助教育部规划课题"院校教育与师承教育相结合的中医应用型人才培养模式的改革实践"（编号：FFB108004）

2011 年　开始招收博士研究生

2011 年　主持湖北省卫生厅 2010 年度中医药中西医结合科研项目"参杖颗粒调控 Rho/Rho 激酶途径对肝星状细胞活化影响的研究"（编号：2010Z-Y07）

2011 年　担任湖北省中医药学会副会长

2012 年　担任湖北省中医管理学会副会长，荆州市荆楚医药教育联合会副理事长

2013 年　主持湖北省卫计委重点项目"基于数据挖掘的慢性胃炎脾胃湿热证量化诊断标准研究"(2013Z-Z03)

2015 年 7 月　担任湖北中医药大学校长

2015 年　担任《叶天士经典医案赏析》(中国医药科技出版社)主编

2015 年　担任世界中医药学会联合会急症专业委员会副会长

2016 年　主持湖北省卫计委课题"脾胃湿热型浅表性胃炎、萎缩性胃炎的代谢组学研究"

2017 年　主持国家中医药管理局委托项目"中医养生保健、养老、中药产业融合发展典型经验推广"

2017 年　担任《中医治未病学概论》(中国中医药出版社)副主编

2017 年　担任《中医养生学专业导论》(中国中医药出版社)副主编

2017 年　担任中华中医药学会仲景学术传承与创新联盟副理事长

2017 年　担任世界中医药学会联合会中医治未病专业委员会副会长

2017 年　担任中国高等教育学会理事

2018 年　主持中国工程院院地合作项目"湖北省中成药融合提升为特色的中医药产业发展战略研究"(编号:5428-1011010301)

2018 年　担任中华中医药学会感染病分会副主任委员

2018 年　担任湖北省"双一流"建设学科中医学学科带头人

2018 年　担任中医学国家级一流专业负责人

2019 年　主持国家中医药管理局委托项目"中医药高等院校管理与教学人员对外交流基地"(编号:GZYYG2019039)

2019 年　主持湖北省教育厅教改项目"中医临床经典教学团队"

2019 年　担任《王孟英经典医案赏析》(中国医药科技出版社)主编

2019 年　赴美访问,在第五届美国中医药大会上做学术报告

2020 年 1 月　编制发布《中医药预防新型肺炎居家预防养护简易手册》

2020 年 2 月　制定《房县新型冠状病毒感染肺炎中医药防治方案》

2020 年 3 月　主持国家重点研发计划重点专项"应对新冠肺炎中药方剂的

真实世界临床研究"（编号：2020YFC0845300）

2020 年 7 月　获中华中医药学会"抗疫先进个人"荣誉称号

2020 年 12 月　聘为"长江学者"特聘教授，成为享受国务院政府特殊津贴专家

参考文献

[1] 吕文亮.体质因素与温病发病的关系[J].山东中医杂志,1995,14(9):
    390-391.

[2] 吕文亮.《温病条辨》体质学说研究[C]//北京中医药大学,中华中医药学
    会体质分会.中华中医药学会第六届中医体质学术研讨会暨2008国际传
    统医药创新与发展态势论坛论文集.北京:北京中医药大学,中华中医药
    学会体质分会,2008.

[3] 吕文亮,伍文举.对《温病学》研究层面的思考[J].湖北中医学院学报,
    2000,2(3):9-10.

[4] 吕文亮.温病治未病的学术思想探讨[J].浙江中医杂志,1996,31(3):
    133-134.

[5] 吕文亮.温病诸禁浅析[J].陕西中医函授,1998(6):9-10.

[6] 吕文亮.温病禁忌证法浅析[J].四川中医,1998,16(5):14-15.

[7] 吕文亮.《温病条辨》禁忌证法探析[J].湖北中医杂志,2003,25(6):23.

[8] 吕文亮.温病"毒"浅析[J].安徽中医学院学报,1998,17(5):5-6.

[9] 吕文亮.温病"毒"之概念再析[J].中医药研究,1998,14(1):2-3.

[10] 吕文亮.湿热相关概念的界定[J].江苏中医药,2003,24(8):47.

[11] 吕文亮."湿热致瘀"理论及其临床意义浅探[J].湖北中医学院学报,
    2004,6(3):21.

[12] 吕文亮,程方平,黄廷荣.燥湿运脾汤对脾胃湿热中阻证作用的实验研究
    [J].湖北中医杂志,2002,24(4):8-9.

[13] 吕文亮.湿热证本质的研究思路与方法[J].中医药学刊,2003,21(9):

1555-1556.

[14] 吕文亮.清热祛湿法研究回顾及今后研究思路探讨[J].中医研究,2004,17(2):2-4.

[15] 吕文亮.湿邪与血脂代谢异常关系的探讨[J].河南中医学院学报,2004,19(3):5-6.

[16] 吕文亮.湿热性质疑难病治法述要[J].疑难病杂志,2004,3(5):313-314.

[17] 吕文亮.清热化湿法对温病湿热证模型作用及其机理的实验研究[D].武汉:湖北中医学院,2005.

[18] 吕文亮,高清华,李华锋.清热化湿法对温病湿热证大鼠肝脏 LDL-R mRNA 的影响[J].世界华人消化杂志,2005,13(20):2484-2487.

[19] 吕文亮,柯裕枝,高清华,等.清热化湿法对温病湿热证大鼠抗利尿激素的影响[J].湖北中医学院学报,2005,7(4):7-9.

[20] 吕文亮,高清华,李华锋,等.清热化湿法对温病湿热证大鼠胃窦生长抑素受体 mRNA 表达的影响[J].中国中西医结合消化杂志,2006,14(1):14-16.

[21] 陈琳,吕文亮,高清华,等.脾胃湿热证量化诊断标准研究回顾及今后研究思路探讨[J].湖北中医杂志,2009,31(7):31-33.

[22] 吕文亮.运用温病方证对应原则治脾胃病[N].中国中医药报,2012-08-16(004).

[23] 吕文亮.探究温病方证治脾胃病之思路[N].健康报,2012-10-17(006).

[24] 吕文亮.基于新型冠状病毒肺炎防治的温疫病临床思维创新[J].中医文献杂志,2020,38(2):1-4.

[25] 吕文亮,李家庚.李培生教授治疗乙肝心法管窥[J].光明中医,2002,17(6):29-30.

[26] 吕文亮.张腊荣治疗乙肝心法管窥[J].中医药研究,1995(4):22,27.

[27] 吕文亮,伍文举.对《温病学》研究层面的思考[J].湖北中医学院学报,2000,2(3):9-10.

[28] 吕文亮,陈琳.四时温病与气象医学的关系探析[J].江西中医学院学报, 2004,16(4):19-20.

[29] 吕文亮.外感热病学术流派述评[J].湖北中医学院学报,2004,6(2): 26-27.

[30] 吕文亮.浅谈庞安时在温病学上的成就[J].浙江中医杂志,1987 (6):270.

[31] 吕文亮.从温疫学说角度浅析"非典"[J].中华医学荟萃杂志,2004,4 (4):61-62.

[32] 吕文亮.营分证内涵与清营汤运用规律浅释[J].中医药学刊,2004,22 (3):515-516.

[33] 吕文亮.基于《湖北省新型冠状病毒肺炎中医药防治指引(试行)》的解读 [J].世界中医药,2020,15(2):125-128.

[34] 吕文亮.《温病学》课程教学原则探析[J].湖北中医学院学报,2002,4 (1):54-55.

[35] 吕文亮.对重编《温病学》课程教材的设想[J].浙江中医学院学报,2003, 28(6):78.

[36] 吕文亮.探析儒家文化对培养中医大学生人文素质的影响[J].湖北中医 学院学报,2003,5(2):55-56.

[37] 吕文亮.中医药高职院校服务经济社会特色办学的实践与探讨[J].中国 中医药现代远程教育,2011,9(21):26-28.

[38] 吕文亮,黄必胜,章程鹏,等.中医学专业人才培养模式的创新与教学改 革实践[N].中国中医药报,2007-08-06(004).

[39] 吕文亮.建设有特色高水平教学研究型中医药大学的路径思考[J].中医 教育,2017,36(4):6-9.